"十二五"职业教育国家规划教材

经全国职业教育教材审定委员会审定

供高专高职护理、助产等专业使用

老年护理学

第二版

U0263442

主 编 高希海 苑秋兰

副主编 刘 萍 许瑞艳 谢 云

编 委 (按姓氏汉语拼音排序)

安晓倩 遵义医药高等专科学校

董 博 辽宁中医药大学护理学院

高希海 滨州职业学院

李晓乾 渭南职业技术学院

刘 萍 运城护理职业学院

谢 云 长沙卫生职业学院

许瑞艳 滨州职业学院

苑秋兰 聊城职业技术学院

张 融 长沙卫生职业学院

邹立琴 肇庆医学高等专科学院

科学出版社

北 京

内 容 简 介

　　本教材是"十二五"职业教育国家规划教材之一。本书共分十五章，包括机体老化与老化相关理论、老年人的健康评估、老年人的健康保健、老年人的心理健康、老年人的安全用药与护理、老年人的日常生活及常见健康问题的护理、老年人常见疾病的护理、老年人的临终关怀与护理等。本教材顺应国家关于社会养老服务体系建设政策的要求，并与国家护士执业资格考试相衔接，注重知识的实用性。通过案例引导，使学生在情景中体验学习。并且结合每一章节的内容，编写了相应的课后练习题，帮助学生进一步归纳学习，掌握本章的知识要点，使学生能切实掌握本门课程。

　　本书适合高专高职护理、助产等专业学生使用。

图书在版编目（CIP）数据

老年护理学 / 高希海，苑秋兰主编. —2 版. —北京：科学出版社，2016.12

"十二五"职业教育国家规划教材

ISBN 978-7-03-050897-3

Ⅰ. 老… Ⅱ. ①高… ②苑… Ⅲ. 老年医学-护理学-医学院校-教材
Ⅳ. R473

中国版本图书馆 CIP 数据核字（2016）第 287154 号

责任编辑：丁海燕 / 责任校对：张怡君
责任印制：赵 博 / 封面设计：张佩战

科 学 出 版 社 出版
北京东黄城根北街 16 号
邮政编码：100717
http://www.sciencep.com
天津文林印务有限公司 印刷
科学出版社发行　各地新华书店经销
*

2013 年 1 月第 一 版　开本：787×1092
2016 年 12 月第 二 版　印张：12
2020 年 12 月第十次印刷　字数：185 000

定价：32.00 元
（如有印装质量问题，我社负责调换）

前　言

  随着社会经济的发展，医疗保健事业的进步，人民生活水平的不断提高，我国人均寿命不断延长，社会人口老龄化趋势日益明显。面对急剧增长的老年人口，如何延缓衰老，延长老年人生活自理的年限，满足老年人的健康需要，提高其生活质量，实现健康老龄化，已成为护理领域一个重要的研究课题，也是每位医护工作者的责任和义务。在此背景下，由科学出版社组织全国数所护理院校从事老年护理教学的骨干教师编写了面向高等职业护理教育的《老年护理学》。

  该教材以现代整体护理理念为指导，以老年生命周期健康管理为主线，突出老年人健康保健、日常生活护理、疾病护理及临终护理的护理特点。本书共分十五章，包括机体老化与老化相关理论、老年人的健康评估、老年人的健康保健、老年人的心理健康、老年人的安全用药与护理、老年人的日常生活及常见健康问题的护理、老年人感官系统疾病的护理、老年人呼吸系统疾病的护理、老年人循环系统疾病的护理、老年人消化系统疾病的护理、老年人泌尿系统的护理、老年人内分泌系统的护理、老年人神经精神系统疾病的护理、老年人运动系统疾病的护理、老年人的临终关怀与护理。本书注重知识的实用性，并且结合每一章节的内容，编写了相应的课后练习题，供教师和学生参考。

  本课程总学时为 38 学时，其中理论 30 学时，实践 8 学时。另外毕业实习安排 3 周的实习。本书在编写过程中得到参编单位和科学出版社的大力支持与帮助，在此表示诚挚的感谢！

  由于编者水平有限、经验不足，书中可能存在疏漏之处，恳请使用本教材的师生、读者和护理界同仁给予指正。

编　者

2016 年 8 月

目　　录

第一章　机体老化与老化相关理论

当今世界人类平均寿命普遍延长，老年人在人口总数中的比例越来越大，人类社会已经进入老年社会。老年护理，是研究、诊断和处理老年人对自身现存的和潜在的健康问题的一门学科。它和老年医学工作有机相连，相辅相成，密不可分。随着我国国民人均寿命的不断提高，面对满足老年人身心健康及提高老年人生活质量的需要，老年护理工作的研究和发展日趋重要。

第一节　老年和老化

一、老化概念及特征

老化是指随着年龄增长而产生的一系列人体结构和功能上的退行性变，引起机体对内外环境的适应能力逐渐减退的一种表现。老化包括个体老化和群体老化。

老化可分为生理性老化和病理性老化。两者很难严格区分，往往共同存在，相互影响，从而加快老化的进程。

老化的过程具有五个特征：①内生性，老化是生物固有特性的外在表现，相同物种老化表现出来的老化征象是相同的，外环境对生物老化的影响或是加速老化或是延缓老化，但不能阻止老化。②普遍性，几乎所有的生物都有老化的过程，而且同一物种的老化进程大致相同。③累积性，老化是随着年龄的增长，一些机体结构和功能的微小变化长期积累的结果，一旦表现则不可逆转。④渐进性，老化是一个持续渐进的演变过程，往往在不知不觉中出现了老化的征象。⑤危害性，老化过程中出现的结构和功能的退行性变，使机体对内外环境的适应能力下降，容易使机体感染疾病，最终导致死亡。

二、人口老龄化

（一）老年人的年龄划分

多大年龄才算是老年人？目前根据世界卫生组织（WHO）对老年人年龄的划分，按不同国家地区分别使用两个标准：在发达国家将 65 岁以上的人群定为老年人；而在发展中国家（包括中国），则将 60 岁以上人群定为老年人。

目前我国老年人的年龄分期标准是：45～59 岁，老年前期（中老年人）；60～89 岁，老年期（老年人）；90 岁以上，长寿期（长寿老年人）。

世界卫生组织提出的划分标准是：44 岁以下，青年人；45～59 岁，中年人；60～74 岁，年轻老年人；75 岁以上，老年人；90 岁以上，长寿老年人。

（二）人口老龄化和老龄化社会

1. 人口老龄化概念　人口老龄化又称群体老化，是指在社会人口的年龄结构中，60 岁或 65 岁以上者占比重增加的一种趋势。21 世纪我国已经进入老龄化时代。出生率和死亡率的下降，平均预期寿命的延长是人口趋向老龄化的直接原因，但也受人口迁徙的影响。

2. 老龄化社会的标准　老年人口比例是反映人口老龄化程度的指标之一。按联合国的标准，老龄化社会的标准有两个：一是发展中国家 60 岁及以上人口占总人口 10%以上，即可认为该社会已进入老龄化；二是发达国家 65 岁及以上人口占总人口的 7%以上，就为老龄化社会（表 1-1）。

人口老龄化的程度是以老年人口系数来衡量的。老年人口系数是指一个国家或地区的老年人口所占总人数的百分比。具体计算公式如下：

$$老年人口系数（\%）= \frac{60岁（或65岁）以上老年人口数}{总人口数} \times 100\%$$

表1-1　老龄化社会的划分标准

项目	发展国家	发达国家
老年界定年龄	≥60 岁	≥65 岁
青年型（老年人占人口总数）	<8%	<4%
成年型（老年人占人口总数）	8%～10%	4%～7%
老年型（老年人占人口总数）	≥10%	≥7%

（三）世界人口老龄化的现状和趋势

1. 世界人口老龄化的速度加快　据联合国统计，最近几年，世界人口老龄化日趋严重，2002 年全世界 60 岁及以上人口总数已达 6.29 亿，占全世界人口的 10%。其中发达地区 2.36 亿，占该地区人口的 20%；欠发达地区 3.93 亿，占 8%。1950 年，全世界有 60 岁以上的老年人大约 2 亿，1975 年上升到 3.5 亿，2002 年达 6.29 亿。预计到 2050 年，可达 19.64 亿，全世界的老年人口将占总人口数的 21%，平均每年增长 9000 万。据分析，从 1950～2025 年，全世界人口将增加 2 倍多，而老年人口将增加 4 倍多。1985 年，法国成为世界上第一个老龄化国家。目前，全世界 190 多个国家和地区中，有 60 多个已经进入老龄化。

2. 以发展中国家为主　在全球人口老化的进程中，发展中国家的老年人口增长较快。1999 年 7 月至 2000 年 7 月，全世界净增加老年人口的 77%（61.5 万）在发展中国家。现在，发展中国家的老年人口增长率是发达国家的 2 倍，也是全世界总人口增长率的 2 倍。发展中国家人口的增长始于 20 世纪 60 年代初，一直持续到近几年。

3. 世界人口老龄化的区域分布不均衡　在世界各地中，欧洲一直是老年人口比例最高的地区，而且进入 21 世纪仍然如此。目前世界上老龄化问题最严重的国家是意大利，60 岁以上人口 1400 万，西班牙 900 万，英国 1200 万、法国 1200 万、澳大利亚 200 万。而赤道几内亚、洪都拉斯、玻利维亚和巴拉圭等国家的老龄化问题最轻。

4. 人口平均预期寿命不断延长　19 世纪许多国家的平均寿命只有 40 岁左右，20 世纪末达到 60～70 岁，一些国家已经超过 80 岁。

5. 女性老年人增长速度快　一般而言，男性老年人死亡率高于女性。由于存在性别间的死亡差异，使女性老年人成为老年人口中的绝大多数。例如，美国女性老年人平均预期寿命高于男性 6.9 岁，日本为 5.9 岁，法国为 8.4 岁，中国为 3.4 岁。

（四）中国老龄化的特征

我国是世界上老年人口最多的国家，目前全国人口总数超过 13 亿，在这样一个人口基数庞大的国家，随着我国人口老龄化程度的不断加深，老年人口数量占全国总人口数量的比重将不断增长，老年人口基数日益庞大。

1. 人口老龄化速度快　据统计，许多发达国家 65 岁以上人口的比例从 7% 提升到 14%，大多用了 45 年以上时间。其中，法国用时 130 年，瑞典用时 85 年，澳大利亚和美国用时 79 年左右，中国只用了 27 年就完成了这个历程。

2. 区域发展不平衡　由于经济发展水平、交通条件和地形因素的影响，东部和中部地区的老龄化程度比西部地区要高。

3. 城乡倒置显著　我国人口老龄化的另一个显著特点是城乡老龄化倒置，乡村表现出比城市更为严重的人口老龄化。

4. 高龄化趋势明显　我国高龄老年人年平均增长速度快于 65 岁以上老年人口的增长速度，并且我国高龄老年人年平均增长速度快于世界平均水平和发达国家平均水平。

（五）老龄化带来的问题

人口老龄化必然引起社会人口结构、投资结构、消费结构、产业结构的变化，对我国经济社会的发展产生多方面重要影响，将不可避免地带来压力、挑战和新的发展机遇。

1. 在经济和社会方面　人口老龄化使劳动年龄人口比重下降，对老年人的赡养比上升，导致劳动人口的经济负担加重；人口老龄化对投资、消费、储蓄和税收都带来相关影响，老年人口增加，使劳动人口减少，单纯消费人口增加，成为劳动力提供税收的享受者，税收减少，储蓄率下降，投资减少，单纯消费增加。从近期效应看，可以刺激消费，扩大内需，但从长远效应来看，则会削弱经济发展需要的强大动力。人口老龄化使政府用于老年人的财政支出增加，政府负担加重。

2. 在家庭结构和赡养功能方面　随着人口老龄化、高龄化，三代或四代同堂的家庭增加，家庭少子使家庭对老年人的赡养功能减弱，急需社会养老功能的极大发挥，以弥补家庭养老功能的不足。

3. 在保健服务方面　老年人口是社会的脆弱人群，生理心理都存在各种各样的健康问题，除了有与其他人群共同的需求之外，在饮食、运动、心理、精神等方面，还有一些特殊的需求，因此，对保健行业的需求加大。

4. 现有产业结构需要调整　人口老龄化要求调整现有的产业结构，增加老年人所需要的产业、社会服务业，来满足老年人的特殊需要。

（六）我国老龄化的对策

1. 加快我国经济建设的步伐　国际经验证明，解决老龄化问题的根本出路在于加快经济发展的速度。我国的人口老龄化是在经济尚不发达的情况下出现的，因而解决我国的人口老龄化问题，更需要保持较快而稳定的经济发展速度。

2. 建立和健全老年社会保障体系　完善政府对养老福利事业的财政投入，让更多的人"老有所养"是中国养老保障制度改革的目标。国家要尽快完善有关政策，广泛动员社会各方面的力量，发展养老福利事业。

3. 建立与健全老年人医疗保险和保健制度　医疗保险是老年人众多需求中最为突出和重要的需求，为老年人提供基本医疗保险，满足他们的基本医疗需求。

4. 家庭养老和社会养老相结合　建立以家庭养老为基础，社区养老服务网络为辅助，公共福利设施养老手段为补充，社会保险制度为保障的居家养老体系，把老年人自身、家庭、社会和国家作用有机地组合起来，使之发挥出最佳效用。

5. 大力发展老龄产业 研制、开发、生产适宜老年人物质和精神需求的产品，鼓励和引导老年用品市场的发展。走产业化发展的道路，发展城乡养老社会化服务，建立、发展为老年人服务的设施和网络。

三、我国老年护理的现状

（一）我国老年护理现状

1. 我国已进入老龄化社会 人口老龄化是指社会中 60 岁以上（含 60 岁）人口超过总人口数的 10%或 65 岁及其以上人口超过总人口数的 7%。1990 年以来，我国老龄化人口以平均每年 3.32%的速度增长，2000 年我国 60 岁以上人口已达 1.3 亿，占我国总人口的 10.09%，全国开始进入老龄化社会。据推测，2025 年我国老龄人口将达到 20.00%，2050 年将达到 25.50%。我国人口结构由成年型转向老年型，发展速度之快，老年人口之多，世界罕见。老龄人口的增加将给社会生活的许多方面，尤其给健康护理带来巨大的压力。

2. 老年人的健康状况 我国老年人的健康状况不容乐观。根据各地老年人健康调查情况表明，无重要脏器疾病的所谓健康老年人仅占 20%~25%。老年人患病率高，发病率较高的慢性疾病依次为高血压、糖尿病、慢性支气管炎、肺气肿、关节炎等。根据我国城市老年人医疗服务调查，老年人 2 周就诊率为 23.75%，远远高于其他年龄组 14.66%的水平，老年人住院率为 7.62%，比其他年龄组 4.36%也高得多。

3. 人口老龄化对护理服务的需求 老年人是家庭护理的主要服务对象。老年人对家庭护理的主要需求是对其日常生活能力的帮助。由于传统赡养模式的影响，经济条件的限制及老年人固有的地缘、亲缘情结而不能或不愿进入养老机构，却又需要护理的老年人现状不容乐观，表现为三种情况：一是配偶照料；二是子女照料；三是保姆、钟点工照料。我国大多数老年人均由家属照顾，所以家属的负担很重。因此，无论从老年人自身还是从照顾者方面来说，都急需来自医疗、社区等方面的服务机构的支持和帮助。

（二）国外老年护理保险制度和法律制度

据统计，欧美发达国家和日本的老年人独居率高达 40%，如此之高的比例迫使社会采取措施解决老年人的护理服务问题。根据实施主体的不同，老年护理保险制度可分为社会保险制和商业保险制两大类。前者由政府强制实施，以德国、日本等国为典型代表，后者由商业保险公司自愿开办，以美国为典型代表。1986 年，以色列成为最先引入保险技术，推出法定保险的国家；德国护理保险制度分为在宅护理和住院护理。按照每日护理的时间长短划分护理等级，不同等级的服务现金给付标准也不同。

1. 日本老年护理保险制度 护理保险是日本政府自 2000 年 4 月开始强制实行的保险，旨在保障老龄少子化社会中越来越多的 65 岁以上人口能享受到更多的福利设施、福利用具、家庭护理服务和家庭介护服务,提高老年人的生活质量。被保险人无论身体状况好坏均要参加。筹资来源方面表现出多样性，一半来自于被保险人交纳的保险费，另一半来自于国家、都道府县、市町村三级政府按照 2：1：1 的比例提供的补贴。日本护理保险一般采用实物 （护理服务） 给付方式为主，现金给付方式为辅。被保险人需要护理服务时，首先向市町村保险接待窗口提交医师诊断意见书和护理主管人家庭访问调查报告，由"照护认定审查委员会"认定是否需要照护服务。经过专门机构审查认定后，护理保险管理机关将根据患者实际身体状况提供相应内容、相应等级的护理服务。护理服务费用包括：居家护理服务费（家庭服务、上门看护、日间服务、日托护理、居家疗养管理指导、短期入住服务、收费的老年人公寓等，个人负担的上限金额为 10%），居家护理服务计划费，设施护理服务费（特别养护老年人之家、老年人护理保健设施、疗养型护理医疗设施，其基准金额的10%由自己负担，不包括饮食费）。

2. 美国的老年护理保险　美国长期护理保险始于 20 世纪 70 年代，当时美国的人口老龄化已成为一个日益严重的社会问题。目前约有 60% 的美国老年人需要不同程度的长期护理服务，通常老年人入住护理机构 1 年所需的费用均在 4 万美元以上，通货膨胀与医疗费用的不断上涨，使此项费用呈现逐年上升的趋势，一般老年人根本无法承受。在此背景下产生的长期护理保险，能承保被保险人在任何场所（急诊部分除外）因接受任何个人护理而发生的护理费用。长期护理保险又称为看护护理保险，是对被保险人因为身体上的某些功能丧失，生活无法自理，需要入住护理机构或在家中接受他人护理时支付的费用给予补偿的一种健康保险。

美国的商业性老年护理保险由投保人通过购买护理保险合同方式自愿参加。护理保险保单可独立签发，也可以以终身寿险保单的批单形式签发，但健康状况差的人一般不能投保。护理保险资金主要来自于被保险人交纳的保险费，保险费除与被保险人年龄相关外，还与投保人选择的最高给付额、给付期和等待期等因素有关。最高给付额越高，给付期越长，等待期越短，保费就越高，因而，其缴费与给付的相关性很强。

3. 家庭护理的法律制度　在美国、加拿大、荷兰等国有相关的家庭护理系列法律及制度，强调每人都有权享受适当的医疗保障。加拿大设有专门的家庭护理评估与研究中心，研究以家庭为基础的护理服务。家庭护理服务的费用由多渠道筹集：①政府负责提供（在英国，全民享受免费医疗保健）；②由保险金支付；③社会救济金解决；④家庭承担一部分。

（三）应对我国社会老龄化的护理措施

1. 合理利用我国社区资源、建立有效机制，当前的社区建设进一步开发拓展了社区服务资源，在社区建设发展较好的一些大中城市，社区都建有社区服务站，可以介绍保姆、钟点工；社区卫生医疗站可以方便居民就近看病拿药；社区老年协会可以组织老年人学习、活动，并开展互助。尽管这些社区组织机构都能帮助解决老年人的一些困难，但都不具备完全、有效地承担老年人家庭护理服务的能力。合理利用社区资源，就要因地制宜，通过社区资源的优化机制，加上政府的专项资助和扶持，使老年人家庭养老护理不再难，老年人的生活质量的提高便有了保证。

2. 提高家庭护理人员素质　护理人员的素质决定了家庭养老护理的质量，而养老护理质量有保证的老年人，对晚年生活有信心、有幸福感，能够延年益寿。老年人在家庭接受护理，不受医院各种制约，精神放松，能在最佳状态下接受治疗和护理，充分体现了护理工作的完整性。眼下护理工作还有一个"瘸腿"现象，护理人员几乎清一色女性，在照料男性老年人与重体力活上不是勉为其难就是无法胜任。因此应当有紧迫感，抓住机遇，找准培养方向，向社会输送紧缺的护理人才。

3. 重视心理疏导　随着老龄人口增多，护理工作不仅要提供疾病护理，同时必须提供心理护理。全面了解患者身心状况，针对老年病人的共性与个性，做好心理护理。对老年人和老年病人单独强调药物治疗往往不够，而要把这些与心理援助有机结合起来。从某种意义上讲，老年人的心理护理比身体护理更为重要，尤其在现代医学模式下，护理工作日益重要，护理功能日益扩大，护理工作不仅要提供疾病护理还应重视心理护理，才能取得最佳效果。对因疾病、衰老引起忧伤、焦虑的患者，介绍疾病治疗新进展；对因病退休产生老而无用感的老年人，引导他们发挥自己在家庭、社会中的作用。

第二节　老化的相关理论

千百年来，"长生不老"一直是人类的向往与追求。然而，这只能是人类的美好愿望而已。老化、死亡是人类不可避免的客观规律，谁也无法改变。老化是指随着时间的推移，机体细胞分裂、生长和功能丧失的过程。它是不以人们意志为转移的客观规律，其特点是随着年龄的增长，机体组织与器官的结构、功能发生改变，机体的适应储备能力、自理能力、抵抗能力下降。

人为什么会老化，这同样也是人类千百年来一直在探究的课题。但时至今日关于老化的真正原因和机制人们并未完全弄清。目前还没有一种单一的理论能完全解释老化现象，一般认为是可能独立、也可能相互依存的生物、心理、社会等多种因素综合作用的结果。认识、了解不同层面的老化机制，可为人们延缓衰老、健康长寿提供理论和实验依据；并能为老年疾病发生机制的阐述提供线索；同时能为医护人员诊断、治疗和护理老年人提供相关依据，有助于为老年人提供完善、优质的医疗和护理服务，提高老年人的生活质量。

我们将从生物学、心理学和社会学角度分别阐述已被普遍接受的老化理论。

一、老化的生物学理论

（一）基因程控理论

基因程控理论（genetic program theory）是 Hayflick 于 20 世纪 60 年代提出的。该理论认为，老化如同生长、发育、成熟一样都是由遗传程序来决定的，遗传因素决定了生物的老化过程。这种遗传程序就像"生物钟"一样支配着生命现象的循序展开，亦决定着各种生物寿命的长短，因此也有人把基因程控学说称之为"生物钟学说"。凡是生物都要经历这种类似的生命过程，只是不同的生物有其不同的生物钟而已。实践证明这个"生物钟"就是细胞核内的脱氧核糖核酸（DNA），它控制着生物个体的衰老程序。但 DNA 如何控制老化，目前还不是很清楚。

可以用基因程控理论解释不同种类的生物寿命不同。生物学的同一物种其基因结构有很多相似之处，因此同一种生物体有着大致相同的平均寿命和最高寿命；反之，不同的物种基因结构不一样，其老化基因也不一样。因此其老化速度不一样，寿命也不一样。例如，人类最高寿命是 110 岁左右，鼠类的寿命通常是 2～3 年；另外，单卵双胎其寿命大致相同，人类长寿家族的子女也常常长寿。但同一种生物体的寿命和老化速度并不完全一样，有的老化速度快些，有的老化速度慢些，如人与人之间的寿命可相差 10～30 年甚至更多，女性的寿命一般比男性长。生物体的这些特征是老化过程受基因程控的实施。

（二）神经内分泌理论

神经-内分泌系统对机体的生长发育与功能维持、内环境的稳定具有重要意义。人体在神经-内分泌系统调节下，完成其生长、发育、成熟、衰老乃至死亡的一系列过程。神经内分泌理论（neuroendocrine theories）认为大脑和内分泌腺体的功能改变是衰老的重要因素。

下丘脑作为神经内分泌的调节中枢，在衰老中起着十分重要的作用。随着年龄的增长，下丘脑发生明显的老年性改变：细胞受体数量减少、反应减退、与神经调控有关的酶合成减少、神经递质含量改变、代谢异常等，下丘脑的这些改变将影响内分泌腺的功能和机体的代谢，从而使机体新陈代谢减慢、代谢异常，最终导致机体衰老和死亡，因此有人认为下丘脑就是"老化钟"的所在部位。

随着年龄的增长，人体脑细胞数量逐渐减少，到 60 岁左右其数量减少将近一半，与此同时运动神经和感觉神经的传导速度也在减慢。此外有关脑容量的研究表明脑萎缩的发生率也随年龄的增长而上升。神经系统的这些增龄性衰退变化，表明随着年龄的增长中枢神经系统的功能也在逐渐衰退，人体的智力、体力、环境的平衡能力也在减退，老化亦随之发生。

（三）免疫理论

免疫理论（immunity theories）是 Walford 和 Burnet 于 1962 年提出。该理论认为，随着个体年龄的增长，机体免疫功能逐渐下降或者出现异常，从而引起细胞功能失调、各种代谢障碍，导致机体衰老的发生发展，最终死亡。

一方面，免疫理论认为老化与免疫功能下降有关。有研究证明：人体在老化过程中，免疫细胞（T 细胞、B 细胞）绝对值明显减少，且其亚群也发生了变化；T 细胞对有丝分裂原刺激的增殖反应能力下降而 B 细胞对外来抗原的反应能力下降，NK 细胞的活性明显下降，淋巴细胞对抗原的反应性低下。因此，机体免疫活性细胞的各种功能变化很大，机体对抗原的精细识别能力下降、精确调控能力减弱，出现免疫应答紊乱、低效和无效，使免疫系统的防御、自稳和免疫监视三大功能失调或减弱，最终机体难以抵御有害物质的侵害，对疾病感染的抵抗能力减低，导致感染与癌症的患病率增加。

另一方面，免疫理论认为老化与自身免疫有关。随着年龄的增长，体内细胞突变的概率随之增加，机体免疫系统会把这种突变细胞误认为是外来异物，因而激发机体发生免疫反应而产生抗体，该反应称之为自身免疫。而机体自身免疫反应的发生将造成一系列的细胞损害。随着年龄的增长，机体 T 细胞功能下降，不能有效抑制 B 细胞，使机体自我识别能力下降，不能准确地识别自己和非己，从而使自身免疫性疾病的发病率上升，加速组织的老化。

（四）自由基理论

自由基是正常代谢中间产物，其化学性质活泼，具有高度氧化活性，在体内可直接或间接发挥强氧化剂作用，损害生物体的大分子或多种细胞成分，其损伤的主要表现有蛋白质氧化，DNA 突变甚至断裂、脂质氧化、细胞膜起泡等。这些损伤反应正是细胞凋亡的特征，而细胞凋亡正是衰老细胞的死亡形式。

自由基理论是 Harman 于 1956 年提出的。该理论认为，衰老过程中的退行性变化是由于细胞正常代谢过程中产生的自由基的有害作用造成的。细胞在代谢过程中会不断产生自由基，这些自由基可以直接或间接地发挥强氧化剂的作用，从而损害生物体的大分子和多种细胞的成分。随着年龄的增长，人体内产生的自由基不断增加，由其诱导产生的有害物质也在不断增加，人体对自由基的防御能力却随年龄的增长而逐渐下降，因此自由基对人体的损害作用也在增加，其主要表现为细胞、DNA、RNA 和蛋白质结构的破坏，体内细胞、组织、器官的功能降低且不再修复，机体免疫系统功能下降，最后导致疾病的发生甚至死亡。

自由基理论可对一些实验现象加以解释，如自由基抑制剂及抗氧化剂可以延长细胞和动物的寿命，脊椎动物寿命长者其体内的氧自由基产率低；但尚未有自由基氧化反应及其产物直接引发衰老的实验依据。

人体可产生防御自由基损害的物质——抗氧化剂和抗氧化酶，但随着年龄的增加，这两类物质的产生逐渐降低，人体对自由基损害的防御能力下降，从而加速衰老的过程。因此，人体补充适量的抗氧化剂或抗氧化酶，可达到延长衰老的目的。积极寻找抗氧化剂和抗氧化酶，是当今医学领域的重要课题。

（五）端粒、端粒酶与衰老理论

端粒是细胞核中染色体末端的一段 DNA 片段，而端粒酶是形成端 DNA 的成分，只不过是染色体头和尾部重复的 DNA，也是一种特殊结构。人端粒是 6 个碱基，重复序列（TTAGGG）和结合蛋白组成。1990 年起 Calvin Harley 把端粒与人体衰老挂上钩：①细胞越老，端粒长度越短；细胞越年轻，端粒越长，端粒与细胞老化有关。②正常细胞端粒较短。细胞分裂一次，端粒就缩短一次，这里由端粒酶缺乏引起的。细胞内端粒酶的多少可预测端粒的长度。正常人体细胞中检测不到端粒酶，良性病变细胞，体外培养的成纤维细胞也测不到端粒酶活性。但在生殖细胞，睾丸、卵巢、胎盘及胎儿细胞中端粒酶为阳性。恶性肿瘤细胞中有高度活性的端粒酶。由此人类发现端粒酶是一种恶性肿瘤的特异性物质。

人体的衰老是由细胞衰老引起的，1973 年 Olovfnikov 博士首次提出端粒丢失与衰老关系理论。目前认为，培养的人体成纤维细胞，一代又一代的分裂达 50 代左右时停止分裂活动，进入衰老期。如此人类发现 "细胞衰老钟"、"关键长度"、"临界长度"的存在（端粒缩短到 2～4kb），这就限制了细胞分裂次数和生物体的寿命。端粒的缩短引起衰老。端粒酶注入衰老的细胞，可延长端粒的长度，使细胞年轻化，这为人类抗衰老提供了一项新途径、措施。

目前认为，细胞的衰老是由端粒丢失引起的，而端粒丢失又与端粒酶的活性有关，人类正常细胞内端粒酶活性缺失导致端粒缩短，每次细胞分裂丢失 50～200 个碱基，端粒一旦短于关键长度，当几千个碱基的端粒 DNA 丢失后，细胞就会停止分裂进入衰老状态。

综上所述，端粒酶的活性，决定端粒的长短，是调控衰老的关键因素。端粒的长度是生物年龄的完美显示器，测试端粒的长度，可预知寿命。检测端粒的目的是：①弥补较短的端粒，可起到 25%～30% 延长寿命的作用。长寿的多方面因素包括：生活方式，合理膳食，适量运动，戒烟戒酒，心理平衡等。②测试者可对自己的有限生命进行合理的安排。③端粒的长度和某些疾病的发病率有关联。如此将会阻碍衰老疾病的发生，从而延长寿命。但由于寿命受多种因素影响，依据测定的端粒长度检测寿命虽然有科学根据，但不是"神算子"，也不完全准确。同时还有伦理问题，难以回避。

（六）长寿和衰老理论

长寿和衰老理论是老化的重要物理学理论之一，其不仅研究人类长寿的原因，更注重研究提高老年人的生活质量。对健康、具有正常功能的长寿人群的相关研究发现，健康长寿者均与下列因素有关：遗传因素、物理因素、社会环境因素、终身运动、适量饮酒、饮食因素、性生活维持至高龄等，其中遗传因素是预告寿命的重要因素。对百岁老年人的调查研究结果显示，与健康长寿有关的因素有：笑口常开、没有野心、生活规律、家庭和睦、信仰健康、自由与独立、行动有目的、积极的人生观。

Kohn 于 1982 年提出了用来解释老化、健康观、健康行为之间关系的衰老理论。该理论认为：当人开始衰老时，自然伴随着疾病。Kohn 曾对 200 例 85 岁以上老年人的尸体进行解剖，经分析后得出结论：同样程度的疾病如果发生在老年人可能致死，而发生在中年人则不会成为致死因素。因此，对老年人而言，老化是引起死亡的直接原因。他还进一步指出，当老年人的死亡不能归结于导致中年人死亡的疾病时，死亡证明书上死亡原因应填写"衰老"。由此可见，老化可视为一种普遍的、渐进的、最终死亡的疾病。

（七）体细胞突变理论

体细胞突变理论由 Faille 于 1958 年首先提出，同年 Szilard 将其进一步完善。该理论认为衰老是由体细胞的突变所致。在化学因素、物理因素、生物学因素的作用下，出现基因损伤、体细胞突变、染色体畸形，引起细胞形态变化与功能失调或丧失，从而导致机体衰老，进而影响机体的寿命。此种学说从细胞水平说明衰老的原因。支持该理论的实验是用射线照射大鼠后其寿命缩短，但体细胞突变与衰老化之间的关系尚待进一步研究。

（八）差错灾难理论

差错灾难理论由 Medvedev 于 1961 年首次提出，Orgel 于 1963 年再次提出。该学说从分子水平解释了老化的原因，认为老化是从 DNA 复制到最终形成蛋白质的遗传信息在传递过程中错误累积的结果。蛋白质是人体结构必不可少的物质，生物体内的各种蛋白质具有各种不同的功能。差错灾难学说认为核酸、蛋白质在合成过程中可能产生这样或那样的差错，这些差错通过复制逐渐累积扩大，使错误蛋白质逐渐增多，最终导致人体结构和功能不同程度的衰退，从而促进机体的老化和死亡。

二、老化的心理学理论

老化的心理学理论主要是从心理层面讨论老化的机制。相关理论主要解释：行为是否受老化影响？老化如何影响行为？行为的改变有无特定的方式？如何运用适应能力来控制行为或进行自我调节？老年人该如何应对衰老？目前老化的相关心理学理论主要有人的需要理论、自我概念理论和人格发展理论。这些理论有助于指导护理人员注重心理因素对老化的影响，加强对老年患者的心理护理。

（一）人的需求理论

在人的需求理论中，以马斯洛（Maslow）的"人类基本需要层次理论"最具代表性。马斯洛将人的基本需要按其重要性和发生的先后次序分为5个层次，由低级到高级分别为生理的需要、安全的需要、爱与归属的需要、自尊的需要和自我显示的需要。不同的人生阶段有不同的需要，尽管这些需要在各层次之间不断变化，但总是向更高层次的需要努力。老年人对各种层次的需要均有所追求，并对高层次的需要更为迫切，只有在这些需要得到满足后，他们才能保持良好的功能状态，才能达到成功老化。因此，当老年人在较低层次的需要达到满足后，应鼓励他们追求更高层次的需要。

在马斯洛提出"人类基本需要层次理论"后几年，卡利什（Richard Kalish）将其理论进一步修改，在介于生理需要与安全需要之间加入了另一个新的需要层次，这个层次包括活动、探险、操作、好奇及性的需要。老年人如果没有机会去发展自己的环境、操纵外界的事物，当外界的环境改变不透或刺激不足时，他们在身体、心理及社会上便无法达到成功老化，这样就容易出现生理、心理等方面的健康问题。

（二）自我概念理论

自我概念理论强调一个人的自我包括思想、情感和行为三个方面。自我概念是一个人对自己角色功能的认知与评价。人类不仅能认识自己、评价自己、反省自己存在的价值和发展目标，也能进行自我评价、自我教育、自我发展等一系列能动活动。

每个人在社会上扮演者不同的角色，而且在认识的不同阶段其扮演的角色不同。个体由于角色的差异，其自我概念也随之不同。当个体进入老年期后，家庭角色、社会角色的多重改变及生理健康状况的衰退，必将导致自我概念发生改变，因而老化心态也随之出现。如何指导老年人对自己的角色功能做出正确的认知与评价是老年护理的任务之一。

（三）人格发展理论

心理学家将人生的整个过程分为几个主要阶段，而且每一个发展阶段各有其特定的发展任务，若能顺利完成或胜任该任务，个体将呈正向的自我概念及对生命的正向态度，人生则趋向成熟和完美；反之，个体将呈现负向的自我概念及对生命的负向态度，人生则出现失败的停滞或扭曲的发展现象。此相关理论称为人格发展理论又称心理社会发展理论。

众多的人格发展理论中，以精神科医师艾瑞克森（Erikson）的人格发展理论阐述最为完整。他将整个人生过程分为八个主要阶段，强调老年期的任务主要是发展自我整合，否则就会出现绝望。他认为老年人在此期会回顾过去的经历，寻找生命的价值，以便接受死亡；此期的老年人想努力达到一种统合感，一种生活的凝集及完整感，如果这种目标没有达成，他们则会感到绝望。老年人如何正确地回顾和评价自己一生具有重要意义。如果老年人对自己的评价是完美的，其结果符合自己的发展目标，那么他将会对老年生活产生满足并且适应的生活态度，能积极地面对生、老、病、死；如果他对自己的以往充满悔恨，评价的结果与自己的自我发展目标偏离，那么他将会失去完整自我，产生心理危机，对年老生活产生不适应的现象与行为表现。人格发展理论提示我们应指导老年人发挥潜能、完善自我、弥补遗憾、创造完美，使生命更有意义。

三、老化的社会学理论

老化的社会学理论主要研究和探讨社会互动、社会期待、生活制度、社会价值与老化的关系。老化的社会学理论早期出现于 20 世纪 60 年代，主要研究老年人失去自己原来的角色和社会群体后，重新适应调整的过程。此期的主要理论有隐退理论、活跃理论、次文化理论、持续理论等。20 世纪 70 年代，老化的社会学理论主要研究社会和社会结构大环境对老化过程的影响，此期的代表理论有年龄阶层理论。近年来，老化的社会学理论已经在进一步探索老年人与生理、社会、政治环境之间的互相关系，以及个体生命对老化的社会影响。

（一）隐退理论

隐退理论由卡明（E.Cumming）和亨利（W.Henry）于 1961 年提出。该理论认为社会平衡状态的维持，取决于社会与老年人退出相互作用所形成的彼此有益的过程。该过程是不可避免的、有一定规律并根据社会需要来决定的，并不因个人意愿而改变，而且老年人希望早日隐退并为此感到愉快。老年人有其自身的特殊性，他们的生理、心理及社会等方面的功能在逐步丧失，与社会的距离正在逐渐拉大，不论其个人能力如何、身体状况如何，总会从社会角色和社会交往中隐退，是成功老化的必经之路，也是一种有制度、有次序、平稳的权力与义务的转移。老年人的顺利隐退有助于社会的和谐、安定与进步。

（二）持续理论

持续理论由 Neugarten 等于 1968 年提出。由于隐退理论及活跃理论无法解释成功老化，因而促进了持续理论的诞生，主要用来补充活动能否成功适应老化与老年人的人格改变有关。持续理论更注意老年人的个体差异，它以对个性的研究为理论基础，重点探讨老年人在社会文化约束其晚年生活时，其生理、心理、人际关系等方面的调适。一个人的人格及行为特征是由环境影响与社会增强结果所塑造出来的。该理论认为，个体在成熟过程中会将某些喜好、特点、品味、关系及目标纳入自己人格的一部分。人的人格会随年龄的增加而持续地动态改变，个人如能适时改变人格，适应人生不同阶段的生活，则能较为成功地适应老化过程。有纵向性研究显示，老年人常有的人格行为，可能是一种适应年龄增长后，人格改变所表现出来的行为。

（三）活跃理论

活跃理论由 Havighurst 等于 1963 年提出。该理论认为，参与社会活动是生活的基础，也是老年人重新认识自己、重新获得社会角色、寻求生活意义的主要途径。尽管老年人有生理、心理、健康状况的减退，但他们仍然渴望能积极参与社会活动，维持原有角色功能，以证明自己的存在价值，而失去原有的社会角色功能会使他们失去生活的信心和意义。积极的社会活动有益于身心健康，让老年人积极参与社会活动，帮助他们寻找新角色、新关系、新爱好以取代已经丧失的原有角色功能，使他们重新有机会为社会贡献自己的才能，将有助于老年人顺利适应老年生活，增加生活自信心，提高晚年生活质量。

（四）年龄阶层理论

年龄阶层理论由 Riley 等于 1972 年提出。这是一个新近发展的、较为全面的、颇有发展前景的社会学理论，它力图运用阶级、分层、社会化、角色等社会学理论，从年龄的形成和结构等方面研究和探讨老化期的发展变化。该理论按一定年龄间隔将人群分成不同的年龄阶层，并且认为：①同一年代出生的人不仅有相似的年龄，而且有相似的生理特点、心理特点和社会经历。②新的年龄层群体不断出生，他们所置身的社会环境不同，因而对社会、历史的感受也不同。③社会根据不同的年龄及其所属的角色分为不同的阶层。④每个人都属于自己的年龄群体，而且伴随他的成长将不断进入新的年龄群体；与此同时，社会对不同的年龄群体所赋予的角色、所寄托的期望也在发生相应的变化，因此，一个人的行为变化必然会随着自己所属年龄群体的改变而发生相应的改变。⑤人的老化与社会变化之间的互相作用是动态的，因此，老年人与社会总是不断地相互影响。

年龄阶层理论认为老年人的人格和行为特点是一种群体互相影响的社会化结果。同一年龄阶层的老年人之间会相互影响其老年社会化过程，因而使得老年人群体间拥有某种特定的普遍性行为模式。

（五）社会环境适应理论

社会环境适应理论认为，人格与行为受社会环境的影响，生活在不同社会背景下的老年人会出现不同的行为与人格特点。环境是影响人类人格社会化过程的重要因素之一，当环境改变时，人类为适应环境的需求，会激发出多种潜能，以满足生存和发展的需要。所以，老年人为适应其生理、心理及社会环境的改变，会形成老年群体特有的行为特点。正是由于不同的老年群体所处的环境不同，因而老年人群体会有自己群体特有的行为模式。

（六）角色理论

角色（role）是一个社会学名词，是指与人们的某种社会地位、身份相一致的一整套权力、义务与行为模式，是人们对具有特定身份的人的行为期望。人在不同的阶段扮演着不同的角色，随着年龄的增长，其扮演的角色也在增加和改变。由于角色性质不同，其表现的行为也会不同。退休之前，一个人的成熟社会化行为主要是功能性角色，如父母、领导、教师、军人，社会对他的期望主要侧重于工作能力与责任，因此，他表现为比较偏向积极进取的行为模式；进入老年期后，老年人退离原来的工作岗位，功能性角色逐渐由情感性角色所取代，他们的行为特点也随之逐渐变为谦和、保守。如果老年人对角色理论有所认识，并对角色改变的自然过程有所认知并接受，将有助于适应老年生活，因此，用角色理论指导和帮助老年人适应角色具有重要的意义。

第三节　老年护理的目标及学习意义

一、老年护理的目标

（一）增强自我照顾能力

面对老年人的虚弱和需求，医护人员常常寻求其他社会资源的协助，而很少考虑到老年人自身的资源，老年人在许多时候都以被动的形式生活在依赖、无价值、丧失权利的感受中，自我照顾意识淡化，久而久之将会丧失生活自理能力。因此，要善于运用老年人自身资源，以健康教育为干预手段，采取不同的措施，尽量维持老年人的自我照顾能力，巩固和强化其自我护理能力，避免过分依赖他人护理。从而增强老年人生活的信心，保持老年人的自尊。

（二）延缓恶化及衰退

广泛开展健康教育，提高老年人的自我保护意识，改变不良的生活方式和行为，增进健康。通过三级预防策略，对老年人进行管理。避免和减少健康危险因素的危害，做到早发现、早诊断、早治疗、积极康复，对疾病进行干预，防止病情恶化，预防并发症的发生，防止伤残。

（三）提高生活质量

护理的目标不仅仅是疾病的转归和寿命的延长，而应促进老年人在生理、心理和社会适应方面的完美状态，提高生活质量，体现生命意义和价值。老年人要在健康基础上长寿，做到年高不老，寿高不衰，更好地为社会服务，而不是单纯满足人们长寿的愿望，让老年人抱病余生。

（四）做好临终关怀

对待临终老年人，护理工作者应从生理、心理和社会全方位为他们服务。对其进行综合评估分析，识别、预测并满足其需求，以确保老年人能够无痛、舒适地度过生命的最后时光。不再做延长死亡的"抢救"，让老年人走得平静，生命终末阶段有人陪伴照料。给家属以安慰，并让他们感受到医务人员对患者的关心和帮助。

二、学习老年护理学的意义

随着生活水平的提高，人类预期寿命普遍延长，人口老年化已被世界普遍关注。如何应对人口老龄化带来的一系列综合性社会问题，已称为全世界研究的重要课题。

研究老年人的健康问题，为老年人提供良好的医疗保健服务，已经日益受到世界各国的重视。老年护理是老年保健的重要组成部分，其护理的主要目的是帮助老年人维护、增进和恢复健康，实现健康老年化。老年护理的学习，是护士掌握老年护理专业知识的主要途径，在我国老年的护理事业中具有以下重要意义。

（一）提高老年护理的服务质量

通过老年护理的学习，全面掌握老年护理的专业知识和专业技能，了解老年人生理、心理和社会的特殊性，为老年人提供生理、心理、社会的全面服务，维持并促进老年人的健康状况，预防疾病，促进康复，提高日常生活活动能力，使老年人健康长寿、安享晚年。

（二）促进老年专科护理的发展

老年护理专业水平和质量的提高，有待于老年专科护理的发展。老年护理的学习，能促进老年护理专科人才的培养，能促进人们对各种老年问题的研究，能提高人们对老年人的健康教育能力和水平，能促进老年专科学术团体的建立和学术的交流，最终促进老年专科护理的发展。

目 标 检 测

单选题

1. 老化主要在（　　）
   - A. 儿童期
   - B. 青年期
   - C. 壮年期
   - D. 老年期

2. WHO 对发达国家老年人年龄划分标准是（　　）
   - A. ≥55 岁
   - B. ≥60 岁
   - C. ≥65 岁
   - D. ≥70 岁

3. 老年期易患的疾病常见的是（　　）
   - A. 感冒、扁桃体炎
   - B. 外伤、支气管炎
   - C. 冠心病、高血压
   - D. 白内障、老年性痴呆

4. 老化发生于（　　）
   - A. 老年期的突出变化
   - B. 老年前期的变化
   - C. 老年后期的突出变化
   - D. 出生到成熟期后的整个过程

5. 我国影响人口年龄结构变化的两个主要因素是（　　）
   - A. 出生率增高、死亡率增高
   - B. 出生率降低、死亡率增高
   - C. 出生率降低、死亡率降低
   - D. 出生率增高、死亡率降低

6. 发展中国家老年型社会划分的标准是（　　）
   - A. ≥7%　B. ≥8%　C. ≥9%　D. ≥10%

7. 中国人口老化带来的影响是（　　）
   - A. 社会负担加重
   - B. 传统养老模式加强
   - C. 保健服务需求减少
   - D. 社会保障费用减少

8. 关于老化生物学理论的主要观点，错误的是（　　）
   - A. 生物老化影响所有有生命的生物体
   - B. 生物老化不受非生物因素的影响
   - C. 生物老化过程不同于病理过程
   - D. 生物老化可增加个体对疾病的易感性

9. 下列哪种理论主张"天下没有不散的宴席"（　　）
   - A. 活跃理论
   - B. 隐退理论
   - C. 持续理论
   - D. 次文化理论

10. 哪种理论认为老年人应寻找新角色、新关系、新嗜好取代已经丧失的原有角色功能（　　）
    - A. 次文化理论
    - B. 持续理论
    - C. 年龄阶层理论
    - D. 活跃理论

第二章 老年人的健康评估

教学目标

1. 熟悉：老年人的健康评估原则。
2. 掌握：老年人健康评估内容及方法。

第一节 概 述

一、老年人健康评估内容

世界卫生组织将健康定义为：健康不仅是指没有疾病和身体缺陷，还要有完整的生理、心理状况和良好的社会适应能力。这就是人们所指的身心健康，也就是说，一个人在躯体健康、心理健康、社会适应良好和道德健康四方面都健全，才是完全健康的人。这一定义揭示了人类健康的本质，指出了健康所涉及的若干方面。

因此，护理人员对老年人进行健康评估时，应该全面考虑，不仅要处理已经发生的问题，还要预防潜在问题的发生。

老年人健康评估的内容主要包括躯体健康、心理健康、社会功能及综合反映这四方面功能的生活质量评估。

二、老年人健康评估原则

（一）了解老年人身心变化的特点

1. 老年人身体变化特点 护理人员必须了解老年人生理和病理性改变的特点。生理性变化是指随着年龄的增长，机体必然发生的分子、细胞、器官和全身的各种退行性变，这些变化是正常的，属于生理性改变；后者是指由于生物的、物理的或化学的因素所导致的老年性疾病引起的变化，这些变化是异常的，属于病理性的改变。在多数老年人身上，这两种变化过程往往同时存在，相互影响，有时难以严格区分，这就需要护理人员认真实施健康评估，确定与年龄相关的正常改变，区分正常老化和现存/潜在的健康问题，采取适宜的措施予以干预。

2. 老年人心理变化特点

（1）身心变化不同步，心理发展具有潜能和可塑性，个体差异性大。

（2）在智力方面，由于反应速度减慢，在限定的时间内学习新知识、接受新事物的能力较年轻人低。

（3）在记忆方面，记忆能力变慢、下降，以有意识记忆为主、无意识记忆为辅。

（4）在思维方面，个体差异性较大；在特性或个性方面，会出现孤独、任性、把握不住现状而产生怀旧、焦虑、烦躁；老年人的情感与意志变化相对稳定。

（二）明确老年人实验检查结果的变化特点

老年人实验室检查结果的异常有 3 种可能：①由于疾病引起的异常改变；②正常的老年期变化；③受老年人服用的某些药物的影响。

目前关于老年人实验室检查结果标准值的资料较少。老年人检查标准值（参考值）可通过年龄校正可信区间或参照范围的方法确定，但对每个临床案例都应个别对待。护理人员应通过长期观察和反复检查，正确解读老年人的实验室检查数据，结合病情变化，确认实验室检查值的异常是生理性老化、还是病理性改变所致，避免延误诊断和治疗。

（三）重视老年人疾病的非典型表现

老年人感受性降低，加之常并发多种疾病，因而发病后往往没有典型的症状和体征，称为非典型性临床表现。

由于这种非典型表现的特点，给老年人疾病的诊治带来了一定的困难，容易出现漏、误诊。因此对老年人要重视客观检查，尤其体温、脉搏、血压及意识的评估极为重要。

三、评估时的注意事项

在老年人健康评估的过程中，结合其身心变化的特点，护理人员应注意以下事项。

（一）提供适宜的环境

老年人的感觉功能降低，血流缓慢、代谢率及体温调节功能降低，容易受凉感冒，所以体检时应注意调节室内温度，以 22～24℃为宜。老年人视力和听力下降，评估时应避免对老年人的直接光线照射，环境尽可能要安静、无干扰，注意保护老年人的隐私。

（二）安排充分的时间

老年人由于感官的退化，反应较慢，行动迟缓，思维能力下降，因此，所需评估时间较长。加之老年人往往患有多种慢性疾病，很容易感到疲劳。护理人员应根据老年人的具体情况，分次进行健康评估，让其有充足的时间回忆过去发生的事件，这样既可以避免老年人疲惫，又能获得详尽的健康史。

（三）选择得当的方法

对老年人进行躯体评估时，应根据评估的要求，选择合适的体位，重点检查易于发生皮损的部位。对有移动障碍的老年人，可取合适的体位。检查口腔和耳部时，要取下义齿和助听器。有些老年人部分触觉功能消失，需要较强的刺激才能引出，在进行感知觉检查，特别是痛觉和温觉检查时，注意不要损伤老年人。

（四）运用沟通的技巧

老年人听觉、视觉功能逐渐衰退，交谈时会产生不同程度的沟通障碍。为了促进沟通，护理人员应尊重老年人，采用关心、体贴的语气提出问题，语速减慢，语音清晰，选用通俗易懂的语言，适时注意停顿和重复。适当运用耐心倾听、触摸、拉近空间距离等技巧，注意观察非语言性信息，增进与老年人的情感交流，以便收集到完整而准确的资料。为认知功能障碍的老年人收集资料时，询问要简洁得体，必要时可由其家属或照顾者协助提供资料。

第二节　老年人躯体健康的评估

案例2-1

宋奶奶，76 岁，与丈夫已共同生活了 35 年。他们有 2 个子女，都已长大成人，均在外地工作。宋奶奶因脑卒中曾经住过医院，轻度脑卒中的后果是她的右侧身体虚弱，并且说话有些困难。尽管目前她的丈夫在护理她，为她准备一日三餐，但是这不是长久之计。宋先生自己也有病，照顾妻子让他不堪重负。社区的工作人员建议他们请求老年护理服务机构的帮助，老年护理中心的护士首先要对宋奶奶做一个全面的评估。

> 问题： 1. 护士需要评估有关宋奶奶的哪些方面？
> 2. 如何评估宋奶奶的自理能力？
> 3. 常用的评估量表有哪些？

根据美国《社会工作词典》的定义："评估是一个决定问题的性质、原因、程度及牵涉于其中的个性和情形的过程，其功能在于获得对问题及其成因的了解，并能够找出解决问题或把问题减到最小的办法。"全面评估老年人生理、心理和社会系统是老年人获得优质服务、改善生活质量、适应老年生活、保持独立自主的第一步。

老年人躯体健康评估主要包括四个方面：健康史的采集、身体评估、实验室检查及功能状态的评估。

一、健　康　史

健康史是老年人过去与现在的健康状况、老年人对自己健康状况的认识和日常生活活动能力等方面的主观资料。健康史的采集是评估及形成护理诊断的基础，为制订和实施护理计划提供依据。

（一）采集时常见的问题

1. 记忆不确切　老年人随着年龄的增长，记忆功能逐渐减退。多数老年人对发病时间、发病经过比较模糊，有时次序颠倒，重点不突出。

2. 反应迟钝，表述不清　由于老年人常有老年性聋，认知功能障碍，使其对所提问题反应迟钝，回答问题常不具体、不准确甚至答非所问。

3. 主诉与症状不相符　老年人常因同时患有多种疾病和社会、心理问题等因素，容易出现主诉多、重叠，且与症状不相符合的现象。

4. 其他　有些老年人可能会隐瞒症状，如恐惧某些检查和治疗措施、担心费用问题等。部分老年人由于脑功能受损或认知障碍，也会夸大疾病事实。

（二）采集健康史的注意事项

健康史的采集常通过观察和交谈进行，采集时要注意以下几方面。

1. 选择合适的环境和时间　选择安静、舒适，光线柔和、温湿度适宜的评估环境，对于伴有听力下降的老年人，要与其面对面，使其能看清护理人员的表情及口型；要选择一个老年人不疲倦或感觉尚好的时候做评估，如对于有某种器质性脑损伤的老年人，早晨和傍晚可能是一天中比较迷糊的时候，如果要准确了解老年人的健康史，那么这两个时间段就不是适宜做评估的时间。

2. 建立良好的护患关系　采集前，应首先向老年人作自我介绍，并说明采集目的。交谈时，语速要慢，语音要清晰，要有适当的停顿和重复。在询问时，应让老年人有充足的时间回忆过去发生的事件，避免催促，仔细倾听，显示出对老年人回答的关心和兴趣，并表示理解、认可和同情。

3. 遵循合理的询问顺序　交谈一般从主诉开始，有目的、有顺序地进行。提问应先选择一般易于回答的开放性问题，如"您感到哪儿不舒服？""难受多长时间了？"，然后耐心倾听。

4. 使用必要的辅助工具　对于某些语言表达障碍而思维功能正常的老年人，可采用文字或画等书面形式沟通，必要时可向家属或照顾者了解详细情况。

5. 注意恰当的非语言沟通　在采集过程中，始终保持与老年人的目光接触，并使用必要的手势和良好的肢体语言等。触摸是重要的交流手段，可传递"我关心您、支持您、照顾您"的信息，但要注意文化的差异。

（三）采集内容

1. 一般资料　姓名、性别、年龄、婚姻状况、民族、职业、籍贯、文化程度、宗教信仰等。

2. 目前的健康状况　了解老年人目前最突出、最明显的症状，有无加重、治疗情况及恢复程度，同时询问近期的睡眠、排泄、性生活等有关情况。

3. 既往史　评估老年人的过去史，手术、外伤史，食物、药物过敏史，由于某些老年病的发生起始于青壮年期，因此对疾病的判断应结合多方面资料，并且详细追问老年人的既往疾病史，如有无冠心病、脑血管疾病等。

4. 家族史　了解家族中有无遗传性疾病，家人的死亡年龄及死亡原因。还需了解家庭成员尤其是老伴对其关心照顾情况等。

5. 活动能力　为帮助了解可能的疾病危险因素，应询问老年人的日常生活能力、生活（行为）方式和兴趣爱好，如生活能否自理，有无吸烟、酗酒等。

6. 营养状态　询问老年人的食欲、食物数量、餐次、是否有摄食障碍及对健康和营养状况的自我检测等。

二、身　体　评　估

（一）一般原则

1. 注意保暖　老年人与青壮年人相比容易受凉，故体格检查时应注意调节室内温度，一般要求室温在 22～24℃。

2. 选择体位　一般应按照体检需要，选择合适的体位。对移动障碍或躯体活动灵活性较差的老年人，可取合适的体位。有条件者可准备检查床，床的高度应低于普通病床，易于起降。

3. 避免损伤　对老年人进行痛觉、温觉检查时，由于老年期感觉减退，需要较强的刺激才能引出，故应注意刺激强度适当，不要损伤老年人。

（二）检查内容

1. 生命体征　老年人可有以下特点。

（1）体温：基础体温比年轻人稍低，如有感染，常无发热表现，若老年人午后体温比清晨高 1℃以上，应视为发热。

（2）脉率：接近正常成年人，但要注意不规则性，测定时间不应少于 30 秒。

（3）呼吸：呼吸次数比正常成人稍增多，评估时注意呼吸方式与节律、有无呼吸困难。

（4）血压：高血压和直立性低血压在老年人较为多见。平卧 10 分钟后测定血压，然后直立后 1 分钟、3 分钟、5 分钟各测定血压一次，如直立时任何一次收缩压比卧位时降低≥10mmHg，称为直立性低血压。

2. 营养状况　评估老年人每日活动量、饮食状况及有无饮食限制。测量身高、体重，并采用体重指数作为老年人体重状况的判定指标。老年人由于椎间盘萎缩，椎体高度变低，脊柱缩短，导致身高降低，男性 40～60 岁平均身高降低 2.3cm，女性降低 2.7cm；老年人体重较中青年减轻，我国 40～60 岁男性平均体重减轻 3.3kg，女性减轻 4.1kg；60～80 岁男性平均体重减轻 4.8kg，女性减轻 3.7kg。

3. 智力、意识状态　评估老年人对周围环境的认识和自身所处状况的识别能力，有助于判断有无颅内病变及代谢性疾病。通过评估老年人的记忆力和定向力，有助于早期痴呆的诊断。

4. 体表

（1）皮肤：评估老年人皮肤的颜色、温度、湿度，皮肤的完整性与特殊感觉；卧床不起的老年人全面检查发生破损的部位，观察有无压疮。

（2）头发：头发稀少，白发或秃发。

（3）指甲：指甲变黄、厚、硬，灰甲在足趾部更明显。

5. 头面部

（1）眼睛与视力：评估老年人有无视力损伤，如暗适应、色觉、辨色能力的障碍等，是否有老视眼、青光眼、白内障等。

（2）耳与听力：评估老年人有无老年性聋，甚至听力丧失。检查耳部时，应注意取下助听器，可通过询问、控制音量、手表的滴答声及耳语来检查听力。

（3）鼻与嗅觉：评估老年人有无嗅觉减退，或对气味的分辨力减退。

（4）口腔：评估口腔黏膜的颜色，有无干燥，是否有经久不愈的黏膜白斑，牙齿的颜色，有无缺失等。

6. 颈部 颈部检查包括颈部活动范围、颈静脉充盈度及颈部血管杂音、甲状腺等。一般人由于脑膜刺激征出现的颈部强直，在老年人则应同时考虑脑血管病、颈椎病、颈部肌肉损伤、帕金森病等。颈部血管杂音可以是颈动脉硬化狭窄所致，也可以是心脏杂音传向颈部所致。

7. 胸部

（1）乳房：触诊有无肿块，要高度疑为癌症。男性如有乳房发育，可考虑是由于体内激素改变或药物的副作用所致。

（2）胸、肺部：视诊、听诊及叩诊同成年人体检。老年人尤其是患有慢性支气管炎者，常呈桶状胸改变，肺部叩诊常为过清音。

（3）心前区：检查心尖冲动位置，心界是否增大，有无杂音。

8. 腹部 腹壁肌肉松弛，触诊较容易。由于肺扩张，膈肌下降致肋缘下可触及肝脏。随着年龄的增长，膀胱容量减少，很难触诊到膨胀的膀胱。注意腹部有无压痛，有无肿块，听诊肠鸣音有无亢进或减弱。

9. 脊柱四肢 老年人肌张力下降，腰脊变平，导致颈部脊柱和头部前倾。椎间盘退行性改变使脊柱后凸。由于关节炎及类似的损害，致使部分关节活动范围受限。评估四肢时，应检查各关节及其活动范围、水肿及动脉搏动情况等，注意有无疼痛、畸形、运动障碍；下肢皮肤溃疡、足冷痛、坏疽及脚趾循环不良等，常提示下肢动脉供血不足。

10. 神经反射 随着年龄的增长，神经的传导速度变慢，对刺激反应的时间延长。老年人精神活动能力下降，如记忆力减退，易疲劳、注意力不易集中，反应变慢，动作不协调，生理睡眠缩短。

三、辅 助 检 查

辅助检查可以帮助判断老年人身体是否正常，是诊断疾病的重要依据。护理人员应通过长期观察和反复检查，正确解读老年人的实验室检查数据，结合病情变化，确认实验室检查值的异常是生理性老化，还是病理性改变所致，避免延误诊断和治疗。

（一）实验室检查

1. 常规检查

（1）血常规：血常规检查值异常在老年人中十分常见，一般以红细胞低于 3.5×10^{12} /L、血红蛋白低于 110g/L、血细胞比容低于 0.35，作为老年人贫血的标准，但贫血并非老年期生理变化，因而需要进行全面系统的评估和检查。多数学者认为白细胞、血小板计数无增龄性改变。白细胞的参考值为（3.0～8.9）×10^9/L。在白细胞分类中，T 淋巴细胞减少，B 淋巴细胞则无增龄性变化。

（2）尿常规：老年人尿蛋白、尿胆原与成年人之间无明显差异。老年人尿沉渣中的白细胞 20/HP 才有病理意义。老年人中段尿培养污染率高，可靠性较低，老年男性中段尿培养菌落计数 10^3/ml，女性 10^4/ml 为判断真性菌尿的界限。

（3）血沉：在健康老年人中，血沉变化范围很大。一般血沉在 30～40mm/h 时无病理意义，如血沉超过 60mm/h 应考虑感染、肿瘤及结缔组织病。

2. 生化与功能检查　老年人生化与功能检查结果中常见的生理变化见表2-1。

表2-1　老年人生化与功能检查结果中常见的生理变化

检验内容	成人正常值范围	老年期生理变化
空腹静脉血糖	3.9～6.1mmol/L	轻度升高
肌酐清除率	80～120ml/min	降低
血尿酸	女性 89～357μmol/L；男性 150～416μmol/L	轻度升高
乳酸脱氢酶（LDH）	135～215U/L	轻度升高
碱性磷酸酶	40～110U/L	轻度升高
总蛋白	60～80g/L	轻度升高
总胆固醇	2.9～6.0mmol/L	60～70 岁达高峰，随后逐渐降低
低密度脂蛋白	<3.12mmol/L	60～70 岁达高峰，随后逐渐降低
高密度脂蛋白	1.03～2.07mmol/L	60 岁后少升高，70 岁后开始降低
三酰甘油（甘油三酯）	0.56～1.70mmol/L	轻度升高
甲状腺激素 T_3	1.60～3.08nmol/L	降低
甲状腺激素 T_4	65～155nmol/L	降低

（二）心电图检查

随着年龄的增长，老年人的心电图常有轻度非特异性改变，包括 P 波轻度平坦、T 波变平、P—R 间期延长、ST—T 段非特异性改变、电轴左偏倾向和低电压等。老年人动脉粥样硬化的发生率高，生理与病理的界限不明显。老年人心电图如有以上改变，评价时应持谨慎态度，需结合临床判断。

四、功能状态的评估

功能状态的评估，即评估老年人处理日常生活的能力。老年人的自理功能状态常与健康水平改变有关，并在很大程度上影响着老年人的生活质量。护理人员定期对老年人的功能状态进行客观的评估，是良好的老年护理的开始，对维持和促进老年人的自立性有重要的指导作用。

（一）功能状态评估的内容

老年人的功能状态受年龄、视力、躯体疾病、运动功能等因素的影响。因此，对老年人的评估要全面结合机体健康、心理健康及社会健康状态进行评估。功能状态的评估包括日常生活能力、功能性日常生活能力、高级日常生活能力三个层次。

1. 日常生活能力　老年人最基本的自理能力，是老年人自我照顾、从事每天必需的日常生活的能力。例如，衣（穿脱衣、鞋、帽，修饰打扮）、食（进餐）、行（行走、变换体位、上下楼）、个人卫生（洗漱、沐浴、如厕、控制大小便），这一层次的功能受限，将影响老年人基本生活需要的满足。日常生活能力（ADL）不仅是评估老年人功能状态的指标，也是评估老年人是否需要补偿服务或评估老年人死亡率的指标。

2. 功能性日常生活能力 老年人在家中或寓所内进行自我护理活动的能力，包括购物、家庭清洁和整理、使用电话、做饭、洗衣服、旅游等，这一层次的功能提示老年人是否能独立生活并具备良好的日常生活能力。

3. 高级日常生活能力 反映老年人的智能能动性和社会角色功能，包括主动参与社交、娱乐活动、职业等。随着老年期生理变化或疾病的困扰，这种能力可能会逐渐丧失。高级日常生活能力的缺失，要比基本日常生活能力和功能性日常生活能力的缺失出现得早，一旦出现，就预示着更严重的功能下降。

（二）常用的评估工具

在医院、社区、康复中心等开展老年护理时，有以下标准化的评估量表可供护理人员使用。

1. 日常生活能力量表（activity of daily living scale，ADL） 由美国的 Latwton 和 Brody 于 1969 年制定。其主要通过 14 项日常生活状态来评定被试者的日常生活能力。该量表项目细致，简明易懂，便于询问，即使是非专业人员也容易掌握。采用计分法评定，便于记录和统计（附录量表 1）。

（1）评定说明：评定时按表格逐项询问，如被试者因故不能回答或不能正确回答（如痴呆或失语），则可根据家属、护理人员等知情人的观察评定。ADL 共有 14 项，包括两部分内容：一是躯体生活自理量表，共 6 项，包括上厕所、进食、穿衣、梳洗、行走和洗澡；二是工具性日常生活能力量表，共 8 项，包括打电话、购物、备餐、做家务、洗衣、使用交通工具、服药和自理经济。评分标准分为 4 级：①自己完全可以做；②有些困难；③需要帮助；④自己完全不能做。

（2）评定标准：评定结果可按总分、分量表分和单项分进行分析。总分低于 16 分，为完全正常，大于 16 分则说明有不同程度的功能下降，最高 64 分。单项分 1 分为正常，2~4 分为功能下降。凡有 2 项或 2 项以上≥3，或总分≥22，为功能有明显障碍。

2. 日常生活功能指数 日常生活功能指数适宜语义评定量表，由 Katz 等设计制定。通过观察，确定洗澡、更衣、如厕、移动、控制大小便、进食 6 个功能的评分总分值和活动范围与认知功能相关。此量表可用作自评或他评，以决定老年人各项功能完成的独立程度。该量表可用于测定慢性疾病的严重程度与治疗效果，还可用于预测某些疾病的发展（附录量表 2）。

（1）评定说明：评估时评估者与被评估者或其他知情人（如家属、陪护、护理人员等）交谈，也可由被评估者自填问卷。量表将日常生活能力分为 6 个方面，即进食、更衣、洗澡、如厕、移动和控制大小便。

（2）评分标准：总分值为 0~12 分，分值越高，被评估者的日常生活能力越强。

3. Lawton 功能性日常生活能力量表（instrumental activities of daily living scale，IADL） 由美国的 Lawton 等制定。此量表将 IADL 功能分为 7 个方面，通过与被测者、家属护理人员等知情人的交谈或被测者自填问卷，采取计分法评定被测者的功能性日常生活能力（附录量表 3）。

第三节 老年人心理健康的评估

进入老年期，人的心理功能会伴随生理功能的减退而出现老化，同时面临退休、丧偶等生活事件，老年人常会出现一些特殊的心理变化，表现在智力、情感、人格特征等方面。而老年人的心理状态对老化过程、老年病的治疗及预后均有较大的影响。因此正确评估其心理健康状况和影响因素，对维护和促进老年人的身心健康、有的放矢地进行心理健康指导具有重要的作用。老年人的心理健康具体从人格评估、认知能力、情绪和情感、生活满足感等方面进行评估。

一、老年人人格的评估

人格，是指一个人比较稳定的、影响其整个行为并使之与他人有所区别的心理特征的总和。人格虽然具有稳定性的特点，但是随着老年人面临退休、丧偶、生活困难、疾病等诸多生活事件的发生，老年人的心理不适应现象也日益增多。人格评估的目的是测定老年人目前的精神状态和有无精神障碍等问题。从开始同老年人交谈的那一刻起，就已经在搜集材料描绘老年人心理功能的准确面貌，护理人员对老年人回答问题，回想事实材料，进行符合逻辑的、前后一致的谈话的能力会产生初步的想法。老年人人格评定的方法多用投射法和问卷法，护理人员在评估时应结合老年人日常生活的行为状况、习惯、生活经历等资料进行综合评价。

（一）投射法

让被试者通过一定的媒介，建立起自己的想象世界，在无拘束的情景中，显露出其个性特征的一种个性测试方法。测试中的媒介，可以是一些没有规则的线条；也可以是一些有意义的图片；也可以是一些有头没尾的句子；也可以是一个故事的开头，让被试者来编故事的结尾。通过不同的回答和反应，可以了解老年人的自我功能、人格特点、自我认识等。投射技术包括几种具体方法：罗夏克墨迹测验、逆境对话测验、语句完成测验等。

（二）问卷法

问卷法主要指自陈式人格问卷和人格检查表。本法具有内容明确、容易回答、计分简便、应用广泛的特点。常用的评估工具包括艾森克人格问卷、明尼苏达多项人格测验和卡特尔16因素人格测验（16PF）。

二、认知状态的评估

认知反映了个体的思维能力，是认识、理解、判断、推理事物的过程，并通过个体的行为和语言表达出来。认知状态的评估对判断老年人的独立生活能力和生活质量有重要的作用。护士可以通过观察访谈法和心理测试两种方法来评估老年人的认知状态。

（一）观察与访谈法

1. 记忆力　通过交流了解其对过去和近期内一些事情的记忆情况。
2. 想象力　出一个与自己有关的题目，是否能根据要求设想出符合现实生活中的梦境。
3. 判断力　出一些常识性问题，请老年人回答，观察其判断能力。
4. 观察力　让老年人仔细观察日常生活片段并说出大致内容，判断正误。
5. 思维和表达能力　叙述一些有关联事物之间的事情，让老年人思考并应答，观察其综合分析及语言表达能力是否正常。

（二）心理测试法

目前，最普及的测试方法是简易智力状态检查和简易操作智力状态检查。

1. 简易精神状态量表（minimum mental state examination，MMSE）　由Folsten于1975年编制，是最具影响力的认知缺损筛选工具之一。其方法简便，易于掌握，主要用于筛查有认知缺损的老年人，适用于社区和人群调查。评定方法：评定者直接询问被评估者。若在社区中评定，应注意避免他人干扰，当老年人出现灰心或放弃时，需要鼓励。一次检查需要5～10分钟。回答或操作正确记"1分"，错误记"0分"，全部答对总分为30分，正常与不正常的分界值与受教育程度有关：文盲组（未受教育）17 分，小学组（受教育年限≤6 年）20 分，中学及以上学历组（受教育年限>6 年）24 分。分界值以下为有认知功能缺陷（附录量表 4）。

2. 简易操作智力状态问卷（short portable mental status questionnaire，SPMSQ） 由 Pfeiffer 于 1975 年编制，共 10 个问题。操作简易，花费时间少。评估内容包括定向、短期记忆、长期记忆和注意力。例如，"今天星期几"、"今天几号"、"你在哪儿出生"、"你家的电话号码是多少"、"你今年多大了"、"您的家庭住址"及计算 20 减 3 并一直减下去。此项评估满分为 10 分，错 0～2 项表示认知功能完整，错 3～4 项为轻度认知功能损害，错 5～7 项为中度认知功能损害，错 8～10 项为严重认知功能损害。评估时要考虑被评估者的教育背景，受过初等教育者容许错 1 项以上，受过高中以上教育者只能错 1 项。此问卷比较注重定向力的测验，对于记忆力和注意力方面的测量项目少，适用于评定老年人认知状态改变前后的比较。老年人无论是否有认知功能损害，都要进行认知功能筛查，以此作为将来认知功能比较的基本信息。

三、情绪与情感评估

情绪与健康的关系十分密切，是判断身心健康的重要标志。由于各种"丧失感"的产生，如身心健康的丧失，经济上独立的丧失，与家庭、社会关系的丧失，生存目的的丧失等，老年人比较容易产生消极的情绪。情绪评估常包括焦虑和抑郁两个方面的评估。

案例2-2

李某，男，60 岁，大学教师，最近刚退休，其妻已去世 10 年，2 个儿子均在外地工作。自退休以来，李某不常外出，一个人在家，主要看报纸和新闻，老朋友来访时发现其莫名其妙的焦虑、烦躁、紧张。

问题：1. 应从哪些方面评估他的问题？
　　　2. 评估方法有哪些？

（一）焦虑

焦虑被界定为有强烈的内部不适感、畏惧、唯恐要发生什么糟糕的事，同时伴有呼吸过快、高度紧张、头痛或颤抖等躯体症状，是人们对环境中一些即将面临的、可能会造成危险的重大事件或者预示要做出重大努力的情况进行适应时，心理上出现的一种紧张和不愉快的期待情绪。焦虑常常表现为紧张、不安、急躁、过于忧虑、失眠、情绪易激动等，但又说不出具体明确的焦虑对象。随着年龄的增长，老年人躯体各器官功能减退，易患许多慢性疾病，由于对身体健康问题的担忧，唯恐自己得了不治之症，给家人带来烦恼，给自己带来痛苦而焦虑，紧张不安，甚至夜不能寐，食欲不振，心理上会产生忧虑感或恐惧感，从而表现出冷漠或急躁的情绪，常伴有睡眠差、噩梦与夜惊现象。

常用评估焦虑的方法有三种：

1. 观察与访谈　评估者观察老年人的言行举止，有无焦虑的表现。也可询问老年人，有无紧张、不安等焦虑的症状。

2. 焦虑可视化标尺技术　被评估者在可视化标尺上标明自己的焦虑程度（图 2-1）。

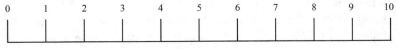

图 2-1 焦虑可视化标尺

3. 心理测量　通过心理测量量表评估老年人的焦虑程度，常用的量表有汉密尔顿焦虑量表（hamilton anxiety scale，HAMA）和状态-特质焦虑问卷。

（1）汉密尔顿焦虑量表：由汉密尔顿（Hamilton）于 1959 年编制，是精神科临床中常用的量表之一。本量表包括 14 个反映焦虑症状的项目，主要涉及躯体性焦虑和精神性焦虑两大类因子结构（附录量表 5）。

1）评定方法：HAMA 应由经过训练的 2 名评定员进行联合检查，一般采用交谈和观察的方式，待检查结束后，2 名评定员独立评分。在评估心理或药物干预前后焦虑症状的改善情况时，首先在入组时评定当时或入组前周的情况，然后在干预 2～6 周后再次评定来比较焦虑症状严重程度和症状谱的变化。

2）评分标准：HAMA 的得分为总分和因子分。总分即所有项目评分的算术和，为 0～56 分。HAMA 有两个因子，每个因子所包含的所有项目得分总和即因子分。躯体性焦虑因子：由肌肉系统症状、感觉系统症状、心血管系统症状、呼吸症状、胃肠道症状、生殖泌尿系统症状和自主神经系统症状 7 项组成。精神性焦虑因子：由焦虑心境、紧张、害怕、失眠、认知功能、抑郁心境及会谈时行为表现 7 项组成。HAMA 所有项目采用 0～4 分的 5 级评分法，各级的标准为：0=无症状；1=轻度；2=中度，有症状，但不影响生活和劳动；3=重度，已影响生活和劳动；4=极重，严重影响生活（附录量表 6）。

3）结果分析：HAMA 总分能较好地反映焦虑症状的严重程度。总分可以用来评价焦虑和抑郁障碍患者焦虑症状的严重程度和对各种药物、心理干预效果的评估。按照我国量表协作组提供的资料，总分超过 29 分，可能为严重焦虑；超过 21 分，肯定有明显焦虑；超过 14 分，肯定有焦虑；超过 7 分，可能有焦虑；如小于 7 分，便没有焦虑症状。一般来说，HAMA 总分高于 14 分，提示被评估者具有临床意义的焦虑症状。通过对 HAMA 躯体性和精神性两大类因子分析，不仅可以具体反映患者的精神病理学，也可反映靶症状群的治疗结果。

（2）状态—特质焦虑问卷（state-characteristic scale form，STAI）：这一量表由 Charles D.Spielberger 等编制，旨在为临床医学家和行为学家提供一种工具以区别评定短暂的焦虑情绪状态和人格特质性焦虑倾向，为不同的研究目的和临床实践服务。状态焦虑是描述一种不愉快的情绪体验，如紧张、恐惧、忧虑和神经质，伴有自主（植物）神经功能的亢进，一般为短暂性的。特质焦虑则是用来描述相对稳定的、作为一种人格特质、具有个体差异的焦虑倾向。本量表共有 40 个项目，第 1～20 项为状态焦虑量表（S-AI），主要用于评定即刻的或最近某一特定时间或情景的恐惧、紧张、忧虑和神经质的体验或感受，可用来评价应激情况下的状态焦虑。第 21～40 项为特质焦虑量表（T-AI），用于评定人们经常的情绪体验（附录量表 7）。

1）评定方法：该问卷由被评估者根据指导评语做出独立的、不受他人影响的回答，并根据自己的体验选择最合适的分值；如果被评估者无法自行完成，可由测试者逐条念给他听并让他根据自己的体验，从 4 种情况（即分级标准）中选择合适的回答。前 20 项各级标准为：1 分为完全没有，2 分为有些，3 分为中等程度，4 分为非常明显；后 20 项各级标准为：1 分为几乎从来没有，2 分为有时有，3 分为经常有，4 分为几乎总是如此。题目 1、2、5、8、10、11、15、16、19、20、21、23、24、26、27、30、33、34、36、39 按反序计分。反向计分则按上述顺序依次评为 4、3、2、1 分。

2）评分标准：分别计算 S-AI 和 T-AI 量表的累加分，最低 20 分，最高 80 分。分别计算出状态焦虑和特质焦虑量表的累加分值，最小值为 20 分，最大值为 80 分。某量表上的得分越高，反映了受试者该方面的焦虑水平越高。具体参考标准见表 2-2。

表2-2 状态-特质问卷结果参考标准

年龄	19～39（岁）		40～49（岁）		50～69（岁）	
	男	女	男	女	男	女
特质总分	53	55	51	53	50	43
状态总分	56	57	55	58	52	47

（二）抑郁

案例2-3

生活于平和小区的王奶奶，今年79岁，自老伴去世后，情绪一直很低落，近来对自己原本非常喜欢的舞蹈也失去了兴趣，感觉活着没有意义，每天都有失眠的表现。

问题：1. 该老年人发生了什么方面的问题？

2. 你可以用什么方法对老年人的问题进行评估？

抑郁是个体失去某种其重视或追求的东西时产生的情绪状态，其特征是情绪低落、悲哀、自责、性欲减退等表现。由于离退休后，社会角色的转变，老年人一时难以适应，认为自己对社会、对家庭没有贡献了，成了社会、家庭的负担，而导致抑郁；有的老年人丧偶后，一个人独自生活，子女都忙于自己的事务，对老年人缺乏关心、照顾，老年人长期生活在孤独与寂寞、单调等待之中，久而久之，便觉得生活毫无意义而导致抑郁，甚至有轻生的念头。也有的老年人长期生活在躯体疾病的折磨之中，感到生活没有希望而采取自杀行为。常用评估抑郁的方法有以下三种。

1. 访谈与观察 通过询问、观察，综合判断老年人有无抑郁情绪存在。例如，在跟抑郁老年人面谈的时候常会感觉老年人不在意自己的生活，或者不能打起精神参加任何活动，也可能会在回答许多问题时说"我不知道"，不大会尽力去想答案等。

2. 抑郁可视化标尺技术 请被评估者在可视化标尺相应位点上标明其抑郁程度（图 2-2）。

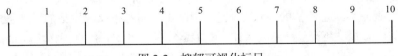

图 2-2 抑郁可视化标尺

3. 心理测验 常用评估抑郁的量表有汉密尔顿抑郁量表和老年抑郁量表。

（1）汉密尔顿抑郁量表（HAMD）：由汉密尔顿（Hamilton）于 1960 年编制，是临床上评定抑郁状态时应用得最为普遍的量表。本量表有 17 项、21 项和 24 项三种版本，这里选用的是 24 项版本。这些项目包括抑郁所涉及的各种症状，并可归纳为 7 类因子结构（附录量表 8）。

1）评定方法：一般采用交谈和观察的方式，由经过训练的两名评定员对被评定者进行 HAMD 联合检查，待检查结束后，两名评定员独立评分。在评估心理或药物干预前后抑郁症状的改善情况时，首先在入组时评定当时或入组前一周的情况，然后在干预 2～6 周后再次评定来比较抑郁症状严重程度和症状谱的变化。

2）评分标准：HAMD 大部分项目采用 0～4 分的 5 级评分法，少数项目采用 0～2 分的 3 级评分法。按照 Davis JM 的界限划分标准，总分>35 分可能为严重抑郁；总分>20 分可能是轻或中度抑郁；总分<8 分，没有抑郁。

（2）老年抑郁量表（geriatric depression scale，GDS）：由 Brink 于 1982 年创制，是老

年人专用的抑郁筛查表。此量表操作简单，只需回答"是"与"否"即可，较其他分级量表更易使用及掌握（附录量表 9）。

　　1）量表的结构和内容：老年抑郁量表以 30 个条目代表了老年抑郁的核心，包括以下症状：情绪低落、活动减少、易激惹、退缩、痛苦的想法，对过去、现在与将来的消极评价。

　　2）评定方法：①回答为"否"的被认为是抑郁反映的问题：1，5，7，9，15，19，21，27，29，30；②回答为"是"的被认为是抑郁反映的问题：2，3，4，6，8，10，11，12，13，14，16，17，18，20，22，23，24，25，26，28。每项表示抑郁的回答得 1 分。

　　3）评定标准：在最高分 30 分中，得 0～10 分可视为正常范围，即无抑郁症；11～20 分显示轻度抑郁；21～30 分为中重度抑郁。

（三）生活满足感的评估

　　生活满足感是一种个人的感受，可以通过生活满意度来衡量。生活满意度是个体基于自身设定的标准对其生活质量所做出的主观评价，即个体依照自己选择的标准对自己大部分时间或持续一定时期生活状况的总体性认知评估，也是指个人生理、心理和社会的良好状态及幸福感、满足感，是生活质量的重要标志之一，与人们的身心健康状况密切相关。常用的量表是生活满意度量表（life satisfaction scales）。生活满意度评定量表是由美国 Neugarten 等编制，是衡量生活满意度最常用的工具，它包括三个独立的分量表，其一是他评量表，即生活满意度评定量表（life satisfaction rating scales），简称 LSR；另两个分量表是自评量表，分别为生活满意度指数 A（life satisfaction index A）和生活满意度指数 B（life satisfaction index B），简称 LSIA 和 LSIB。LSR 又包含有五个 1～5 分制的子量表。LSIA 由与 LSR 相关程度最高的 20 项同意—不同意式条目组成，而 LSIB 则由 12 项与 LSR 高度相关的开放式、清单式条目组成。

　　1. 生活满意度评定量表　量表总得分在 5～25 分，5 分为生活满意度最低，25 分为生活满意度最高。得分越高，生活满意度越高，生活质量越佳。得分越低，生活满意度越低，生活质量越差（附录量表 10）。

　　2. 生活满意度指数 A　是老年研究中的一个重要指标，用以测量老年人的心理、生理、心情、兴趣主观完美状态评估的一致性，它利用 20 项问题来反映生活的满意程度，总分越高，对生活的满意程度越高。具体分级如下：①总分在 31～35 分：对生活特别满意；②26～30 分：非常满意；③21～25 分：大体满意；④20 分：无所谓满意不满意；⑤15～19 分：不大满意；⑥10～14 分：不满意；⑦5～9 分：特别不满意（附录量表 11）。

　　3. 生活满意度指数 B　LSIB 利用 12 项开放性问题及通过被评估者的回答来反映生活满意程度，总分 0～22 分，计分越高，对生活的满意程度越高（附录量表 12）。

第四节　老年人的社会健康评估

案例2-4

　　王奶奶，女，67 岁，生有一子，因住房紧张，老两口与其子一家三口住在一起。王奶奶性格倔强，与儿媳相处不睦。王奶奶有高血压病史，12 天前与儿媳发生争吵后突然脑卒中，住院治疗。

问题：护士在对其进行评估时除生理和心理状态之外，还需评估哪些内容？

　　要全面认识和衡量老年人的健康水平，除生理、心理评估外，还应评估其社会状态。社会健康评估应对老年人的社会健康状况和社会功能进行评定,具体包括角色功能、家庭状况、所处环境等。

一、角色功能的评估

角色是对一个人与另一个人的关系或者是与社会设置的关系厘定的成套的期望行为形态。角色理论假定,人生有一系列顺序排列的角色,老年人是否能调整好自己安度晚年,取决于他们从年轻和中年时的角色过渡到与老年联系在一起的角色的能力。中年时角色可能是父母、工作人员、配偶。对老年人来说,这些角色可能要改变为与年老有关的角色,诸如祖父母、退休人员和丧偶者。老年人会丧失一些中年的角色,得到一些新角色。一个人的自尊和社会身份深深地与这些社会角色维系在一起。当老年人能够从过去的一套角色过渡到与年龄规范匹配的角色时,就能有成功的老年。当人们不能做到这一转换,或者不能找到新角色替代老角色时,就会对年老不满。若能与社会中的其他人调整出新角色,便可以预测出老年人能成功地适应老年生活。具体可通过开放式问询、观察、量表测试等方法从以下三个方面进行评估。

(一)角色的承担

1. 一般角色 了解老年人过去的职业、离退休年份和现在有无工作,有助于防范由退休所带来的不利影响,也可以确定目前的角色是否适应。

2. 家庭角色 老年人离开工作岗位后,家庭成了主要的生活场所,并且大部分家庭有了第三代,老年人由父母的地位上升到祖父母的位置,增加了老年人的家庭角色;老年期又是丧偶的主要阶段,若老伴去世,则要失去一些角色。另外,性生活的评估,可以了解老年人的夫妻角色功能,有助于判断老年人社会角色及家庭角色型态。

3. 社会角色 社会关系型态的评估,可提供有关自我概念和社会支持资源的信息。收集老年人每日活动的资料,对其社会关系型态进行评价,如果被评估者对每日活动不能明确表述,提示社会角色的缺失或是不能融合到社会活动中去。也可用"社会支持评定量表"(附录量表 13)来评估老年人的社会支持资源等社会方面的情况。社会支持评定量表(social support revalued scale,SSRS)的说明如下。

(1)量表简介:肖水源于 1986 年编制,该量表共有 10 个条目,包括客观支持(3 条)、主观支持(4 条)和对社会支持的利用度(3 条)三个维度,用于测量个体的社会支持度。"客观支持"是指客观的、可见的或实际的支持,包括物质上的直接支援,社会网络、团体关系的存在和参与等。"主观支持"是指个体在社会中受尊重、被支持、被理解的情感体验。"对社会支持的利用度"指个体对社会支持的利用存在着差异,有些人虽可获得支持,却拒绝别人的帮助,并且,人与人的支持是一个相互作用的过程,一个人在支持别人的同时,也为获得别人的支持打下了基础。

(2)计分方法:①第 1~4,8~10 条:每条只选一项,选择 1、2、3、4 项分别计 1、2、3、4 分;②第 5 条分 A、B、C、D 四项计总分,每项从无到全力支持分别计 1~4 分;③第 6、7 条如回答"无任何来源"则计 0 分,回答"下列来源"者,有几个来源就计几分。

(3)分析方法:总得分和各分量表得分越高,说明社会支持程度越好。

1)总分:即 10 个条目计分之和。

2)客观支持分:2、6、7 条评分之和。

3)主观支持分:1、3、4、5 条评分之和。

4)对支持的利用度第 8、9、10 条。

（二）角色的体验度

询问老年人是否了解自己的角色权利和义务，让老年人描述对自己角色的感知和他人对其所承担的角色期待，老年人对自己生活方式、人际关系方面的影响。让老年人描述对自己承担的角色是否满意，以及与自己的角色期望是否相符，观察有无角色适应不良的身心行为反应，如头痛、头晕、疲乏、睡眠障碍、焦虑、抑郁、忽略自己等表现。

二、家庭评估

家庭是由婚姻、血缘或收养而产生的亲属间共同生活的一个群体。对于老年人来说，家庭是其主要的甚至是唯一的生活环境，融洽的家庭关系、良好的家庭环境有助于老年人的身心健康。全面系统的家庭评估有助于了解家庭对老年人健康的影响、对老年人的照顾程度等，从而制订有效地促进老年人健康的护理方法。

（一）家庭评估的内容

1. 家庭成员基本资料　主要包括老年人家庭成员的姓名、性别、年龄、受教育程度、职业和健康状况。

2. 家庭结构评估　包括家庭类型、家庭角色、家庭权力中心、家庭的感情氛围、沟通方式、家庭健康价值观等。

3. 家庭功能评估

（1）情感支持功能：即家庭危机时的应对能力、凝聚力、家庭全体向上的协同力。

（2）保健功能：即家庭成员对健康知识的了解程度、对老年人的照顾能力、照顾水平等。

（3）经济功能：家庭的主要经济来源、消费观点、用于医药保健方面的费用等。

（二）家庭评估方法

1. 问询　是对家庭成员基本资料、家庭结构等资料采集的常用方法。

2. 量表评估　问卷评估经常用于家庭功能的评估。常用评估表为家庭环境量表和APGAR家庭功能评估量表。

（1）家庭环境量表（family environment scale，FES）：家庭环境量表中文版（FES-CV）由费立鹏等于1991年在美国心理学家Moss R.H.编制的"家庭环境量表（family environment scale，FES）"的基础上修订改写而成（附录量表14）。

1）量表说明：该量表含有10个分量表，分别评价10个不同的家庭环境特征。①亲密度（cohesion），即家庭成员之间互相承诺、帮助和支持的程度；②情感表达（expressiveness），即鼓励家庭成员公开活动，直接表达情感的程度；③矛盾性（conflict），也就是家庭成员之间公开表露愤怒、攻击和矛盾的程度；④独立性（independence），即家庭成员的自尊、自信和自主程度；⑤成功性（achievement orientation），是将一般性活动，如上学和工作变为成就性或竞争性活动的程度；⑥知识性（intellectual-cultural orientation），即对政治、社会、智力和文化活动的兴趣大小；⑦娱乐性（active-recreational orientation），即参与社交和娱乐活动的程度；⑧道德宗教观（moral-religious emphasis），即对伦理、宗教和价值观的重视程度；⑨组织性（organization），即安排家庭活动和责任时有明确的组织和结构的程度；⑩控制性（control），即使用固定家规和程序来安排家庭生活的程度。

2）评估方法：量表要求受试者具有初中以上教育程度，主试应监控受试者完成量表的全过程，在受试者不能理解多个项目时应中止测试并确认答卷无效。90个项目按选择的答案来评分，若回答"是"评"1"分，回答"否"评"2"分。然后按照附录量表15的方式计算分量表得分（"I～X"表示第"X"条目的得分），最后对照附录量表16来评价被评估者家庭各维度的功能状态。

（2）APGAR 家庭功能评估表：包括适应度 A-adaptation、合作度 P-partnership、成长度 G-growth、情感度 A-affection 和亲密度 R-resolve。量表根据相关评估项目出现的频度记分，"经常"记 2 分，"有时"记 1 分，"很少"记 0 分。总分 7～10 分为家庭功能无障碍，总分 4～6 分为家庭功能轻度障碍，总分 0～3 分为家庭功能严重障碍（附录量表 17）。

三、环境评估

环境是人类生存空间中任何一种客观存在，是人类赖以生存与发展的社会和物质条件的综合体。人类的健康离不开生存的环境，环境对健康产生直接的影响。通过评估老年人的生活环境，去除妨碍他们生活、行为的不利因素，帮助老年人建立一个安全、方便、适用、舒适、美观的生活环境，有助于提高老年人的生活质量。

（一）物理环境

物理环境是指一切存在于机体外环境的物理因素的总和，包括生活环境、住房条件、社区的特殊资源等，可以通过询问和家访的形式进行环境评估，其中重点评估内容为居家安全环境（附录量表 18）。

（二）社会环境

社会环境不但影响疾病的发生，而且对疾病的治疗和康复影响很大。因此，社会制度、经济环境与家庭收入、个人受教育程度、职业、生活水平、宗教、文化信念、风俗习惯、生活方式、人际关系等社会因素也是影响健康的重要因素。

1. 社会制度　不同的社会制度对健康的影响不同，评估社会制度对健康的影响，主要是评估社会制度下的劳动卫生条件、生活水平、医疗卫生保健制度、医疗保险制度等对老年人健康的影响。

2. 经济状况　经济状况对人体健康有直接影响。经济评估主要是评估经济来源。评估经济收入、居住条件、卫生条件、有无经济困难、是否有能力支付医药费。

3. 生活方式　不同的生活方式对老年人的健康状况影响不同。生活方式的评估主要包括饮食习惯、卫生习惯、休息睡眠状态、娱乐休闲方式等，重点评估有无吸烟、酗酒、不良饮食习惯等。

4. 人际关系　人际关系对老年人的身心健康更具重要性，人际关系主要评估朋友、家人、邻居、社区与老年人的关系是否和睦、对老年人是否尊重、家人对老年人的关心照顾是否周到。

5. 文化背景　不同的文化背景也会影响人的健康。文化背景主要是评估其文化程度、对疾病的认识程度等。

目 标 检 测

单选题

1. 下列不属于老年人健康史评估内容的是（　　）
   A. 现病史　　　　　　　　B. 家族史
   C. 外伤史　　　　　　　　D. 有无过敏史
   E. 有无心脑血管疾病的危险因素

2. 下列哪一项不属于老年人生命体征的特点（　　）
   A. 老年人脉率接近正常成年人
   B. 老年人基础体温比青年人高
   C. 老年人血压增高

   D. 呼吸次数比正常成人稍增多
   E. 老年人基础体温比青年人低

3. 老年人躯体健康的评估不包括下述哪一项（　　）
   A. 健康史的采集　　　　　B. 身体评估
   C. 功能状态的评估　　　　D. 社会功能的评估
   E. 辅助检查

4. 老年人午后体温若比清晨高多少以上，则视为发热（　　）
   A. 1℃　　　　　　B. 2℃　　　　　　C. 3℃

D. 4℃　　　　　E. 5℃

5. 下列哪项不属于社会环境的因素（　　）
　　A. 经济　　　　B. 生活方式
　　C. 社会制度　　D. 娱乐文化
　　E. 人际关系

6. 观察老年人的皮肤弹性情况和干燥情况主要是为了解下述什么问题（　　）
　　A. 皮肤感染　　B. 失水状态
　　C. 老年人体重　　D. 浅静脉充盈度
　　E. 循环血量

7. APGAR 家庭功能评估表包括家庭功能哪些部分（　　）
　　A. 适应度　　　　B. 合作度
　　C. 成长度　　　　D. 情感度和亲密度
　　E. 以上均包括

8. 家庭评估不包括哪些方面（　　）
　　A. 家庭成员基本资料　　B. 家庭类型
　　C. 家庭关系　　　　　　D. 家庭背景
　　E. 家庭压力

9. 社会环境中对老年人的健康以及患者角色适应影响最大的因素是（　　）
　　A. 经济　　　　B. 生活方式
　　C. 社会关系　　D. 文化
　　E. 教育

10. 角色评估的内容主要包括（　　）
　　A. 个体和文化背景
　　B. 个体有无角色适应不良
　　C. 个体所承担的角色恰当否
　　D. 角色改变对人际关系的影响
　　E. 以上均是

第三章　老年人的健康保健

教 学 目 标

1. 掌握：家庭护理程序，规范地对老年人实施家庭护理。
2. 掌握：社区老年保健的意义，举例说明社区老年保健的服务模式。
3. 熟悉：老年保健的概念、基本原则、任务及策略。
4. 熟悉：自我保健知识，指导老年人进行有效地自我护理。
5. 了解：健康老龄化的内涵，并列举我国实现健康老龄化的途径。

案例3-1

　　走进××养老服务中心，你会被以下的场面所吸引，老年朋友们三三两两聚在一起，有的吹拉弹唱，有的健身锻炼，有的娱乐休闲，一副欢乐祥和的气氛。一位老年人说："孩子们都在外地工作，平时不在家，心里空落落的，多亏有养老服务中心，让我们这些空巢老年人不再寂寞！"

问题： 1. 老年人的晚年生活应该是什么样子的？
　　　　2. 需要哪些保障才能做到健康老龄化？

　　随着我国人口老龄化进程的加快，如何提高广大老年人生命质量和生活质量的群体水平，已逐步引起了全社会的重视。尤其是随着我国物质文化生活水平的提高，老年人群体寿命逐步增加，如何使亿万老年人在身心愉快的状况下安度晚年，已成为全社会关注的要点。因此，建立更加合理和完善的长期医疗照护体系不仅对老年人的健康保健和生活质量的提高具有重要意义，而且对于整个社会的稳定和发展也具有举足轻重的作用。

第一节　健康老龄化

　　世界卫生组织于 1990 年提出实现"健康老龄化"的目标。Jorm 等学者从个体层面将健康老龄化定义为：生活在社区的老年人，自我健康评价良好，日常生活能力评价无损害，简易智能状态检查分数 28 分以上；从群体角度来说，健康老龄化是要在社会老龄化的情况下，通过全社会的共同努力，改善老龄群体的生活和生命质量，实现健康老龄化社会，使老年人健康幸福地度过晚年。其核心理念就是以生命历程的视角来看待健康，即在人生各个阶段，对能够影响到老年期健康长寿和生活质量的各种因素都要重视，预防和减少危险因素，推进和增加保障因素。从个体层面来看，实施健康老龄化可以使老年人在老年期尽可能长地保持健康和独立生活，保障老年人及其家庭享有较高的生活质量。从社会层面来看，实施健康老龄化能够提升全体国民的健康水平，从源头上最大限度地降低患病率和失能发生率，减轻人口老龄化给国家和社会在医疗卫生、社会照护等方面带来的负担。

　　作为世界上老年人口最多的发展中大国，我们必须基于我国国情，选择适合的健康老龄化路径。

一是实施全民健康素养提升计划。应通过中长期的健康素养促进计划，动员多方力量，加大投入，创新方式，做到人群全覆盖，努力在全人群中提升健康素养，提高全民健康意识和健康生活方式行为能力。

二是构建全民健康管理服务网络。健康管理应成为老年健康支持体系的基石，实现从"注重疾病诊治"到"对生命全过程的健康监测、疾病控制"的模式转换。

三是逐步建立长期护理保障制度。失能是老年人面临的最大健康风险，为有长期护理需求的老年人提供长期护理服务是健康老龄化的应有之义。应逐步开展制度性探索，研究建立可持续的长期护理筹资机制，研究建立养老服务资源与医疗卫生资源的整合机制，发展综合性的疾病管理策略。

四是大力加强老年宜居环境的建设。健康老龄化离不开支持性的环境保障。长期以来，我国的城市规划、居住区规划乃至家庭内部装修设计对老年人的特殊需求考虑不够，不利于老年人健康独立地生活，甚至还造成安全隐患。今后，应在全社会大力宣传和树立老年宜居的理念，加强老年宜居环境的建设。

第二节　老年保健概述

为实现健康老龄化，就是要最大限度地保持老年期活跃而具有独立活动的能力，即延长独立生活的时间，缩短老年期丧失功能、生活上依赖他人的时段，同时使老年人能够继续发挥自己的专长和潜能，为国家和社会做出力所能及的贡献，身心愉快地度过晚年，实现健康长寿的目标。而这一目标的实现，离不开成熟的老年保健体系的建立。

一、老年保健的概念

老年保健是指在公平公正的享用卫生资源的基础上，充分利用现有的人力、物力，以维护和促进老年人健康为目的，发展老年保健事业，使老年人得到基本的医疗、护理、康复、保健等服务。

老年保健最初起源于英国，而后随着人们对老年人的生理、心理及社会等研究的不断开展，大多数发达国家已经建立了规范、完善的老年保健制度和方法。例如，"全民免费的国家保健服务制度"之英国老年保健模式，"多种形式的老年健康保险"之美国老年保健特色，日本也建立了多元化的老年护理体系。

我国政府对老年人十分关注，为促进老年人医疗保健事业的发展，国家颁布了一系列法律法规和政策，积极探索具有中国特色的老年人社会保健制度和社会互助制度，逐步建立以家庭养老为基础、社区服务为依托、社区养老为补充，以老年福利、医疗保健、生活照料、文化教育、体育健身、法律服务为主要内容的老年人服务体系和保健模式。

二、老年保健的基本原则

（一）预防为主的原则

越来越多的研究表明，一些慢性疾病（如糖尿病和心脏病）的初始危险，在童年早期甚至更早就开始了。因此，在生命各个阶段进行干预，创建支持性的优良环境和选择健康的生活方式，能够有效预防慢性疾病的发生发展。同时老年保健应从群体水平关心老年人的决定因素，融"健康教育—预防—治疗—康复—保健"于一体，充分发挥老年人的主观能动性，做到自我保健、家庭保健、社区保健相结合，共同担负起老年保健的职责。

（二）全面性与个体化原则

老年人健康包括身体、心理和社会适应能力三方面的健康，也包含了疾病和功能障碍的预防、治疗、护理、康复及健康促进，故老年保健也应该是多维度、多层次的。

正因为影响老年人健康的多因素性，在实施老年保健前需对老年人的健康进行个体化的综合评估，在对老年人的躯体、心理、社会方面存在的问题进行多方面评估的基础上，提出个性化的治疗和长期照护的计划。

（三）保健区域化与风险共担原则

保健的区域化，是为了老年人能方便、快捷地获得保健服务，服务提供者能更有效地组织保健服务，所提供的以一定区域为单位的保健，也就是以社区为基础提供的老年保健。区域化保健原则主要体现在为社区老年群体提供多样化的社会援助服务：一是通过家庭、邻居、社区一级提供保健和社会服务，帮助老年人及其照顾者，如家庭保健与帮助、饮食与营养方案的提供、健康教育与咨询服务等；二是设立长期护理机构，通过专业或辅助性服务，深入社区为老年人服务，如日间护理与服务、喘息服务、交通和护送服务等。

由于日益增长的老年保健需求和紧缺的财政支持，老年保健的费用应采取多渠道筹集社会保障基金的办法，即政府承担一部分、保险公司的保险金补偿一部分、老年人自付一部分。这种风险共担的原则越来越为大多数人所接受。

（四）联合国老年人保健原则

联合国大会于 1991 年 12 月 16 日通过《联合国老年人原则》（第 46/91 号决议）。大会鼓励各国政府尽可能将这些原则纳入本国国家方案。原则概要如下：该原则强调老年人的独立、参与、照顾、自我充实和尊严。

1. 独立

（1）老年人应能通过提供收入、家庭和社会支持以及自助，享有足够的食物、水、住房、衣着和保健。

（2）老年人应有工作机会或其他创造收入的机会。

（3）老年人应能参与决定退出劳动力队伍的时间。

（4）老年人应能参加适当的教育和培训。

（5）老年人应能生活在安全且适合个人选择和能力变化的环境。

（6）老年人应能尽可能长期在家居住。

2. 参与

（1）老年人应始终融于社会，积极参与制定和执行直接影响其福祉的政策，并将其知识和技能传给子孙后代。

（2）老年人应能寻求为社会服务的机会，并以志愿工作者身份担任与其兴趣和能力相称的职务。

（3）老年人应能组织老年人运动或协会。

3. 照顾

（1）老年人应按照社会的文化价值体系，享有家庭和社区的照顾和保护。

（2）老年人应享有保健服务，帮助他们保持或恢复到身体、智力和情绪的最佳水平并预防或延缓疾病的发生。

（3）老年人应享有各种社会和法律服务，以提高其自主能力并使他们得到更好的保护和照顾。

（4）老年人居住任何住所、安养院或治疗所时，均应能享有人权和基本自由，包括充分尊重他们的尊严、信仰、需要和隐私，并尊重他们照顾自己和抉择生活品质的权利。

4. 自我充实

（1）老年人应能寻求充分发挥自己潜力的机会。

（2）老年人应能享用社会的教育、文化、精神和文娱资源。

5. 尊严

（1）老年人的生活应有尊严、有保障，且不受剥削和身心损害。

（2）老年人不论其年龄、性别、种族或族裔背景、残疾或其他状况，均应受到公平对待，而且不论其经济贡献大小均应受到尊重。

三、老年保健的任务

长寿并不等于健康，老年人对"独立、参与、自我充实、尊严"的需要均体现了他们追求生活质量的迫切愿望。因此，老年保健任务的完成依赖一个完整的老年医疗照顾体系的建立，需要包括老年人医院、中间机构、社区及临终关怀医院等相关机构共同努力，真正实现健康老龄化。

（一）维护生理健康，提高预期寿命

老年人组织器官的老化引起了生理功能的衰退，从而逐渐衰老，这是一个不可抗拒的自然规律。但是如果去除外界不良因素后，人的寿命是可以按原有遗传程序适量延长的。老年人要保持健康的体魄，延缓生理老化的进程，需做到——"生活规律、讲究卫生、饮食合理、适度锻炼、定期体检"。以此保持老年人组织器官的生理功能，维护老年人健康，提高老年人的预期健康寿命。

（二）关注心理表现，促进身心健康

老年人要心情开朗、情绪稳定、遇事乐观、为人豁达，积极地适应晚年生活的各种角色转变，主动参加社会活动，培养兴趣爱好，扩大人际交往，合理用脑、加强学习，丰富和充实精神生活，做到老有所为、老有所乐、老有所学。老年保健的另一个重要任务就是研究老年人心理特征，特别是老年人异常心理表现，做到早发现、早解决，促进身心健康。

（三）提升健康素养，提高生活质量

健康素养是指个人获取和理解基本健康信息和服务，并运用这些信息与服务做出正确决策，以维护和促进自身健康的能力。促进老年人健康指导和健康教育，提升老年人健康素养，给予正确保健指导，延缓衰老，达到延年益寿的目的。根据老年人机体退行性变化和病理改变特征给予适宜的治疗、护理，使其早日康复，并减少或减轻残障，同时要教会老年人及家属用药的不良反应和注意事项，老年急症的院前急救措施。

（四）探索临终关怀，提供全人服务

死亡是无法抗拒的自然规律。使临终的老年人接受死亡事实，减轻痛苦，提高生命质量，毫无遗憾地离开人世，并给予家属心理支持，减轻家属的痛苦，是临终关怀的最高目标。临终关怀事业在西方发达国家起步较早，因为他们较早地进入了老龄化社会，而且"全人服务"的发展也比较健全。我国是一个发展中的大国，在经济尚不发达之时，老龄化已经提前"敲门"，这对于临终关怀事业是一个巨大的挑战。我国可以先针对临终关怀患者建立一套完整的制度和照顾体系，依靠政府和社会的力量来弥补家庭照顾的不足，给人生临近终点的患者及他们的家属带去关怀和抚慰。

总之，老年人保健工作的目的主要不是延长人类寿命，而是身体、心理、社会等方面的全人照护，延长老年人的健康预期寿命，提高老年人生存质量。

四、老年保健的策略

由于文化背景和各国社会经济条件的差异，不同国家老年保健制度和体系也不尽相同。我国在学习发达国家的经验的基础上，积极探索构建更加完善的多渠道、多层次、全方位的，即包括政府、社区、家庭和个人共同参与的老年保障体系，进一步形成老年人口寿命延长、生活质量提高、代际关系和谐、社会保障有力的健康老龄化社会的老年服务保健网络。

根据老年保健目标，针对老年人的特点和权益，可将我国的老年保健策略归纳为六个"有所"，即"老有所医""老有所养""老有所乐""老有所学""老有所为"和"老有所教"。

（一）老有所医——老年人的医疗保健

大多数老年人的健康状况随着年龄的增长而下降，健康问题和疾病逐渐增多。可以说"老有所医"关系到老年人的生活质量。要改善老年人口的医疗状况，就必须首先解决好医疗保障问题。只有深化医疗保健制度的改革，逐步实现社会化的医疗保险，运用立法的手段和国家、集体、个人合理分担的原则，将大多数的公民纳入这一体系当中，才能改变目前支付医疗费用的被动局面，真正实现"老有所医"。

（二）老有所养——老年人的生活保障

家庭养老仍然是我国老年人养老的主要方式，但是由于家庭养老功能的逐渐弱化，养老必然由家庭转向社会，特别是社会福利保健机构。建立完善社区老年服务设施和机构，增加养老资金的投入，确保老年人的基本生活和服务保障，将成为老年人安度幸福晚年的重要方面。

（三）老有所乐——老年人的文化生活

老年人在离开劳动生产岗位之前，奉献了自己的一生，因此有权继续享受生活的乐趣。国家、集体和社区都有责任为老年人的"所乐"提供条件，积极引导老年人正确和科学地参与社会文化活动，提高身心健康水平和文化修养。"老有所乐"的内容十分广泛，如社区内可建立老年活动站，开展琴棋书画、阅读欣赏、体育文娱活动，饲养鱼虫花草、组织观光旅游、参与社会活动等。

（四）老有所学和老有所为——老年人的发展与成就

老年人虽然在体力和精力上不如青年人和中年人，但老年人在人生岁月中积累了丰富的经验和广博的知识，是社会的宝贵财富。因此，老年人仍然存在着一个继续发展的问题。"老有所学"和"老有所为"是两个彼此相关的不同问题，随着社会的发展，老年人的健康水平逐步提高，这两个问题也就越加显得重要。

1. 老有所学　自 1983 年第一所老年大学创立以来，老年大学为老年人提供了一个再学习的机会，也为老年人的社会交往创造了有利的条件。老年学员通过一段时间的学习，精神面貌发生了很大改观，生活变得充实而活跃，身体健康状况也有明显改善，因此，受到老年人的欢迎。老年人可根据自己的兴趣爱好，选择学习内容，如医疗保健、少儿教育、绘画、烹调、缝纫等，这些知识又给老有所为创造了一定的条件或有助于潜能的发挥。

2. 老有所为　分为两类。

（1）直接参与社会发展，将自己的知识和经验直接用于社会活动中，如从事各种技术咨询服务、医疗保健服务、人才培养等。

（2）间接参与社会发展，如献计献策、社会公益活动、编史或写回忆录、参加家务劳动支持子女工作等。在人口老龄化日益加剧的今天，不少国家开始出现了劳动力缺乏的问题，老有所为将在一定程度上缓和这种矛盾；同时，老有所为也为老年人增加了个人收入，对提高老年人在社会和家庭中的地位及进一步改善自身生活质量起到了积极的作用。

（五）老有所教——老年人的教育及精神生活

一般来说，老年群体是相对脆弱的群体，经济脆弱、身体脆弱、心理脆弱。由于经济上分配不公、政治上忽视老年人、情感上淡漠老年人、观念上歧视老年人等都可能造成老年人的心理不平衡，从而不利于代际关系的协调，不利于社会的发展，甚至会造成社会的不安定因素。国内外研究表明：科学的、良好的教育和精神文化生活是老年人生活质量和健康状况的前提和根本保证。因此，社会有责任对老年人进行科学的教育，充分利用先进文化武装人、教育人、塑造人、鼓舞人。建立健康的、丰富的、高品位的精神文化生活将会成为 21 世纪老年人的主要追求。

第三节　社区老年保健

案例3-2

某社区有一位独居的王师傅，今年 85 岁，是位事业单位的退休老年人，目前身体健康，子女都忙于工作，很少有时间来看望他。王师傅每天就是看看报纸、电视，或独自到小区里散步来打发时间。因为他不喜欢热闹，社区组织的一些活动他很少来参加。不久前他来到社区反映，自己年事已高，说不准哪天自己去了都没人知道。他希望能得到社区居家养老机构为其提供服务。

问题： 社区居家养老机构能够为王师傅提供哪些服务？

由于老年人具有多种慢性疾病的问题与多变化的身体健康状况，使得慢性疾病及功能障碍的人口亦急剧上升，继而对医疗服务与长期护理产生大量需求。同时因家庭组织结构改变，组织成员减少，妇女就业率增加，离婚率提高及一般物质与医疗费用上涨等原因，均造成家庭对老年人提供照顾能力的萎缩，因此，纷纷转向社会，期待其给予更多的协助，社区老年保健越来越发挥着重要的作用。在这一背景下，国务院办公厅出台的《社会养老服务体系建设规划（2011—2015 年）》等规划文件皆将"以社区养老为核心的社区居家养老服务模式"确立为我国的主要养老模式。建设社区养老保健模式，将成为未来几年甚至几十年间我国老龄事业的重点工作。

一、社区老年保健的概念

社区老年保健是在一个具有关怀性的社区中，动员社区资源，运用非正式支持网络，联合正式服务所提供的支持服务及设施，让有需要的老年人士在社区内的家居环境下得到照护，达到与社区的融洽，加强在社区内生活的能力。所谓正式支持是指由政府、营利机构及志愿服务机构所提供的照护服务，如日间照顾、家庭护理、康复服务等；非正式支持是由亲戚、朋友、邻居、义工或者老年群体的互助组织所提供的无条件照顾。

二、社区老年保健的服务模式

居住在社区里的老年人，有各种各样的保健需求，如医疗需求、预防疾病的需求、护理需求、康复需求、心理健康服务需求等，因此社区老年保健的主要内容是针对居住在社区中的老年人提供医疗护理与各种社会支持，使老年人在躯体、心理、社会三方面均处于最佳状态，亦可协助家属照顾老年人，增加老年人留住社区的可能性。

（一）社区医疗服务

由医生为社区中的老年人做医疗诊查与治疗服务，同时也开展健康教育、康复指导等。目前社区医生在社区老年照护体系的角色，大都扮演被咨询的角色，当护理人员评估认为须医师访视，或遇有问题无法解决时，再请医师亲自访视。

（二）家庭健康护理

多由医师开立服务项目，由医护人员到患者或家属的居住处所提供照顾和指导。医护人员可以较广义地涵盖医师、护理人员、物理治疗师、康复师甚至营养师。目前的家庭健康护理几乎完全以护理系统为主导，故以"家庭护理"自称。

（三）个人护理

个人护理也称为居家看护服务，是针对一些症状已稳定，但在某些日常生活活动项目仍须协助的患病老年人提供个人生活上的照顾，使其继续居住在家里。其所提供的服务有洗澡、移动、医师指定的运动和服药。

（四）家事服务

其服务内容包括整理家里、准备餐食、洗衣等。有些老年人仍有能力自我照顾，但却无法处理环境周围的事物，则家事服务或杂务服务就可代为处理。

（五）日间护理

仅在日间将老年人集合在一起，以群体方式提供服务，服务内容包括个人生活照顾、医疗、护理、康复、休闲等服务，晚上退回居所。

（六）短期临时托老或喘息服务

主要协助家庭非正式照顾者，照顾者将老年人暂托在机构中，或请人到家中临时护理一段时间，让照顾者可暂停护理服务，从事自己的社交活动或休闲娱乐。

社区老年保健的最终目的是增强社区内老年人的健康，降低因个人疾病、残障、死亡造成对社会及经济的影响。老年人社区保健工作的成功，有赖于个人、社区和有关部门的共同努力，需要个人和家庭的自助能力、志愿团体的服务及公共专业服务和支持网络的紧密配合。为适应高龄化社会的需求，借着持续性、整体性社区保健服务的提供，发展以社区为基础的老年照护体系，使老年人们不但活得更长，也要活得更好，以达长寿又健康的目的。

第四节　老年人的家庭护理

案例3-3

李大爷，76岁，十天前因突发"脑梗死"入院治疗，现病情稳定，返回家中，需由家庭护士继续给予居家护理和康复。因疾病的影响，患者左侧偏瘫，运动性失语，日常生活自理有困难，他能够认识和接受自己疾病的现实状况，但情绪低落。李大爷家住4楼，平时与老伴生活在一起，老伴72岁，有高血压和心脏病，平时日常生活能自理，主述护理负担过重。

问题：1. 家庭护士需要对李大爷及家庭进行哪些方面的评估？
　　　2. 目前的家庭存在哪些家庭健康护理问题？
　　　3. 家庭的短期目标与长期目标有哪些？

一、家庭护理的定义

家庭护理是指在服务对象的居处提供护理的活动，是持续性综合健康护理的一部分，其目的在于促进、维护及恢复健康，或是将残障和疾病的影响减至最低，并使服务对象发挥最高的独立功能。

　　国内家庭护理的主要服务对象以老年慢性病患者为主，而家庭护理也被推荐为最适合老年人的最人性化的长期护理模式。老年人不仅能在自己熟悉的家庭环境中接受必需的持续性医疗护理，心理和情绪上比较稳定，并且能在家人的陪伴及协助下，学习自我照顾及得到较独立性的生活方式。

二、家庭护理的护理过程

　　老年慢性病患者为家庭护理的主要对象，也称为家庭护理的案主，护理人员是家庭护理主要的服务提供者，故护理人员应运用护理程序，评估案主的需求，确立护理问题，与案主及其家属共同拟定护理计划，为其提供最适合的护理措施，进而评价并不断改善，最后达到促进老年人自我照顾的能力。

（一）评估

　　案主除了其本身可能患有多种慢性病及功能障碍外，通常同时也会有居住环境及家庭方面的相关问题，这些都可能会影响健康的维护，所以一个完整的评估对家庭护理的对象而言是非常重要且迫切需要的。家庭护理老年人的评估主要是收集有关护理对象健康需要的相关资料，其内容主要包括：健康史及身体功能、日常生活能力（activities of daily living，ADL）、功能性日常生活能力量表（instrumental activities of daily living，IADL）、心理状态、生活方式、家庭史、家庭及其他社会支持系统、主要健康照顾提供者、居住环境及实际或潜在社会资源等（详见第二章）。

（二）问题确立及护理诊断

　　在初步评估完老年人及其家庭、环境、社会支持系统之后，将所获得的资料与原先的医学诊断和健康问题相结合，理清并确认出居家护理问题及相关护理诊断群。

　　研究指出老年慢性病患者的居家护理问题中以身体活动功能受损、排尿型态改变、排便型态改变、皮肤完整性受损、饮食状况改变、舒适情形改变及知识缺乏等问题最为常见。

　　美国已发展出一套 Omaha 系统，主要应用于社区护理和家庭护理的问题分类系统，包括 40 个护理问题，可协助护理人员进行整体评估，确认出案主在环境、心理、社会、生理及健康行为等四个层面的问题，进而确立护理诊断以供拟定护理措施。

（三）制订目标与计划

　　通常在问题确立后，要制订出以服务对象为中心的暂时性的目标和护理计划，在整个护理过程中，随时可能都会再加入新收集的数据，以重新制订更适合的长期、短期目标及适当的护理措施计划。为了增强老年人与家庭成员对护理计划的参与性及配合度，这个过程应由家庭护士与他们在建立彼此良好的信任下共同完成，合力协助服务对象达到最佳的健康状况。此外，要达到以上共识及合作的最佳方法就是制订一个护理的契约，其包括家庭护士与服务对象间双方同意的护理问题及诊断、护理问题处理的优先级、主要长期护理目标或成果、时间计划表及预计访视次数、所有护理者及家庭成员的个别护理角色功能等，契约中的护理计划应包括护理的措施事项、由谁来做、执行的时间及次数、地点、方法及记录方式等。

（四）执行与评价

　　家庭护理计划的执行通常需要由多人共同参与及合作，以期达到老年人护理的目标。护理成员中专业人员包括家庭护士、相关护理人员或公共卫生护士、专业治疗师（如医师、复健师、语言治疗师、营养师等）。非专业人员则包括老年人本身、家属或重要关系人、邻居及朋友等。

家庭护理的评价包括过程评价及成果评价。在执行护理计划中，需要对整个过程做持续性的评价，其主要是评估老年人达成短期目标的情况及评价整个护理成员提供的护理措施，并进而适时地修改护理计划。而成果评价的最终目的是评价护理的长期目标是否达到，其护理成果包括增进老年人的健康状态和自我照顾能力及维持其家庭的健康。

三、家庭护士的角色功能

由于家庭护理是以护理人员为主的护理服务，其不但是护理服务最直接的提供者，而且是整个老年人护理计划中的推动者及主导者，因此，家庭护士扮演着重要的护理角色功能。

（一）须具备相关护理知识及技能

相关护理知识及技能包括身体评估的知识及技巧、紧急处理的技能、健康教育的概念及知识、康复知识、慢性病的护理、沟通及心理辅导的技能等。另外，对于家庭护理常见的护理技术也必须非常熟练且能正确执行，包括：家庭访视、诊查、治疗材料的给予、一般治疗处置、抽血及代采检体送检、呼吸、消化及泌尿系统各式导管与造口的护理、更换及拔除鼻胃管、人工肛门灌洗、更换导尿管及尿袋、导尿、膀胱灌洗、大小量灌肠、更换气切内外管、吸痰及蒸气吸入疗法、姿位引流、注射、口腔护理、一般伤口护理、康复运动、营养指导与咨询、简便医疗器材出租与消毒等。

（二）与老年人及家属有效沟通以建立信任的照护关系

运用有效的沟通技巧（如言语及非言语）与老年人及其家属沟通，提供主动关怀及与家庭共同感受他们的苦乐，如此才能取得老年人与家属的信任感，让老年人感觉自己是被接纳的。

（三）教导及协助老年人与家属以增进其自我照顾的能力及独立性

在家庭护理中，家庭护士在老年人及家属护理上的指导及咨询中扮演着重要的角色。通常必须先评估老年人及家属的学习能力，再依此拟定合适老年人及其家庭能力的教导计划，并适时提供所需数据及支持，随时鼓励老年人及家属以增加其信心及自行处理日常生活活动的能力。

（四）给予主动的关怀及心理支持

慢性病老年人及家庭需要的家庭护理过程通常是长时间的，而其护理成果及老年人的身心恢复也是缓慢的，因此在护理过程中，家庭护士需时时主动关怀，体会及分享他们心理的需要与感受，并适时地给予心理支持。另外，也必须对老年人及家属的照顾及努力给予肯定，使整个家庭能更有信心地继续护理的过程，并使老年人有更良好的生活质量。

第五节　老年人的自我保健

在实现健康老龄化的过程中，除社区、家庭对老年人的关怀和照护外，老年人需要自我保健并为自身的健康负责任。

一、自我保健的概念

老年自我保健是指健康或罹患某些疾病的老年人，利用自己所掌握的医学知识和科学的养生保健方法、简单易行的康复治疗手段，依靠自己和家庭或周围的力量对身体进行自我观察、诊断、预防、治疗和护理等活动，建立起一套适合自己健康状况的养生方法，达到增进健康、预防疾病、提高生活质量、延缓老化和延年益寿的目标。

二、自我保健的内容

（一）与居住环境相适应

老年人应发挥能动作用，采取积极的措施，保护环境，改造环境，使自我与环境相适应。此外，居住在社区中的老年人应该积极参加社区的健康教育、健康体检等活动，从而不断提高自我保健意识和能力，促进机体健康。

（二）提高自我预防、诊断、治疗的能力

老年人应能运用各种措施增强自身体质、保持和改善健康状况；对自身疾病有一定的判断能力，并能进行健康检查，以便早期发现疾病；积极配合医生治疗，以阻止疾病发展，促进身体早日康复。

（三）注重健康知识的学习

健康知识的学习是自我保健的重要环节，老年人可通过社区组织的健康知识讲座、老年刊物、电视、互联网等有关卫生保健知识的宣传等多种途径，提高卫生知识水平，促进自我保健。

（四）保持和增进健康的行为习惯

健康的行为习惯能使人们在身体、心理和社会交往方面处于良好的状态。老年人的健康行为主要表现在日常行为规范上，如生活规律、戒烟限酒、合理膳食、坚持适量运动、保持心理平衡、生活有规律等。

三、自我保健的措施

（一）自我观察

自我观察内容包括：观察与生命活动有关的重要生理指标；观察疼痛的部位和特征；观察身体结构和功能的变化等。老年人通过看、听、嗅、摸等方法观察自身的健康状况，及时发现异常或危险的信号，能够做到早期发现和及时治疗疾病。

（二）自我预防

通过保持良好的心理状态，建立健康的生活方式，合理膳食，适度运动，定期进行健康检查，做到对疾病早发现、早诊断、早治疗。

（三）自我诊断

根据自我观察所记录的症状、体征，判断自己身体是否正常，无法准确判断时，需向医务人员咨询或到医院进一步检查才能明确诊断。

（四）自我治疗

自我治疗主要是指对轻微损伤和慢性病患者，利用家庭所提供的药物、器械，以及采用饮食、运动或生活调理等手段进行自我治疗。例如，慢性心、肺疾病患者在家中备小型氧气瓶进行氧气吸入、糖尿病患者自己皮下注射胰岛素等。

（五）自我护理

自我护理是为了增强生活自理能力，运用家庭护理知识进行自我照料、自我调节、自我参与及自我保护等护理的行为，是自我保健的核心。主要措施包括保持充足睡眠，个人清洁卫生，注意个人安全防护，适度的户外活动，根据医嘱进行安全用药、自我治疗等。

（六）自我急救

老年人及家属应具有一定的急救常识，在某些危急的情况下才能最大限度地提高治疗效果，挽救患者的生命。例如，患心绞痛的老年人应该随身携带急救药盒等。

目标检测

单选题

1. 以社区为基础提供老年保健是下列哪项老年保健原则的含义（　　）
   - A. 全面性原则
   - B. 功能分化原则
   - C. 费用分担原则
   - D. 区域化原则
   - E. 联合国老年政策原则

2. 自我保健的核心内容是（　　）
   - A. 定期体检
   - B. 自我观察
   - C. 自我治疗
   - D. 自我预防
   - E. 自我护理

3. 下列哪项属于老年人正式的社会支持网络中的成员（　　）
   - A. 志愿者组织
   - B. 社区老年人互助组织
   - C. 医护人员
   - D. 附近邻居
   - E. 亲戚朋友

4. 我国老年保健的策略不包括（　　）
   - A. 老有所依
   - B. 老有所养
   - C. 老有所教
   - D. 老有所学
   - E. 老有所为

5. 联合国老年政策原则不包括（　　）
   - A. 独立
   - B. 参与
   - C. 尊严
   - D. 互助
   - E. 自我实现

6. 老年保健的主要场所是（　　）
   - A. 医院
   - B. 福利院
   - C. 养老院
   - D. 社区
   - E. 敬老院

7. 老年家庭护理的内容是（　　）
   - A. 评估老年人的健康状态
   - B. 提供治疗、药疗等专业护理
   - C. 调整家居环境，改进家居安全
   - D. 康复护理
   - E. 以上均是

8. 从个体层面来说，健康老龄化的定义包括（　　）
   - A. 生活在社区的老年人
   - B. 自我健康评价良好
   - C. 日常生活能力评价无损害
   - D. 简易智能状态检查分数 28 分以上
   - E. 以上均是

9. 联合国提出，将＿＿作为全球解决老龄问题的奋斗目标（　　）
   - A. 经济发展
   - B. 社会福利
   - C. 小康社会
   - D. 健康老龄化
   - E. 扶助老年人

第四章　老年人的心理健康

案例4-1

李先生，男，今年66岁，与老伴一起生活美满，女儿已长大成人，事业有成。然而每当他想到父亲是66岁这一年去世，再联想到自己也到了这个年头，于是不由自主地感到悲哀。半年来，他总是郁郁寡欢。起初，他感到自己患了绝症，原因是躯体不适，以消化道病最多见，如胃痛、便秘、腹痛、打嗝、食欲减退、失眠多梦。在多家医院做了详细检查后，他得知自己的胃肠一切正常。但他不相信这些结果，仍到处求治求医。这时，他对自己正常的躯体功能开始过度注意，即使有时出现感冒等轻度疾病，也是反应过度。其次，李先生情绪特别易激动，发脾气，常为一些小事与家人争吵不休，弄得家人谁也不敢理他、惹他。他常感到自己年轻时候做过许多错事，不可饶恕（其实，他一直是谨慎严肃的人）。为此他常担心自己和家庭遭到不幸，不敢走出家门，有时坐卧不安，难以入睡，变得越来越消沉，无精打采、有孤独感、不想说话、行动迟缓，表情淡漠呆滞。以往很感兴趣的事变得索然无味，如打牌、炒股、跳舞等。他感觉到自己老了，什么都干不了，近来李先生越来越悲观，感到自己没用，真是生不如死。他感到父亲在天之灵向他发出了召唤，于是想触电身亡，但由于开关跳闸，而自杀未遂。家人为他着急万分，时时刻刻要有人守护他。但李先生仍不断企图自杀。

问题：1. 这位李先生最可能的诊断是什么？有何依据？

　　　　2. 请列出主要护理诊断/问题。

　　　　3. 请列出护理措施要点。

第一节　老年人的心理特点及心理变化的影响因素

一、老年人的心理特点

老年人由于生理上的衰老变化和外界环境的改变，在思想、情绪、生活习惯和人际关系等方面，往往不能迅速适应而产生种种不同程度的心理变化。但各年龄阶段，基于内外条件的差异，其心理变化有着各自的规律和特点。

（一）感知觉变化

感知觉的过程是人们通过感觉器官接受外界信息和认识客观事物的过程，是进行正常心理活动的基础，也是人们相互交往并与外界沟通的重要环节。随着年龄的增长，感觉器官的结构与功能也发生了衰退性的变化，心理活动相应受到影响，给老年人带来很多不便。

1. 视觉   视觉器官发生的衰退性变化：主要表现为睫状肌功能减退和晶状体的调节能力下降，造成老视，需戴老花镜加以矫正；光的感受性降低，外界光线达到视网膜的亮度减弱，视力受到影响；暗适应的能力下降；深度视觉减退，判断物体远近和深浅的能力下降；辨色能力减退。

2. 听觉   老年人听觉缺陷更为明显。据调查，约有半数以上的老年人有不同程度的听觉障碍，一般对高频听力丧失较多。由于视听觉的减退，可直接影响到老年人的活动范围，使之逐渐局限于家庭的小天地中，与外界交往减少，容易产生孤独、抑郁、焦虑和多疑等不良的心理反应，从而影响心理健康。当视听功能严重降低时，还容易产生否认心理，从而出现猜忌、怀疑，甚至人格的偏执等现象。故应主动与老年人多沟通、多交往，并要有耐心，说话要大声，体谅老年人。

3. 味觉与嗅觉   味觉感受器的数量随增龄而减少，75 岁的老年人比 30 岁青年人约少1/3，故老年人味觉迟钝，感到食之无味，饭菜容易偏咸。老年人的嗅觉也会减退，对香甜可口的食品不能感觉其香，做饭时有煳味也不能闻到。味觉和嗅觉功能的减退会直接影响到老年人的食欲和食物的消化吸收。故老年人食品应色香味俱全，调配适当。

4. 皮肤觉   包括触觉和温度觉：老年人的触觉和温度觉有所减退，常易碰伤或烫伤。痛觉是否减退，尚有争议，多数学者认为老年人痛阈增高，痛觉迟钝，易造成外伤。

5. 平衡觉   由于前庭器官功能下降，老年人的平衡觉降低，故易摔倒而发生意外。老年人的活动场所应加防护措施，确保安全。

（二）认知功能的变化

1. 记忆   记忆是一种重要的心理活动过程，是事物的映像在人脑中形成、巩固及恢复的过程，故大脑是记忆的载体。记忆可分为识记、保持、再认与回忆。老年人随着年龄的增长，感觉器官不能正常有效地接受信息，同时因记忆细胞的萎缩，影响各种记忆信息的储存。某些疾病对记忆也会产生影响，但两者的性质和程度均不相同。老年人记忆的特点为：初级记忆保持较好，次级记忆减退较多；有意记忆处于主导地位，无意记忆则应用很少；机械记忆明显衰退，意义记忆保持较好。此外，老年人记忆减退与记忆材料的性质和难度有关。

老年人的远事记忆良好，近事记忆衰退。老年人记忆减退出现有早有晚，速度有快有慢，程度有轻有重，个体差异很大，说明其中有很大潜能。故老年人如能注意自我保健，坚持适当的脑力锻炼和记忆训练，并主动利用记忆方法，保持情绪稳定，心情愉快，有信心，就可延缓记忆衰退。

2. 思维   思维是人的一种最复杂的心理活动，是人以已有的知识经验为中介，对客观现实的概括和间接反映。主要包括概括、类比、推理和问题解决方面的能力。思维随着增龄出现衰退发生较晚，特别是与自己熟悉的专业有关的思维能力在年老时仍能保持。

3. 智力   智力的构成非常复杂，主要包括注意、记忆、想象、思维、观察、实践操作和环境适应等方面的能力，是一种整体的、综合的能力。老年人智力变化的特点是液态智力衰退较早、较快，而晶态智力衰退较晚、较慢。霍恩（Horn）和卡特尔（Cattell）将智力的不同方面归纳成两类，即"液态智力"和"晶态智力"。液态智力（fluid intelligence）主要与人的神经系统的生理结构和功能有关，是指获得新观念，洞察复杂关系的能力，如知觉整合能力、近事记忆力、思维敏捷度及与注意力和反应速度等有关的能力。成年后，液态智力随年龄增长而减退出现较早，老年期下降更为明显。晶态智力（crystallized intelligence）与后天的知识、文化及经验的积累有关，如词汇、理解力和常识等。健康成年人晶态智力并不随增龄而减退，有的甚至还有所提高。直到 70 岁或 80 岁以后才出现晶体智力减退，且减退速度较缓慢。总之，智力发展存在不平衡趋势，为老年人智力的发掘提供了理论依据。

4. 人格　又称个性，是以人的性格为核心，包括先天素质，受到家庭、学校教育、社会环境等心理的、社会的影响，并逐步形成的气质、能力、兴趣、爱好、习惯和性格等心理特征的总和。

（三）心理需要的变化

根据马斯洛的需要层次学说，人有生理、安全、爱与归属、尊重及自我实现等五个层次的需要，人的一切行为由需要引起，而需要又是分层次的，从低级到高级依次为：生理需要、安全需要、归属和爱的需要、尊重需要、认知需要、审美需要、自我实现需要。而老年期各种层次的需要又有其独特的内涵。防治疾病，避免或减轻疾病的侵害，保持身体健康是老年人最基本的安全需要。另外，老年人希望从家庭和社会获得更多精神上的关怀，并且仍有很强的参与社会活动、融入各种团体的要求，以满足其爱与归属的需要。尽管老年人的社会角色与社会地位有所改变，但他们对于尊重的需要并未减退，要求社会能承认他们的价值，维护他们的尊严，尊重他们的人格，在家庭生活中也要具有一定的自主权，过自信、自主、自立的养老生活。为使自己的价值在生活中得到充分体现，老年期还有一定程度自我实现的需要。

（四）情绪与情感变化

情绪和情感是人对客观事物是否符合自己需要而产生的态度的体验，是伴随着认识活动而产生的一种心理活动过程。老年人在情感上常变得比较脆弱，不喜欢听坏的或悲惨的消息。老年期是负性生活事件的多发阶段，随着生理功能的逐渐老化、各种疾病的出现、社会角色与地位的改变、社会交往的减少，以及丧偶、子女离家、好友病故等负性生活事件的冲击，老年人经常会产生消极的情绪体验和反应。

（五）个性心理变化

个性心理特征是指一个人身上经常地、稳定地表现出来的心理特征，是个性结构中比较稳定的成分，表明一个人典型的心理活动和行为，主要包括能力、气质和性格等。其中以性格为核心，影响着一个人的言行举止。不同性格差异很大，有活泼开朗外向或深沉冷静内向的，有勇敢自信顽强或怯懦自卑软弱的，有公正诚实或自私虚伪的，有谨慎迟疑或大胆果断的。性格有相对稳定性。从成年到老年人的性格稳定多于变化，老年人的性格比年轻人或成年人显得更成熟化和个性化。

二、老年人心理变化的影响因素

（一）生理因素

1. 生理功能衰退　随着年龄的增长，人体器官开始逐渐衰退，生理功能下降、体弱多病、行动不便，必然对心理健康有所影响，常表现为消极心理、性格改变、精力不足、记忆力下降和思维速度变慢等。

2. 老年疾病损害　躯体疾病对心理可造成直接或间接的影响，引起神经、精神症状及异常的心理变化。①脑动脉硬化、脑缺血可导致大脑功能减退，早期表现为记忆力下降，晚期发展为脑萎缩而导致痴呆。②糖尿病患者的情绪障碍与病情波动有关，情绪不稳，注意力、记忆力与思维能力下降，中晚期可引起神经系统并发症而导致智力减退、丧失生活乐趣、失去自信心。③冠心病患者有 80%存在不同程度的焦虑，58%出现抑郁情绪，22%有敌对情绪，16%表现为烦躁不安。

3. 死亡的威胁　老年人心理障碍的出现与死亡的危险和挑战有着密切的关系。尽管医疗卫生条件的提高使人均寿命持续延长，但死亡仍然是不可避免的，是人生的最终归宿。特别是老年人身体日渐消退，疾病不断发生，面对死亡，有些人从容，有些人安详，但大多数人会出现害怕、恐惧和悲观的情绪反应。

（二）社会因素

1. 社会角色的变换　尤其是离退休导致了老年人长期以来形成的主导生活和社会角色的改变，从社会的主要角色转变为被动角色，容易产生失落、空虚和自卑感，增加了心理负荷。

2. 婚姻、家庭因素　婚姻状况是影响老年人心理健康水平的重要变量，与已婚老年人相比，丧偶老年人、离异老年人和未婚老年人的心理问题相对更为严重。家庭关系是影响老年人心理状况的重要因素，老年人几乎所有的心理症状都会受到其家庭关系好坏的影响，且作用方向保持正向，即家庭关系越是良好的老年人，其心理健康状况越好；家庭关系较为恶劣的老年人，则其内心的孤独、焦虑、抑郁等负面情绪要更为强烈。步入晚年生活的老年人，与社会的交往和互动在逐渐减少，而对家庭支持的依赖会逐渐增强。家庭关系的好坏，与子女、配偶关系的好坏都会显著影响到老年人的心理状况。

3. 时尚文化影响　由于老年人长期生活在传统的社会文化背景中，思想观念比较保守，对现代影视、网络等媒体弥漫到社会生活中的现象不适应，受到了很大地冲击。

4. 生活因素　老年人退休后常由于无所事事感到孤独、愁闷、生活不规律、意志松弛，甚至逐渐懒散，造成更快衰老。有的老年人长期养成吸烟、嗜酒，饮食过甜、过咸、过腻等不良习惯，可导致人体内环境稳定性和自我修复能力减退而引发疾病。

第二节　老年人的心理健康

一、老年人心理健康的定义

第三届国际心理卫生大会将心理健康定义为："所谓心理健康，是指在身体、智能及情感上与他人的心理健康不相矛盾的范围内，将个人心境发展成最佳状态。"基于以上定义，心理健康包括两层含义：一是与绝大多数人相比，其心理功能正常，无心理疾病；二是能积极调节自己的心理状态，顺应环境，建设性地发展完善自我，充分发挥自己的能力，过有效率的生活。表现为一个人的身体、智力和情绪的调和；能适应环境，人际关系和睦，宽容谦让；有幸福感；对自己的工作和生活有信心，能发挥自己的能力等。老年人的心理状况，不仅反映并且影响着老年人的生理及其所处的社会环境，还与许多老年疾病有着密切关系，如高血压、胃溃疡等，均与老年人的长期紧张焦虑情绪分不开。此外，老年人心理对老化过程、老年人的健康长寿及老年疾病的治疗影响很大。因此，我们必须重视老年人的心理特点及变化。

二、老年人心理健康的标准

根据情况，老年人心理健康的标准可从以下六个方面进行界定。

1. 认知正常　是人正常生活最基本的心理条件，是心理健康的首要标准。老年人认知正常体现在：感觉、知觉正常，判断事物基本准确，不发生错觉；记忆清晰，不发生大的遗忘；思路清楚，不出现逻辑混乱；在平时生活中，有比较丰富的想象力，并善于用想象力为自己设计一个愉快的奋斗目标；具有一般的生活能力。

2. 情绪健康　情绪是人对客观事物的态度体验，是人的需要得到满足与否的反映。愉快而稳定的情绪是情绪健康的重要标志。心理健康的老年人能经常保持乐观、开朗而又稳定的情绪，并能适度宣泄不愉快的情绪，通过正确评价自身及客观事物而较快稳定情绪。

3. 关系融洽　人际关系的融洽与否，对人的心理健康影响较大。融洽和谐的人际关系表现为：乐于与人交往，能与家人保持情感上的融洽并得到家人发自内心的理解和尊重，有知己的朋友；在交往中保持独立而完整的人格，有自知之明，不卑不亢；能客观评价他人，取人之长，补己之短，宽以待人，友好相处；既乐于帮助他人，也乐于接受他人的帮助。

4. 环境适应　老年人能与外界环境保持接触，虽退休在家，却能不脱离社会，通过与他人的接触交流、电视、广播、网络等媒体了解社会变革信息，并能坚持学习，从而锻炼记忆和思维能力，丰富精神生活，正确认识社会现状，及时调整自己的行为，能顺应社会改革的进步趋势，更好地适应环境，适应新的生活方式。

5. 行为正常　能坚持正常的生活、工作、学习、娱乐等活动，其一切行为符合自己的年龄特征及在各种场合的身份和角色。

6. 人格健全　人格健全主要表现为：以积极进取的人生观为人格的核心，积极的情绪多于消极的情绪；能够正确评价自己和外界事物，能够听取其他人的意见，不固执己见，能够控制自己的行为，办事盲目性和冲动性较少；意志坚强，能经得起外界事物的强烈刺激。在悲痛时能找到发泄的方法，而不致于被悲痛所压倒；在欢乐时能有节制地欢欣鼓舞，而不是得意忘形和过分激动；遇到困难时，能沉着地运用自己的意志和经验去加以克服，而不是一味地唉声叹气或怨天尤人；能力、兴趣、性格与气质等各个心理特征和谐而统一。

简而言之，衡量老年人心理健康的标准，主要从适应生活的能力、生活的自理能力、思维能力这三方面来评估。

三、老年人心理健康的促进与维护

影响老年人心理健康的因素是多方面的，有生理、心理的因素，也有社会、个人的因素。因此，要维护老年人的心理健康，一方面老年人自身要重视心理保健，另一方面也需要社会各方面的密切配合，共同努力。

（一）老年人心理的自我保健

1. 勤于用脑　勤于用脑、科学用脑能增进心理健康：首先要保持大脑的健康，因为大脑是人体的神经中枢，是心理活动的司令部，只有大脑健康，才会有心理健康的物质基础和保证。老年人不仅要勤用脑，还要科学合理地用脑。人的大脑功能的潜力是很大的，勤奋钻研的老年人同样能作出巨大的贡献，如爱迪生在 81 岁时完成了他的第 1033 项发明，我国唐代著名医学家孙思邈在百岁高龄完成了他的第二部医学巨著《千金翼方》。

2. 保持乐观而稳定的情绪　健康的情绪有益于身体健康：老年人要想使自己保持一种良好的心境，则需要自我调整。首先老年人应树立正确的世界观、人生观，要根据客观现实，把对社会、对组织、对亲友的期望值调整到恰当程度，不能要求过高，以免失望，"知足常乐"，提高对生活的满意度，保持良好心境；其次是去除消极因素，提高自控能力。对一些可以引起机体内部不平衡的不良因素，设法予以排除，由此引起的情绪状态就会得到改善。另外，老年人要为自己找寻快乐，人在快乐的时候，能使人体的各系统都处在良好的功能状态，人在快乐的思维中，感觉更灵敏，记忆力增加，心情也会变得轻松。所以，老年人应主动去营造并经常保持快乐的心情。

3. 客观对待事物　人到老年，如何面对退休、丧偶、疾病和死亡，需要正确的认识和客观的态度，只有这样，心理才能得到平衡，身心才会健康。

（1）正确认识对待离退休问题：离退休是人生一个正常的、自然的、不可避免的过程，离退休必然会带来社会角色、地位的变动。老年人要有足够的心理准备，在经过一段时间的适应后，重新去建立一种生活方式，培养各方面的生活情趣。多参加一些社会活动，保持人际交往，根据自己的兴趣爱好，参加各种娱乐活动，如书法、钓鱼、音乐、种花、养鱼、跳舞和健身等；也可以发挥知识专长，开展辅导活动、著书立传、写回忆录等；还可以做些家务，教育和指导第三代等。有的老年人"退而不休"，老有所为，离退休后迎来"第二个黄金季节"。

（2）正确对待丧偶：俗话说"少是夫妻老来伴"，如果失去一方，对于相依为命的另一方则是无法承受的伤痛和孤独，在精神上会造成严重的刺激。人总是要死亡的，死期总有先后，老年人要认识生、老、病、死是不可抗拒的自然规律，切不可终日沉浸于悲伤之中。在最初稍事安定之后，尽可能走动一下，走亲访友，外出旅游或疗养，避免触景生情，改变旧的环境和生活程序，有利于人体内外环境的相互适应，建立新的平衡。要让理想和事业继续鼓舞着老年人，使其把主要精力放在关心工作、关心他人方面，使他在思念老伴的同时，能振作精神。老年人失伴后的再婚，也是重新安排生活的一种方式，可以消除老年人心理上的孤独寂寞，满足感情上的空缺，对此，子女及社会应给予充分的理解和支持。

（3）正确对待疾病和死亡：老年人通常更加珍惜生命，留恋生活，总希望健康长寿，但同时，由于衰老和疾病的影响，老年人也清楚地知道时间对他们来讲会越来越少。长期为疾病苦恼会使老年人失去对外界事物的兴趣，对生活失去信心，这对老年人是十分不利的。老年人应该确立正确的生死观，克服对疾病和死亡的恐惧，采取积极主动的态度，配合医生，探索适合自己病情的治疗措施与锻炼方法，调动体内的积极因素，这样不仅有利于治疗，而且使自己保持良好的精神状态，增强战胜疾病的信心和勇气，这样才有益于身心健康。

（4）培养良好的生活习惯：良好的生活习惯对维护老年人的心理健康起积极的作用。老年人应做到生活闲适而有规律，起居有常，劳逸有度，按时作息。参加娱乐生活不宜太晚，以免伤身耗神，影响健康；饮食要均衡合理，避免不良嗜好，鼓励戒烟，少饮浓茶，限制饮酒。老年人要保证有足够的睡眠时间，这是恢复体力的最好休息方式，睡前可以散散步、听听音乐等，有助于睡眠，中午适当小睡则更好。

（二）加强社会的老年心理服务

从社会学角度讲，延长人的寿命的关键在于建立一系列老年社会保障制度和体系，包括合法权益的保护和医疗服务的保障，安排照顾好老年人的晚年生活，使他们老有所养、老有所依、老有所助、老有所乐。

1. 广泛开展尊重老年人的社会活动　老年人在青壮年时期为社会奉献了大半生，积累了丰富的知识和经验，有些人在退休后仍在为国家做贡献。所以他们是国家的功臣，是社会的财富，理应受到社会的尊重和照顾，同时我国是一个古老而文明的国家，具有尊重、赡养老年人的传统美德。尊重老年人就是尊重历史，尊重社会发展的成果。所以在社会上应广泛开展尊老、敬老、爱老活动，并形成一种文明的社会道德风尚，使老年人拥有一个幸福、平和、安逸、美满和快乐的晚年。

2. 建立健全各项法律法规　通过法制手段维护老年人的合法权益，增强老年人的安全感，解除他们的后顾之忧，为老年人安度晚年提供可靠的社会保障。

3. 加强老年人问题的研究和发展　通过在人口结构、流行病学、社会、经济等方面建立有效的监测体系，制定行之有效的政策及规定，发展衰老的跨学科多层次的科学研究，如对老年人的生活问题、家庭问题的研究，对服务于老年人群的专业队伍的教育与提高的研究，全方位开展老年人问题的研究与实施。

4. 普及老年人健康教育　老年人心理承受能力下降，容易受到打击，加上机体衰老，容易患各种疾病。如果帮助老年人掌握一些医疗、预防及保健知识，则可大大提高其防御能力。因此应有组织、有计划地对老年人进行健康教育，使老年人懂得如何面对危机，如何保持良好的心态，增强保健意识，利用心理防卫机制摆脱挫折，释放内心的压抑紧张，转变不良情绪，充实自己，预防和减少疾病的发生发展，提高生存能力，提高生活质量。

5. 社会关怀　我国是世界上老年人口最多的国家，老年人口的绝对数相当于整个欧洲老年人口的总数。然而，我国老年人的整体生活水平较低，精神文化生活缺乏，社会福利事业还很不完善，老年人面临的困难和问题很多。社会应尽可能为老年人提供完善的社会保障，政府及一些社会团体应多为老年人提供休息、学习、娱乐、休养的服务场所和福利设施。社会还应为老年人提供良好的医疗服务，解决医治老年疾病的人才、技术、医药、康复及设施等问题，这是老年人健康最基本的保证，也是老年人最迫切的需求。社会应建立健全各种老年人保健组织，对老年人的健康也应从以医院为中心转变到以社区为中心，定期为老年人进行健康体检、常见病的预防。这样，才能实现真正意义上的保障，体现社会的关怀。

6. 家庭成员承担相应的家庭责任　对于老年人来说，他主要依赖的环境是家庭，家庭是老年人歇息的港湾，老年人需要家庭成员的理解、支持和照料。良好的家庭气氛能够促进老年人的身心健康，使老年人精神放松，身体健康。许多家庭中老年人与子女之间在思想感情和生活习惯等方面存在着诸多不同的看法和处理方法，即所谓的"代沟"。作为子女，应赡养与尊重老年人，满足他们的心理需求，而老年人也应理解子女，以理服人，互敬互爱，互让互谅。据大量资料表明，大多数健康长寿老年人都是长期生活在一个和睦、温暖、儿女孝顺、子孙体贴、生活舒适和衣食不愁的家庭环境中，所以为老年人营造一个宽松、愉快的环境氛围，是有利于老年人健康生活的。

衰老是自然发展的必然结果，从古至今，人们就在不断地寻找各种延缓衰老的措施。WHO 研究后指出：健康长寿的相关因素中，遗传因素只占 15%，社会因素占 10%，医疗条件占 8%，气候环境占 7%，而 60%取决于健康的生活方式和健康的心理。健康长寿的老年人都具有性格开朗、精神愉快、乐观豁达等共同特点。因此，老年人应努力培养自己保持健康的心理，情绪稳定，能应对紧张压力；适应环境，能参与社会活动；人际关系和谐，有一定的交往能力；具有一定的学习、记忆能力；无精神障碍，性格健全；在工作和职业中充分发挥自己的长处。

第三节　老年人常见的心理问题及护理

一、老年焦虑症

焦虑是个体由于达不到目标或不能克服障碍的威胁，致使自尊心或自信心受挫，或使失败感、内疚感增加，所形成的一种紧张不安并带有恐惧性的情绪状态。经常看到有些老年人心烦意乱，坐卧不安，有时为一点小事而提心吊胆，紧张恐惧。这种现象在心理学上称为焦虑，严重者称为焦虑症。

（一）老年人焦虑的原因

老年人身体素质的每况愈下，因对一些生物性衰老与健康状况的自然下降认识不够，老是担心自己年老多病，担心得癌症，顾虑脑卒中后瘫痪在床，无人侍候等，以致经常胡思乱想，惴惴不安。或者老年人患病后，正常的社会交往和外界刺激突然减少，活动能力下降，对家庭成员的依赖性增加，加之患病后治疗和康复时间相对延长，卧床时间较长，使他们处在忧郁、恐惧、焦虑之中。此外，看到昔日的好友患重病或去世，老年人更是紧张、恐惧、总觉得别人的今天就是自己的明天，如若身体稍有不适，便会更加焦虑、恐惧。

（二）焦虑症临床表现

焦虑症可分为急性焦虑症和慢性焦虑症两大类。

1. 急性焦虑症　主要表现为急性惊恐发作。患者常突然感到内心焦灼、紧张、惊恐、激动或有一种不舒适感觉，由此而产生牵连观念，妄想和幻觉，有时有轻度意识迷惘。急性焦虑症发作一般可以持续几分钟或几小时。病程一般不长，经过一段时间后会逐渐趋于缓解。

2. 慢性焦虑症　其焦虑情绪可以持续较长时间，其焦虑程度也时有波动。老年慢性焦虑症一般表现为平时比较敏感、易激怒，生活中稍有不如意的事就心烦意乱，注意力不集中，有时会生闷气、发脾气等。

（三）老年焦虑症的护理措施

1. 帮助老年人建立良好的心态，预防焦虑　老年人首先要乐天知命，知足常乐。老年人对自己的一生所走过的道路要有满足感，对退休后的生活要有适应感。不要老是追悔过去，埋怨自己当初这也不该，那也不该。要注意"制怒"，不要轻易发脾气。

2. 指导老年人自我疏导　轻微焦虑的消除，主要依靠个人，当出现焦虑时，首先要意识到这是焦虑心理，要正视它，不要用自认为合理的理由来掩饰。其次要树立起消除焦虑心理的信心，充分调动主观能动性，转移注意力，及时消除焦虑。当老年人注意力转移到新的事物上去时，心理上产生的新的体验有可能驱逐和取代焦虑心理，这是一种人们常用的方法。

3. 教会老年人自我放松　当老年人感到焦虑不安时，可指导其运用自我意识放松的方法来进行调节。例如，可以端坐不动，闭上双眼，然后开始向自己下达指令："头部放松、颈部放松"，直至四肢、手指、脚趾放松。运用意识的力量使自己全身放松，处在一个放松和平静的状态中，随着周身的放松，焦虑心理可以慢慢得到平缓。

4. 遵医嘱使用药物治疗　如果焦虑过于严重时，可选服一些抗焦虑的药物，如氯氮䓬、多塞平等。

5. 进行心理咨询　求助心理学专家或有关医生进行心理咨询，通过心理治疗，逐渐消除引起焦虑的内心矛盾的相关因素，解除焦虑发作所产生的恐惧心理和精神负担。

二、老年抑郁症

老年抑郁症是一种与大脑器质性病变无关的精神疾病，主要包括反应性抑郁症、神经性抑郁症、内源性抑郁症和更年期抑郁症等。老年人在遇到健康状况不佳、退休、丧偶等问题时，容易引发抑郁症。

（一）老年抑郁症的原因

病因与发病机制尚不太清楚，根据目前的研究，可以分为生物、生理病理、心理社会三方面原因。①生物因素：老化会造成中枢神经系统的活动改变，一些神经传递物质的减少对老年抑郁症起着重要的作用。②生理病理因素：老年人易患多种躯体疾病，同时老年人对疾病的耐受力减退，疾病的压力是本病常见的诱因。③心理社会因素：老年人遭受的心理社会事件较年轻人多，如退休、丧偶、健康问题、子女分居、与社会联系减少等，造成老年人空虚、寂寞、孤独、消极，以致发生抑郁、苦闷，加之老年人生理和心理的老化，使其承受和缓冲精神创伤的能力下降，这往往是本病发生发展的重要因素。

（二）老年抑郁症临床表现

老年抑郁症的表现与青壮年有所不同，具有以下特点。

1. 情感障碍　老年人抑郁心境长期存在，不如年轻患者典型。大部分患者有无精打采、兴趣下降、孤独感、悲观失望等。患者常用"没有精神"、"心里难受"等描述自己的抑郁体验。

2. 焦虑症状突出　患者坐立不安、紧张、担心、心慌，好纠缠，碰到别人就说自己不舒服。

3. 思维障碍　患者感到思维迟钝和注意力难以集中，应答反应缓慢，思考问题困难和主动言语减少；部分患者常回忆不愉快的往事，痛苦的联想增多。有些患者无端贬低自己，自责自罪，并出现厌世的情绪。

4. 认知功能减退　大部分患者记忆力下降，计算能力、理解和判断能力下降。

5. 意志和行为障碍　患者的积极性和主动性下降，依赖性增强，遇事犹豫不决。有些患者活动减少，回避社会交往，卧床时间增加。严重的患者出现日常生活不能自理，完全处于无欲的状态。最危险的病理意向活动是出现自杀的企图和行动，老年患者一旦决定自杀往往比年轻患者更坚决，行为也更隐蔽，自杀成功率就更高，应引起高度重视。

6. 躯体症状　在抑郁情绪明朗前一般有数月的躯体不适，其中以消化道症状最为多见，如食欲减退、腹胀、便秘或含糊的上腹部不适感。另外，乏力、头部不适、心悸和胸闷也较为常见。不少患者常常纠缠于某一个躯体症状，到处求医。有时，躯体症状掩盖了抑郁情绪，使得患者不愿承认自己的抑郁病情，拒绝到精神科就诊。

（三）老年期抑郁症的护理

1. 评估抑郁的程度及原因

2. 增强患者自信　安排一些力所能及的家务劳动让患者去完成，使其感到自己仍是有用的人，同时鼓励他们参加一些感兴趣的娱乐活动，以分散其内心的痛苦体验。

3. 积极与患者沟通　善于倾听患者诉说，了解患者心情，给以同情与关心。尽管患者情绪低、言语少，仍要主动与其谈心，以诱导他们倾诉内心的痛苦，减轻心理压力，树立战胜疾病的信心。

4. 防止患者的特异行为　有自杀倾向的患者一切活动应有人相伴，不宜单独居住。注意对药物的保管，服药时应认真检查，以防患者偷偷蓄积药物后一次大量吞服自杀。妥善保管刀、剪、绳等物品，清晨患者情绪最低，同时他们又往往早醒，最易发生自杀，应密切观察。

5. 营养及饮食护理　让患者多吃糖类，糖类能提高脑部色氨酸的含量，有安定的作用。补充蛋白质，蛋白质能促进多巴胺及正肾上腺素的合成。避免富含饱和脂肪的食物，脂肪抑制脑部合成神经冲动传导物质，并造成血球凝集，导致血液循环不良，尤其是脑部。补充各种营养素，如酪氨酸、维生素 D 群、维生素 B 群等。

6. 运动疗法减轻抑郁　美国心理学家威廉·摩根的一项实验报告表明，以最大摄氧量的 60% 为最小强度，进行 20 分钟的锻炼，能迅速缓解抑郁症状。同样，每周进行 3 次 20～30 分钟以最大摄氧量的 60% 为最小强度的体育锻炼后，人们抑郁情绪就会得到很好的改善。因此，老年人可进行持续的大肌肉群的有氧运动，如散步、慢跑、游泳、跳健身操、打太极拳等。每周进行两次，每次 30 分钟，此外，老年人进行体育锻炼时应该先做检查，加强自我运动监督，定期检查自身生理指标，一些心脑血管疾病患者不宜进行过大运动强度的活动，要遵守循序渐进原则，并持之以恒，这样才能增强体质和改善抑郁症状。

三、离退休综合征

离退休综合征是指职工在离退休之后出现的适应性障碍，表现为与世隔绝，不与人交往，产生严重的孤独感。主要发生于平时工作繁忙、事业心强、争强好胜的老年人及毫无心理准备而突然离退休的老年人。而对于平时活动范围大且爱好广泛的老年人则很少患病。

（一）离退休综合征的原因

1. 离退休前缺乏足够的心理准备

2. 离退休前后生活境遇反差过大

3. 离退休后缺乏"个人支撑点"　出现了前所未有的空虚、压抑、忧郁、懊丧、焦虑、痛苦等一系列心理反应。

4. 适应能力差或个性缺陷　有些离退休人员由于个性上的原因而难以适应离退休带来的生活变化，一般情况下，性格固执、刚愎自用、怪僻、急躁、过度内向及具有黏液质和抑郁质等气质类型的人适应能力较差，故在环境发生剧烈变化时容易出现心理失调。

5. 缺乏社会支持　社会支持，即当个体出现心理问题时，一切用于解决个体心理问题的社会因素。例如，单位领导及同事的继续关怀，亲朋好友的主动关心等，均有利于离退休职工宣泄与缓解不良情绪。但当离退休职工缺乏社会支持时，就会由心理问题逐渐演变为心理失调，发生离退休综合征。

6. 失去价值感　许多离退休人员离开了原来的工作岗位，会突然感到失去了个人的社会价值，滋生出无能无用、无望无助的负性情绪，如不能及时调整，久之也会导致心理失调。

总之，职工在离退休后因社会角色改变，从长期紧张而规律的职业生活，突然转到无规律、懈怠的离退休生活，加之离退休后社交范围缩小，人际关系的改变等应激因素对心身方面的干扰，使一些老年人在一个时期内难以适应现实生活，出现了一些偏离常态的行为，甚至由此而引起其他疾病的发生或发作，严重地影响了健康。

（二）老年人离退休综合征的主要表现

1. 抑郁　表现为情绪郁闷、忧伤、沮丧，精神消沉、委靡不振，有强烈的衰老无用感、失落感和孤独感，对未来生活感到悲观失望，缺乏自信心，不愿主动与人交往。行为退缩，兴趣减退，懒于做事，严重时连力所能及的家务事也不愿做。

2. 焦虑　表现为心烦意乱，脾气急躁、坐卧不安、行为重复、犹豫不决、不知所措，偶尔出现强迫性定向行走；对任何事情都不满或不快，做事缺乏耐心；当听到别人议论工作时，常感觉烦躁不安，敏感，怀疑是影射或有意批评自己；有的老年人因不能客观地评价事物甚至发生偏见；严重者产生紧张、恐惧感，并伴有出汗、心慌等躯体症状。

3. 躯体不适　表现为全身疲乏、四肢无力，头痛、失眠、眩晕，胸闷或胸痛，腹部不适等症状，现有疾病无法解释这些症状。统计结果表明，绝大多数老年人在一年内能基本恢复，对性情急躁而较固执的老年人则所需时间较长。

（三）离退休综合征护理措施

（1）应警惕转化为抑郁症，而有自杀倾向。

（2）社会和家庭应对离退休的老年人在物质和精神方面给予更多的关注，关心和尊重离退休的老年人的生活权益，使之精神愉快、心情舒畅。

（3）应引导老年人发挥原有专长，继续工作，避免个人价值感失落；培养健康的兴趣爱好。

（4）重新认识和调整家庭成员的关系，主动营造社会支持系统，如做力所能及的事情，为儿孙分忧解愁，使家庭关系更加密切、融洽。

四、空巢综合征

"空巢"是指无子女或子女成人后相继离开家庭，形成中老年人独守老巢的特点，特别是老年人单身家庭，西方国家称之为"空巢"。近年来，我国老年问题专家将"空巢家庭"解释为：其一指单身家庭中的老年人；其二指老夫妇二人家庭。这两类家庭的老年人或无子女，或与子女分居。据调查，目前在我国的老年人中，"空巢"率已经达到26.4%，意味着有1/4的老年人身边无子女照料。他们一旦到了高龄，丧失自理能力，生活便会非常困难。

（一）空巢综合征产生原因

传统的中国文化重视天伦之乐，认为有儿孙陪伴左右，是人生莫大的幸福，可是随着中国的社会文化变迁，大家庭解体，社会结构以核心家庭为基础，人们的家庭观念淡薄及工作调动，人口流动，住房紧张，年轻人追求自己的自由与生活方式等原因，都造成不能或不愿与父母住在一起。心理衰老是老年人因子女"离巢"而产生心理失调的重要原因。老年人晚年盼望的理想落空，常感心情郁闷、沮丧、孤寂、空虚、凄凉、伤感，精神委靡，常偷偷哭泣，顾影自怜，如体弱多病，行动不便时，上述消极感会加重。

（二）空巢综合征的表现形式

1. 精神空虚，无所事事　子女离家之后，父母从原来多年形成的紧张有规律的生活，突然转入松散的、无规律的生活，他们无法很快适应，进而出现情绪不稳、烦躁不安、消沉抑郁等。

2. 孤独、悲观、交往少　对自己存在的价值表示怀疑，陷入无趣、无欲、无望、无助状态，甚至出现自杀的想法和行为。

3. 躯体化症状　受"空巢"应激影响产生的不良情绪，可导致一系列的躯体症状和疾病，如失眠、早醒、睡眠质量差、头痛、食欲不振、心慌气短、消化不良、心律失常、高血压、冠心病、消化性溃疡等。

（三）空巢综合征的解决办法

克服空巢综合征的影响，老年人应建立新型家庭关系，减轻对子女的依恋心理，同时要充实生活内容，寻找子女"离巢"后的替代角色。例如，改变过去的生活方式，培养新的兴趣爱好，建立新的人际关系，积极投身于丰富多彩的社会活动中。作为子女，应尽量与老年人一起生活或经常回家探视，使老年人精神愉快，心理上获得安慰。

五、高楼住宅综合征

高楼住宅综合征，是指一种长期居住于城市的高层闭合式住宅里，与邻居互不来往，楼高不便活动，整日闲居室内，而引起一系列生理和心理上异常反应的一组症候群。本病多发生于离退休后久住高楼而深居简出的老年人。

（一）高楼住宅综合征的原因

所住楼层较高，老年人由于身体不便，更是不愿意到户外去活动。长此以往，老年人就会慢慢产生一些生理和心理问题。

（二）高楼住宅综合征的临床表现

其主要表现为孤独、寂寞、无聊、抑郁、恐惧等，长期下去，会表现为体质虚弱，四肢无力，面色苍白，不易适应气候变化，性情孤僻、急躁，难以与人相处等。这些综合征既伤害老年人的心理健康，也会损害老年人的生理健康，从而增加老年人患病的机会。它是导致老年肥胖症、糖尿病、骨质疏松症、原发性高血压及冠心病的常见原因。也有的老年人因孤独、压抑、丧失生活的意义而自杀。

（三）高楼住宅综合征护理措施

应尽可能让居住高楼的老年人多参加社会活动，增加人际交往。平时，左邻右舍应经常走动，以增加互相了解，增进友谊，开阔胸怀。这样，有利于老年人调适心理，消除孤独感。

此外，应适当加强运动，每天下楼到户外活动。还应根据自身的健康状况和爱好，选择适宜的运动项目，但运动量要适当，要循序渐进、持之以恒，否则不仅无益，反而有害。特别是高龄老年人，体质虚弱、慢性疾病者，需在医生指导下进行，以免发生意外。

六、丧　偶

（一）丧偶老年人的表现

1. 悲观无助导致极强的孤独、焦虑感　老年人失去配偶后，在最初期，心理承受力低。老年人因失去配偶，子女也已成家立业，面对躯体生理功能的衰退，病痛的折磨，大有"生不如死"的感觉，对治疗疾病失去信心，感到自己活着没意思。这类患者沉浸在对往事的回忆中，经常闭目沉思，不愿与人交谈，把自己封闭在一个小小的沉闷空间被动地配合治疗，不向护士提问，不关心治疗效果。

2. 性格改变，行为幼稚　多见于失去配偶三年以内的患者。他们表现出心理无价值感，失去了往日依赖的配偶，没有了生活重心，精神上失落，情感变得脆弱幼稚，整天喋喋不休，甚至和小孩一样，为不顺心的小事而哭泣，为某处护理不周大发脾气，有时夜间睡觉不敢关灯，对护士提问多，对护理质量要求高，渴望被重视，受尊敬。

3. 不服老，固执己见，不听劝　指丧偶多年的老年患者，他们曾经担负了昔日沉重的生活重荷，心态沧桑。患病后希望能马上治愈，干预治疗工作，对护士发号施令，经常怀疑治疗效果。老年人一般都有慢性或老年化疾病，当疾病不能如愿好转时，此类患者则对医护人员产生抵触思想，固执己见。通常，这类患者什么事要亲手去做，避免给护士找麻烦。输液时，如果想小便，宁可憋着，也绝不会让护士帮忙。

4. 敏感、多疑、充满不安全感　这类患者中多为手里有点积蓄的女性患者，入院后把家底也带到医院，怕别人窥视，房门总是关得紧紧的，生怕有人闯入，对护士也充满戒备，不愿意让人动她们的私人物品，还有一类是受到过生活或政治运动创伤的患者，他们不相信人，从不向护士提问，对护士的问话怀疑，是否针对他，有无敌意，把自己搞得心力交瘁，他们易钻牛角尖，对治疗充满疑虑，担心治疗效果。

（二）丧偶老年人的护理措施

1. 药物治疗　抗焦虑药和抗抑郁药的应用，如地西泮、多塞平等，对稳定丧偶者的情绪，平衡丧偶者的心理有一定效果。曾有研究发现有25例患者应用艾司唑仑后睡眠障碍有一定的改善，20例患者服用多塞平、氟哌噻吨美利曲辛片后，症状得到缓解。

2. 心理疏导　密切观察老年人的心理变化和心理健康，加强护患双向沟通，实施因人而异的护理服务，根据具体事情认真对待。性格内向，情绪波动大，感情深厚，年迈的老年人最易产生轻生的念头，陪伴大半辈子的伴侣逝去了，这对老年人来说是一个沉重的打击，让人悲痛欲绝，往往沉浸在痛苦回忆之中，回忆完毕后陡然发现自己也活够了，再活着也没意思，不必再拖累儿女，一了百了，所以家人要做的就是延缓、淡化他离去的想法或者把过于悲伤的情绪稳定下来。作为医护人员对丧偶患者的苦痛更应予以理解和同情，允许并鼓励患者"情绪发泄"，通过安慰、暗示、劝解等方法，使老年人的心理调节处于最佳健康状态。

3. 改变环境　尽可能回避一切不良刺激的环境，减少产生消极情绪的环境因素。根据老年人自己的特长和身体状况，重新安排生活，寻找精神寄托，使生活过得充实而有乐趣。鼓励老年人走出家庭的圈子，扩大社会交往，去开拓自己的新天地。可经常参加一些社会活动和集体娱乐，多认识一些朋友，平时可以聊聊天，打电话，上网，若遇到一些不愉快的事情可以找朋友倾诉，使情绪得到发泄，恢复内心的平静。老年人的生活应有规律，把生活安排得有条不紊，既可减少生活的寂寞感和孤独感，又可激发生活情趣，这对保持身体健康和良好的心境颇有裨益。

4. 社会支持　随着我国社会经济的迅速发展和人民生活水平的逐渐提高，我国的人口结构已经向老年型人口迈进。而老年人心理问题的增多也引起了社会的关注，解决老年人的心理问题将关系到我国今后能够持续、快捷、稳定发展的大问题，尤其对丧偶老年人的关注，除了心理活动外，各级政府及社会各界团体理应帮助他们，切实地解决其生活中的实际困难，也是十分重要的。

5. 自我调节　老年期是人生经历的最终年龄阶段，无论生理特点还是心理特点，都与青壮年不同，因此老年人要健康长寿，安度晚年，必须从老字出发，念好老字经，要知老，心又不能老，要不断激发自己，战胜自己，始终保持年轻人的那种心态，要忘记老，对生活抱乐观的态度，从心理上避免自我老化，充分发挥自己的主观能动性，提高生活质量，安度晚年。

目 标 检 测

单选题

1. 老年期痴呆患者最早的特征表现是（　　）
   A. 行为改变
   B. 意识改变
   C. 记忆力改变
   D. 思维改变
   E. 抑郁

2. 关于老年期抑郁症的描述，下列哪项不正确（　　）
   A. 多发生于 60 岁以上
   B. 表现为情绪低落
   C. 可缓解
   D. 一般有人格缺损
   E. 易复发

3. 老年女性，90 岁，文盲，日常生活不能自理，记忆力下降，不知道自己住在哪里；注意力不集中，答非所问；不认识自己的儿女，有时对人漠不关心，有时大吵大闹。该老年人的诊断是（　　）
   A. 老年痴呆第一期
   B. 老年痴呆第二期
   C. 老年痴呆第三期
   D. 老年痴呆第四期
   E. 老年抑郁期

4. 老年女性，90 岁，文盲，日常生活不能自理，记忆力下降，不知道自己住在哪里；注意力不集中，答非所问；不认识自己的儿女，有时对人漠不关心，有时大吵大闹。根据患者的情况下列护理措施哪项不正确（　　）
   A. 照顾老年人的日常生活起居
   B. 辅助药物治疗，观察患者的反应
   C. 加强认知方面的锻炼
   D. 提供相应的心理护理
   E. 老年人在早期发生认知方面的改变可以不予理睬

5. 老年人对下列哪种情况记忆力较好（　　）
   A. 听过或看过一段时间的事物
   B. 曾感知过而不在眼前的事物
   C. 生疏事物的内容
   D. 与过去有关的事物
   E. 刚发生的事情

6. 田太太，68 岁，两年前丧偶，膝下有一女儿在国外定居。因无人照顾入住养老院，目前田太太主要的心理需求是（　　）
   A. 苦闷与自卑
   B. 渴望亲情
   C. 自尊心强
   D. 好胜心强
   E. 自娱自乐

7. AD 病是指（　　）
   A. 老年性痴呆
   B. 血管性痴呆
   C. 焦虑
   D. 精神分裂症
   E. 高楼住宅综合征

第五章　老年人的安全用药与护理

教 学 目 标

1. 掌握：老年用药指导。
2. 掌握：老年用药原则，指导老年用药，并能够规范地执行老年人给药。
3. 熟悉：老年药物代谢特点、老年药效学特点。
4. 熟悉：预防用药不良反应的护理。

案例5-1

　　李先生，70岁，糖尿病病史10余年，未接受过系统治疗，自诉如发现血糖高不适时，会自行服用"降糖药"，其药名不详。今日晨起，李先生服药后突然出现大汗淋漓，心慌，面色苍白。查看药瓶，发现该降糖药为氯磺丙脲。

问题：1. 该患者发生了什么问题？
　　　　2. 他为什么会出现上述症状？

　　随着年龄的增长，老年人各脏器组织结构和生理功能逐渐出现退行性改变，将影响机体对药物的吸收、分布、代谢和排泄过程，使其对药物的处理能力和耐受性下降，因此，应做好老年人的用药安全与护理。老年人由于用药种类复杂和累加用药剂量大，常发生药物不良反应。抗生素、中药、解热镇痛药的应用是引起我国药物不良反应的前3位原因，应特别注意做好护理。

第一节　概　　述

　　给老年人实施安全用药，首先应熟练掌握老年人药物代谢、效应及其常见不良反应。

一、老年人药物代谢特点

　　老年药物代谢动力学（pharmacokinetics of drug metabolism in the elderly），简称药动学，是将动力学原理用于药物的一门学科，是研究药物在老年体内的吸收、分布、代谢和排泄过程及药物浓度随时间变化规律的科学。

　　老年药动学改变的特点为：药代动力学过程降低，绝大多数药物的被动转运吸收不变、主动转运吸收减少，药物代谢能力减弱，药物排泄功能降低，药物消除半衰期延长，血药浓度增高。

（一）药物的吸收

　　药物的吸收（absorption）是指药物从给药部位转运至血液的过程（即药物未经化学变化而进入血液的过程）。大多数药物都通过口服给药，药物经胃肠道吸收后进入血液循环，到达靶器官，发挥效应。因此，胃肠道功能的改变会对药物的吸收产生影响。主要表现为以下几点。

1. **胃酸分泌减少** 老年人胃酸分泌减少导致胃液 pH 升高，胃黏膜萎缩，胃壁细胞功能下降，可影响药物离子化程度。多数老年人唾液淀粉酶减少，胃蛋白酶、胰淀粉酶和胰脂肪酶等分泌减少且活性降低，因此，老年人的消化功能减弱、吸收面积减小，吸收功能低下。

2. **胃排空速度减慢** 胃肌肉萎缩，胃蠕动减慢，使老年人胃排空速度减慢，延迟药物到达小肠的时间。因此，药物的吸收延缓、速率降低，有效血药浓度到达的时间推迟，特别对在小肠远端吸收的药物或肠溶片有较大的影响。

3. **肠道肌张力下降** 随着年龄的增长，肠道的肌张力和括约肌功能降低，活动减少使老年人肠蠕动进一步减慢，导致肠内容物延缓排空，药物与肠道表面接触时间延长，使药物吸收增加。

4. **胃和肝血流量减少** 胃肠道和肝血流量随年龄增长可减少 40%～50%。胃肠道血流量减少可影响药物吸收速率。肝血流量减少使药物首过效应减弱，对主要经肝脏氧化消除的药物如普萘洛尔，其消除减慢，使得血药浓度升高。另外，老年人常有情绪烦闷和抑郁，也可影响胃肠功能从而影响药物的吸收。

（二）药物的分布

药物的分布（distribution）是指药物吸收进入体循环后向各组织器官及体液转运的过程。此过程可由于老年人机体组成成分、组织器官的血液循环、血浆蛋白结合率及器官与药物的亲和力等的变化而改变。药物的分布不仅与药物的储存、蓄积及清除有关，而且也影响药物的效应。其主要影响因素如下：

1. **机体组成成分的改变** 老年人细胞内液减少，使机体总水量减少，故水溶性药物如乙醇、吗啡等分布容积减小，血药浓度增加；老年人脂肪组织增加，非脂肪组织减少，使脂溶性药物如地西泮、利多卡因等在老年人组织中分布容积增大，药物作用持续较久，半衰期延长，易在体内蓄积中毒；老年人血浆白蛋白含量比青年人少，导致与血浆白蛋白结合率高的药物如苯妥英钠、华法林等的游离型成分增加，分布容积加大，药效增强，易引起不良反应。

2. **血浆蛋白的结合能力改变** 老年人由于脏器功能衰退，往往患多种疾病，需同时服用两种及以上的药物。由于不同药物对血浆蛋白结合具有竞争性置换作用，从而改变其他游离型药物的作用强度和持续时间。

（三）药物的代谢

药物的代谢（metabolism）是指药物在体内发生化学变化，又称生物转化。肝脏是药物代谢的主要器官，并随年龄的增长而老化。老年人肝血流量和细胞量比成年人降低 40%～65%。因此，药物代谢减慢，半衰期延长，易造成主要经肝脏代谢的药物如洋地黄、氨茶碱等在体内产生蓄积。老年人在使用上述药物时，应减少用药剂量，延长给药间隔时间。

（四）药物的排泄

药物的排泄是指药物在老年人体内经吸收、分布、代谢后，最后以药物原形或其代谢物的形式通过排泄器官或分泌器官排出体外的过程。肾脏是药物排泄的主要器官。老年人肾功能减退，包括肾小球数目减少 30%～50%，肾血流量减少，肾小管的主动分泌功能和重吸收功能降低，以上因素均可使主要由肾排泄的药物如青霉素 G、地高辛等出现药物排泄时间延长，发生蓄积现象。

总之，老年人肾功能减退，血浆半衰期延长，用药剂量应减少，给药间隔应适当延长，特别是药物以原形排泄、治疗指数窄的药物，在给药过程中，最好能监测血药浓度。

二、老年人药效学特点

药效学（pharmacodynamics）是药物效应动力学的简称，是指药物对机体的作用及作用机制的科学。药物对老年患者的作用强或弱，不良反应多或少，这与药效反应变化有关。

老年药效学改变的特点：对大多数药物的敏感性增高、作用增强，对少数药物的敏感性降低，药物耐受性下降，药物不良反应发生率增加，用药依从性降低。

（一）反应减弱

老年人有时表现出对某些药物的反应减弱，如抗感染药物对老年人疗效较差，较易引起耐药菌株出现，感染引起的死亡随衰老而增加。

（二）反应增强

老年人有时表现出对某些药物的反应增强，如阿片类药物对老年人的中枢抑制作用增强；老年人的压力感受器功能变化，易发生直立性低血压。

（三）个体差异性较大

研究发现，老年人对药物反应的个体差异增大。如不注意用药个体化问题，不良反应的发生率必然增加，或者达不到治疗目标。老年人用药剂量的个体差异性主要与病因、病种、病情、年龄、遗传因素、体质状况和精神状况等有关。

总之，老年人在选用药物时应注意观察药物的效果，尤其注意不良反应的变化，同时考虑个体差异，做到合理用药。

三、老年人常见的药物不良反应

按照WHO国际药物监测合作中心的规定，药物不良反应是指正常剂量的药物用于预防、诊断、治疗疾病或调节生理功能时出现的有害的和与用药目的无关的反应，包括药物副作用、毒性作用、变态反应、继发反应和特异性遗传素质等。老年人药物不良反应发生率高。有资料显示，2012年药品不良反应报告按照药品剂型统计，注射剂占56.7%，口服制剂占39.5%，其他制剂占3.8%。化学药中，抗感染药的例次数居首位，占48.8%。护理人员要密切观察和预防药物的不良反应，提高老年人的用药安全。常见的药物不良反应如下：

（一）精神神经症状

中枢神经系统、尤其大脑最易受药物作用的影响。老年人中枢神经系统对某些药物的敏感性增加，可引起精神错乱、抑郁和痴呆等。精神错乱常常是老年人药物中毒的早期表现，如洋地黄中毒时，老年人的早期表现可因脑供血不足引起精神状态改变。

（二）直立性低血压

直立性低血压又称体位性低血压。老年人血管运动中枢的调节功能没有年轻人灵敏，压力感受器易发生功能障碍，即使没有药物的影响，也会因为体位的突然改变而发生头晕。使用降压药、利尿药、血管扩张药等，更易发生，应特别注意预防。

（三）肝、肾毒性

大多数药物经肝代谢、肾排泄，而老年人的肝、肾血流量均有不同程度的减少，功能减退，故易产生药物蓄积中毒。此外，老年人常发生药物性的肝损害，如对乙酰氨基酚的血药浓度过高，便能对肝造成严重损害，长期服用该药物的老年人可造成急性间质性肾炎或肾乳头坏死。静脉滴注四环素可产生高氮质血症，严重者出现肝、肾损害。

（四）耳毒性

老年人由于内耳毛细胞数目减少，听力有所下降，易受药物的影响，而产生前庭症状和听力下降。年老体弱者应用氨基糖苷类抗生素和多黏菌素可致第8对脑神经损害。前庭损害的主要症状有眩晕、头痛、恶心和共济失调；耳蜗损害的症状有耳鸣、耳聋。由于毛细胞损害后难以再生，故可产生永久性耳聋，所以老年人使用氨基糖苷类抗生素时应减量，最好避免使用此类抗生素和其他影响内耳功能的药物。

（五）尿潴留

三环抗抑郁药和抗帕金森病药有副交感神经阻滞作用，老年人使用这类药物可引起尿潴留，而伴有前列腺增生及膀胱颈纤维病变的老年人更易发生，所以在使用三环抗抑郁药时，开始应以小剂量分次服用，然后逐渐加量。患有前列腺增生的老年人，使用呋塞米、依他尼酸等强效利尿剂也可引起尿潴留，在使用时应加以注意。

由于老年人的机体功能下降，在使用药物治疗时，要注意观察老年人用药后可能出现的不良反应，尽量做到从小剂量开始用药，选用便于老年人服用的药物剂型，规定适当的服药时间和间隔，提高老年人服药依从性等措施预防老年人用药不良反应的发生。老年人服用属于高危险性的常见药物见表5-1。

表5-1　老年人服用危险性增高的药物

药物类别	药物	高危险因素
止痛药	吲哚美辛	引起中枢神经系统不良反应如头痛、眩晕等
	保泰松	可抑制骨髓引起粒细胞减少，甚至再生障碍性贫血
	哌替啶	不是有效的口服止痛药
	喷他佐辛	可引起中枢神经系统不良反应如神志模糊、幻觉等
镇静催眠药	苯二氮䓬类	氯氮䓬、地西泮、氟西泮和硝西泮在老年人中的半衰期长，造成镇静作用延长，增加跌倒和骨折的危险
	巴比妥类	极易成瘾，应慎用
	苯海拉明	引起长时间的滞呆或头晕等，通常不作为安眠药
	甲丙氨酯	长期使用可成瘾，须逐渐减量停药
抗抑郁药	阿米替林、多塞平、丙米嗪	有强抗胆碱和镇静作用，老年人中很少选用为抗抑郁药
心血管药物	地高辛	经肾排泄减少，易引起药物蓄积
	双嘧达莫	常引起直立性高血压
	丙吡胺	可导致心力衰竭
	甲基多巴	可促发抑郁症
	利血平	可引起抑郁症、镇静作用和直立性低血压
胃肠解痉药	颠茄生物碱	易引起中毒，其有效剂量老年人不一定能够耐受
抗组胺药	溴苯那敏、氯苯那敏、曲吡那敏、苯海拉明、噻庚啶、异丙嗪	有很强的抗胆碱能作用，老年人应选用较安全的替代药
降血糖药	氯磺丙脲	在老年人中半衰期延长，引起严重的低血糖

第二节　老年人的安全用药的护理

案例5-2

张奶奶，65岁，患有冠心病、高血压20余年，为了提高免疫力，经常进补人参片。近期由于泌尿系统感染，按广告宣传的药物进行治疗，结果出现尿少、水肿、头痛、恶心症状，去医院就诊。经医院治疗好转后回家

问题：作为一名护理人员应如何对老年人进行用药指导？

一、老年人的用药原则

1985 年 WHO 在肯尼亚首都内罗毕召开了合理用药专家会议，并将合理用药定义为："合理用药要求患者接受的药物适合其临床的需要，药物剂量应符合患者的个体化要求，疗程适当，药物对患者及其社区最为低廉。"由此可见，合理用药包含 3 个基本要素：安全、有效和经济。老年人由于各器官贮备功能及身体内环境稳定性随年龄而衰退，因此，对药物的耐受程度及安全幅度均明显下降。目前临床上应用最广的是塞在金教授推荐的老年人用药五大原则。

（一）受益原则

受益原则是指给老年人用药时应权衡利弊，当用药的受益/风险比值＞1 时，认为用药对患者有益则可用。反之，如果受益/风险比值＜1 者，则不用药，同时选择疗效确切而毒副作用小的药物。例如，无危险因素的非瓣膜性心房纤颤的成年人，若用抗凝治疗并发出血危险每年约 1.3%，而未采用抗凝治疗每年发生脑卒中仅 0.6%，因此，对这类患者不需抗凝治疗。选择药物时还要考虑既往疾病及各器官的功能情况，对有些如失眠、多梦等病症可以不用药物治疗则不要急于用药，可通过避免晚间过度兴奋得到改善。

（二）五种药物原则

五种用药原则是指老年人同时用药不能超过 5 种，这主要是考虑到用药数目与药物不良反应（adverse drug reactions，ADR）发生率的关系。过多使用药物不仅增加经济负担，减少依从性，同时还增加了药物相互作用。据统计 5 种以下药物的 ADR 发生率为 4%，而 6～10 种为 10%，11～25 种为 25%，16～20 种为 54%。并非所有药物的相互作用都能引起 ADR，但无疑会增加潜在的危险性。联合用药品种越多，药物不良反应发生的可能性越高。用药品种要少，治疗时分轻重缓急，最好控制在 5 种以下。

（三）小剂量原则

老年人用药量在《中国药典》规定为成人量的 3/4；一般开始用成人量的 1/4～1/3，然后根据临床反应调整剂量，直至出现满意疗效而无 ADR 为止。剂量要准确适宜，老年人用药要遵循从小剂量开始逐渐达到适宜于个体的最佳剂量。有学者提出，从 50 岁开始，每增加 1 岁，剂量应比成人药量减少 1%，60～80 岁应为成人的 3/4，80 岁以上为成人量的 2/3即可。只有把药量掌握在最低有效量，才是老年人的最佳用药剂量。

老年人用药剂量的确定，要遵守剂量个体化原则，主要根据老年人的年龄、健康状况、体重、肝肾功能、临床情况、治疗反应等进行综合考虑。

（四）择时原则

在现代药理学中有一门分支称时辰药理学，是主要研究药物作用与机体昼夜节律相互关系的科学。择时原则是指应用时辰药理学的相关理论，选择最佳时间服药，以提高疗效和减少不良反应。因为许多疾病的发作、加重与缓解都具有昼夜节律的变化，如夜间容易发生变异型心绞痛、脑血栓和哮喘，类风湿关节炎常在清晨出现关节僵硬；正常血压的老年人 24 小时血压表现为白天升高，9～10 时、16～18 时分别出现两个高峰，20 时后下降，14～15 时最低，呈杓型改变等。因此，进行择时治疗时，主要根据疾病的发作、药动学和药效学的昼夜节律变化来确定最佳用药时间。

（五）暂停用药原则

老年人在用药期间，应密切观察，一旦出现新的症状，应考虑为药物的不良反应或是病情进展。前者应停药，后者则应加药。对于服药的老年人出现新的症状，停药受益可能多于加药受益。因此，暂停用药是现代老年病学中最简单、有效的干预措施之一。

二、老年人用药的评估

护理人员应全面评估老年人的用药情况，预防或消除药物不良反应的发生。主要包括以下几个方面。

（一）用药史

详细评估老年人的用药史，建立完整的用药记录，包括既往和现在的用药记录、药物的过敏史、引起不良反应的药物，以及老年人对药物的了解情况。

（二）各系统老化程度

仔细评估老年各脏器的功能情况，如肝、肾功能的生化指标。以对药物使用的合理性进行监督。

（三）服药能力评估

评估老年人的智力状态包括阅读能力、理解能力、记忆力等；日常生活能力包括视力、听力、吞咽能力、获取药物的能力等。通过对老年人服药能力的评估，便于及时辅助老年人用药和观察用药后病情变化。

（四）心理、社会状况

了解老年人的文化程度、饮食习惯、家庭经济状况，对当前治疗方案和护理计划的了解、认识程度和满意度，家庭的支持情况，对药物有无依赖、期望、恐惧等心理，以有针对性地实施心理护理和社会支持。

三、老年人的给药途径

老年人常用的给药途径有口服给药、肌内注射及静脉给药等，应根据具体情况，选择恰当的给药途径。

（一）口服给药

口服给药是最简单、方便且相对较安全的给药方法，并且，不会给老年人造成太大的痛苦，易接受。因此，老年人大多采用此途径给药。在给药过程中应注意以下几点。

（1）一般情况下，服药的姿势采取站立位、坐位或半卧位，因卧位容易发生误咽呛咳，并使药物进入胃内的速度减慢，而影响药物吸收，故卧床老年人尽量坐起来服药，服药10～15分钟后再躺下。

（2）药物溶解于水中较易吸收，产生药效。因此服药时鼓励老年人用温开水送服，不用茶水、咖啡或饮料服药，避免将药片干咽。

（3）特殊用药如铁剂、酸类对牙齿有害，可使用吸管服用，服后再漱口以防牙齿损害，服用强心苷类药物时，服前要测量脉搏，如脉率少于60次/分或节律不齐应停止服药，并告之医生。

（4）特殊人群用药，如有吞咽困难的老年人，口内经常残留药物，未完全咽下，而影响药物的吸收，因此不宜使用片剂，最好用液体剂型如冲剂、口服液等。对于记忆力差的老年人，护理人员可按药物名称、药效、用量、时间帮助其用大字做好标记，规定适当的服药时间和用药间隔，最好用闹钟提醒，以防漏服。

（二）肌内注射

肌内注射起效快，老年人肌肉少，注射时容易损伤神经或其他组织，并且，老年人组织弹性差使注射部位易出血，因此，应加强无菌操作并经常更换注射部位。不可在肢体活动受限部位注射药物以免造成吸收迟缓。偏瘫患者应在健侧注射，注意观察注射部位有无感染。

（三）静脉给药

静脉给药起效快，急性疾病或危重患者宜使用该途径。老年人在通过此种途径给药时，一定要考虑其心功能状况，尽量减慢给药速度和减少输液量，另外，老年人血管脆性大，输液时应严密观察局部情况，防止刺激性药物外渗而造成组织坏死。

（四）直肠给药

栓剂在老年人直肠中的融化时间较慢，因此，应提早应用并保持体位一定的时间，以保证栓剂在用药部位融化吸收。直肠栓剂可使便意增加，应当嘱患者尽量忍耐，待药物吸收后排便。

四、老年人安全用药的指导

（一）加强老年人用药的解释工作

护理人员要以老年人能够接受的方式，向其解释药物的种类、名称、用药方式、药物剂量、药物作用、不良反应和有效期等，反复强调正确服药的方法和意义，必要时在药袋上用醒目的颜色标明用药的注意事项。

（二）鼓励老年人首选非药物性措施

指导老年人如果能以其他方式缓解症状的，暂时不要用药，如失眠、便秘和疼痛等，应先采用非药物性的措施解决问题，将药物中毒的危险性降至最低。

（三）指导老年人不随意购买及服用药物

一般健康老年人不需要服用滋补药、保健药、抗衰老药和维生素等。只要注意调节好日常饮食，注意营养，科学安排生活，保持平衡的心态，就可以达到健康长寿的目的。对体弱多病的老年人，要在医生的指导下，辨证施治，适当服用滋补药物。对于患慢性病的老年人需经常服药者，护理人员应指导老年人严格遵循医嘱服药；病情变化时，需在医生指导下调整药物的种类或剂量。

（四）加强家属的安全用药知识教育

对老年人进行健康指导的同时，还要重视对其家属进行有关安全用药知识的教育，使他们学会正确协助和督促老年人用药，防止发生用药不当造成的意外。

第三节　老年人家庭用药的指导

家庭用药一般是指在不需要凭执业医师或执业助理医师处方的前提下，通过自我判断，自行去药店选择、购买和使用药品，一般指非处方药（over the counter drug，nonprescription drug，OTC）的使用。

案例5-3

胡爷爷，68岁，建筑工人，吸烟30年，反复咳嗽、咳痰、气喘6年，量少，以清晨明显。活动后出现气促，并逐渐加重，偶有喘息，有厌食、胸闷表现。现胡爷爷准备在家里备用一个药箱，以便发生气急、呼吸困难时使用。

问题：作为一名护理人员，应进行哪些指导？

一、非处方药的用药指导

根据《中华人民共和国药品管理法实施条例》中的有关规定，根据安全性和稳定性，非处方药分为甲类和乙类两类。甲类应在药店购买并应有药师的指导，乙类应是较甲类安全性更好的非处方药品，可以不需要药师的指导。非处方药一般是安全有效的，但是选用不当或者不按规定的剂量方法服用，会造成一定的危害。因此，护理人员应注意正确指导非处方药的使用。

（一）正确选择药物

1. **注意药物有效性** 在选用药物时，注意看清药品的有效期、失效期和生产批号。注意药品"外观"，如出现下列现象则禁止使用：①片剂类出现受潮、发霉、黏结、明显变色、严重花斑、松散或变形等；②胶囊类有生虫霉变、囊衣破裂、异臭、严重漏液等；③散剂或颗粒剂有明显变色、严重受潮结块、溶化或生虫等；④丸剂有霉变、生虫、异臭、变色、变形等；⑤软膏剂有异臭、变稀变稠、分层和不均匀等；⑥滴眼液有明显浑浊、变色、沉淀、结晶、析出等现象。

2. **注意识别伪劣药品** 批准文号是药品生产合法的标志。例如，国药准字Z******号，其中"Z"是代表中药，"B"是保健品，"H"是化学药品，"S"是生物制品，"J"是进口药品等，没有批准文号的是伪劣药品，应避免购买。

3. **仔细阅读药品说明书** 药品说明书上一般有：药品的通用名称、成分、规格、生产企业、批准文号、产品批号、生产日期、有效期、适应证或者功能主治、用法、用量、禁忌证、不良反应和注意事项。患者需严格按说明书用药，不可过量服用。如有说明书上所列禁忌证、慎用范围的疾病或症状，则应慎重使用并请教医生或药师。

4. **按照疾病和疗程选药** 切忌无病用药，必须按疗程选购药物，不可滥用。一般情况下，非处方药限度的服用疗程如下：胃肠道解痉药1天；解热镇痛药用于退热3天；止痛药5天；感冒药、镇咳药、抗酸与胃黏膜保护药1周等。如症状未缓解，应及时去医院诊断治疗，以免延误病情。

5. **注意药物的相互作用** 购买非处方药时，应告诉药师正在使用的药物，询问与欲购买的药物是否存在相互作用，查看药品的有效成分，切忌有效成分相互作用，影响药物效果。

（二）用药过程中常见问题

1. **随意增减用药量** 不按时、定量、按疗程服用药物。例如，老年人由于记忆力衰退不按时定量服药，有的甚至随意加大剂量或多药并用。随意增减用药量可能会导致病情复杂化，不良反应发生率明显增高和二重感染等，扰乱人体的正常防御功能，使病情加重或出现并发症。

2. **诊断不明用药** 自诊不明确时，自我感觉疾病与他人相似便模仿用药，忽视了可能有多种疾病共存，或同一种疾病有多种症状同时出现的可能性。

3. **多药联用** 治病心切，对一些一时难以确诊的疾病，采取多药并用来防治。但是无指征的多药并用，可能会扰乱人体正常的防御功能，易引起药物与药物、药物与机体之间的相互作用，有时会掩盖病情症状，延误对疾病准确诊断和治疗的机会。

4. **饮食对药效的影响** 饮食可影响药物的疗效或使身体产生不适。例如，服用治疗胃病的中成药时，要求少吃生冷、辛辣、油腻食物。治疗麻疹、湿疹等皮肤病时，避免食用酒类、海鲜类食物，以免加得病情。因此，服药过程中做到合理饮食有利于药效的发挥。

（三）合理使用

老年人大多使用的是非处方药，安全、正确地使用非处方药对老年人的保健与安享晚年是十分重要的。

在用药过程中，应明确用药目的，既要知道自己的病情，又要了解药物的作用。严格掌握剂量，一般情况下，60 岁以上老年人的用量为成人用药量的 3/4，按时服药。掌握常见的用药技巧如内服药片或胶囊时，应用温开水送服，以免药物滞留在食管中影响疗效。服药姿势以站立为最佳。卧病在床者应尽可能坐起服药。注意药物的不良反应。一旦出现严重反应，应立即停药并到医院治疗。此外，护理人员应根据老年人的药动学特征，指导患者掌握最佳的服药时间。例如，患有关节炎的老年人，应早晨服用吲哚美辛，若晚上再加上 1 片，效果更佳。

二、非处方药的家庭保管

非处方药选购齐备后，还应注意保管，有条件的家庭可配备小药箱或自制木箱，也可用家里的小柜箱、抽屉等做药箱。

药物保管时应做到分类存放，内服药、外用药分类放置，并做好标签，标明药品名称（中、英文对照）、剂量、浓度、用法、有效期等；说明书不能与药品分开，以备查阅。当用某种药品瓶与内装药品不一致时，一定要及时更换标签，以免误服。常用药品应保存在儿童不易接触的地方，以免小儿误服发生危险。

温度、湿度和光线是药品保管中影响质量的三大因素，家庭保存药品时应特别注意防热、防潮、防晒和防冻。易受热破坏的药品如利福平眼药水、胰岛素、疫苗及其他生物制品，要放在冰箱的冷藏（2～10℃）室里，绝不能放在冷冻室内。易挥发潮解的药品如维生素、复方甘草片要放在密闭的容器里，用后盖紧。维生素 C、氨茶碱等药片应避光保存，如放入有色密封的瓶中，放在阴凉地方，因为太阳光中的紫外线能起到催化作用，加速药品的氧化、分解等化学反应。

药品放置过久或保存不好会过期失效，不应继续使用，否则会危害健康。如已超过药品标签上写明的有效期，或药品颜色、性状、气味发生变化时不要再用。家庭常备药品见表 5-2。

表5-2　家庭常备药品

药物种类	常用药物
抗心绞痛药	硝酸甘油片、硝酸异山梨酯等
消化不良药	多酶片、复合维生素 B、多潘立酮等。
感冒类药	速效伤风胶囊、泰诺、银翘解毒片、板蓝根冲剂等
解热止痛药	去痛片、阿司匹林、对乙酰氨基酚片等。
胃肠解痉药	复方颠茄片等
镇咳祛痰平喘药	喷托维林、溴己新、沙丁胺醇等
通便药	酚酞、大黄苏打片、麻仁丸等
抗过敏药	氯苯那敏、阿司咪唑等
镇静催眠药	地西泮、艾司唑仑等
解暑药	人丹、十滴水、藿香正气水等
外用止痛药	伤湿止痛膏、关节镇痛膏、红花油、活络油等
外用消毒药	酒精、碘酒、碘伏、创可贴等
其他类	风油精、清凉油、季德胜蛇药等

目 标 检 测

单选题

【A₁型题】

1. 关于老年人药动学的特点，下列错误的是（　　）
    A. 对中枢神经抑制药易致药效增强、不良反应增多
    B. 对经口服、皮下注射、肌内注射的药物起效时间延迟
    C. 经小肠吸收的药物其药物有效浓度降低、作用强度下降
    D. 肝脏代谢、解毒功能降低使药物的代谢减慢、作用时间延长
    E. 药物与清蛋白结合量增加，血药浓度增加

2. 根据老年人药动学特点判别药物不良反应（ADR），下列错误的是（　　）
    A. 应用半衰期长的药物，容易引起蓄积，ADR的发生率增高
    B. 使用蛋白结合率高的药物，易出现ADR
    C. 药物分布容积很大时表示药物主要在周围组织或器官分布，容易出现蓄积
    D. 主要在肝脏代谢灭活的药物，可因血药浓度增高，ADR发生率高
    E. 通过原形在肾脏排泄的药物，ADR发生率低

3. 关于抗生素的ADR下列错误的是（　　）
    A. 青霉素类主要是过敏反应
    B. 大环内酯类主要是神经系统损害
    C. 头孢类常见有过敏反应、消化道反应，少见的有氨基转移酶升高
    D. 喹诺酮类常见有消化道反应，其次是过敏反应、肝肾损害
    E. 氨基糖苷类主要是耳、肾损害

4. 利尿药主要的不良反应是（　　）
    A. 低血压
    B. 电解质紊乱
    C. 肾功能损害
    D. 胃肠道反应
    E. 口干

5. 以下哪项不是抗帕金森药物的不良反应（　　）
    A. 消化道反应
    B. 高血压
    C. 心律失常
    D. 精神障碍
    E. 症状波动

6. 关于老年人用药下列错误的是（　　）
    A. 使用阿片类镇痛药常需合用泻药
    B. 镇静催眠药使用剂量必须减半或更少
    C. 应用经肝脏代谢的药物时应减少剂量
    D. 有肾毒性的药物易致急性肾衰竭
    E. 应用亲脂性的药物，给药间隔时间应适当缩短

7. 老年患者治疗的特殊性不包括（　　）
    A. 治疗反应差
    B. 营养储备少
    C. 不良反应发生率高
    D. 支持疗法无效
    E. 死亡率高

8. 抗抑郁药物的主要不良反应不包括（　　）
    A. 阿托品样不良反应
    B. 直立性低血压
    C. 心律失常
    D. 心力衰竭
    E. 腹泻

9. 下列因素影响药物疗效的因素不包括（　　）
    A. 是否按时用药
    B. 是否按剂量用药
    C. 生活嗜好
    D. 饮食习惯
    E. 性别

10. 有关老年人药物代谢的特点不正确的是（　　）
    A. 药物消除慢
    B. 口服相同剂量的同一药物，血药浓度较年轻人高
    C. 体重下降，肝血流量升高，生物利用度下降
    D. 肝功能下降，生物转化变慢
    E. 药物肾清除率明显下降

11. 一般老年人用药的剂量是（　　）
    A. 成人剂量的1倍
    B. 成人剂量的1/4
    C. 成人剂量的3/4
    D. 按体重计算
    E. 成人剂量

12. 下列关于影响老年人胃肠道药物吸收的因素描述，错误的是（　　）
    A. 胃液pH降低

B. 胃肠道的流量减少

C. 胃排空速度减慢

D. 肠蠕动减慢

E. 胃液 pH 增加

13. 关于老年人药物代谢的特点，下列哪项描述不妥（　　）

A. 肝细胞、肝血液量减少

B. 肝药物代谢酶活性降低

C. 药物代谢的主要场所是肝

D. 肝合成蛋白质能力降低，致结合型药物增多

E. 药物血浆半衰期延长

14. 指导老年人保管药物方法不妥的是（　　）

A. 定期整理药柜

B. 暂时不用的药物及时丢弃

C. 内服药物与外用药物分开放置

D. 怕热的药物应置于冰箱冷藏

E. 光线对药品有影响的应装在有色瓶中盖紧并放置在阴凉通风处

15. 下列关于老年人药效学特点的描述正确的是（　　）

A. 老年人多药合用时耐受性好

B. 对易引起缺氧的药物耐受性增强

C. 对排泄慢的药物耐受性好

D. 对肝脏有损害的药物耐受性下降

E. 老年人对中枢神经系统药物不敏感

16. 老年用药产生不依从性的首要原因是（　　）

A. 老年性健忘症

B. 药物不良反应

C. 药物的剂型和规格

D. 自行调整剂量

E. 缺乏用药指导

【A_2 型题】

17. 一位 70 岁的老年人服用地高辛，其药动学变化陈述不正确的是（　　）

A. 药物吸收速度减慢

B. 药物在体内分布容积增大

C. 肝脏对药物的分解代谢减慢

D. 肾脏对药物的清除率下降

E. 胃肠道血流减少

18. 患者，李某，因感染服磺胺药治疗，护士嘱其多饮水，其目的是（　　）

A. 促进吸收

B. 减少副作用

C. 冲淡药味

D. 防止在肾脏析出结晶

E. 保护肾脏

19. 某糖尿病患者张某，65 岁，护士为其注射胰岛素时下列正确的是（　　）

A. 腹腔内

B. 皮下注射

C. 皮内注射

D. 肌内注射

E. 静脉注射

第六章　老年人的日常生活及常见健康问题的护理

老年期个体因老化而使健康受损，同时患各种慢性疾病的比例较高。对老年人我们不仅要重视其生理状况，同时应看重老年人的生活功能方面是否健康。所以，老年人日常生活护理应强调帮助老年人在疾病和功能障碍的状况下恢复基本的生活功能，使其适应日常生活，或在健康状态下独立方便地生活。

老年人的日常生活护理包括有居室环境设置、皮肤护理与衣着卫生、营养与饮食、排泄护理、老年人的休息与活动护理、性需求和性生活卫生等各方面的护理。在身体健康时老年人往往对此类日常生活问题不予重视，而当某方面出现问题时又不知所措。其实这些健康问题是可以通过护理措施进行调理的，因此，应指导和鼓励老年人改正不良的生活方式及行为习惯，保持合理的膳食结构，进行合理的健身活动，促进老年人身心健康，减少各种应激因素对老年人的影响。

案例6-1

　　王奶奶，65 岁，退休工人，老伴已去世，其女在外地工作，已结婚并育有一子。王奶奶两年前体检显示血压 145/95mmHg，因女儿在另一城市生活，现独居。老年人近 2 年使用卡托普利小剂量维持，血压稳定。
问题：怎样正确护理老年人日常生活？

第一节　老年人的居室环境

一、老年人居室环境设置原则

由于老年人在居室内活动的时间相对较多，因此在老年人居室环境设置方面应着重注意方便、安全和舒适，并尽可能增加老年人接触社会、接触自然的机会。

二、老年人居室环境设施要求

（一）楼梯及入口设置

老年人的房屋一般以楼房的 1～3 层或平房为宜，居室最好选择朝阳、自然采光、自然通风、隔音效果好的房间。楼梯设置要求光线明亮，地面防滑，两侧安装扶手，台阶终止处要有明显颜色标记。必要时可设置适合轮椅行进的坡道。各室之间要保持平坦，无障碍物，为保证老年人行走方便及轮椅通过，室内应避免出现门槛和高度差的变化。如必须要有高度差，不宜超过 2cm，并选用小斜面加以过渡。房间应选用能调节的照明设备，以适应老年人对光线的不同需求，走廊、楼梯及拐角暗处要经常保持一定的亮度，防止老年人因视力障碍出现跌倒等意外情况。门最好采用推拉式，且下部轨道应嵌入地面以避免高差；平开门应注意在门把手一侧墙面留出长度约 50cm 的空间，以便于坐轮椅的老年人侧身开启。

（二）室内环境

要注意室内温度、湿度、采光、通风等方面。老年人体温调节能力降低，室温应以 22～24℃较为适宜。有条件的情况下室内可应用冷暖设备，同时应考虑设备的安全性。电暖炉不易使室内全部温暖，也使老年人不愿活动；由于老年人皮肤感觉下降，使用热水袋易引起烫伤；电热毯长时间使用易引起脱水；冬天有暖气的房间较舒适，但容易造成室内空气干燥，可选择加湿器或水培植物以保持一定的湿度，并注意经常通风换气。夏天则应保持室内通风，使用空调时应注意避免冷风直吹在身上及温度不宜太低；室内相对湿度则为 40%～60%；老年人视力下降，应注意室内采光，保持适当的夜间照明。在开窗通风方面，如老年人不能去厕所而在室内排便或失禁时，易导致房间内有异味，居室要经常通风，以保持室内空气清新。

老年人室内家具及装饰物品宜少不宜杂，应选择不易移动的无棱角家具，且家具的转角处应尽量用弧形，室内家具宜沿房间墙面周边放置，避免突出的家具碰伤老年人。如使用轮椅，应注意在床前留出足够的供轮椅旋转和护理人员操作的空间。色彩方面，老年人房间宜用温暖的色调，整体颜色不宜太暗，因老年人视觉退化，室内光亮度应适当高一些。老年患者腿脚不便，沙发不宜过软，椅子座面高度应等于人的小腿加上鞋后跟的高度，为 35～42cm。

因老年人行动不便，家庭日常生活用品及炊具之类最好不在老年人居室内存放，如屋内家具杂乱，容易磕碰、绊倒老年人，而且也会污染室内空气。

（三）床单位

床是老年人休息睡眠的地方，对卧床老年人更为重要。床铺要注意软度适宜，以便保持身体均匀支撑。床的高度应便于老年人上下床及活动，其高度应使老年人膝关节成直角坐在床沿时两脚足底全部着地，一般以从床褥上面至地面为 50cm 为宜，这也是老年人的座椅应选择的高度。如有能抬高上身的或能调节高度的床则更好。床的两边最好都设有活动的护栏。床旁配备床头柜、床头灯及呼叫器，便于老年人卧床使用。

对卧床老年人进行各项护理活动时，床的高度可适当提高一些较为合适。

（四）厕所与浴室

厕所、浴室与厨房是老年人使用频率较高而且又容易发生意外的地方，设计时一定要注意安全，并考虑到不同老年人的需要。

厕所应设在邻近卧室或在卧室内，室内通风，室温适当且恒定，从卧室至厕所之间的地面不要有台阶，并应设扶手以防跌倒。宜用坐式便器，高度45cm 左右，便器旁有扶手、呼叫器等，排便环境要隐蔽。夜间应有灯以看清便器的位置，对于使用轮椅的老年人还应将厕所改造成适合其个体需要的样式；老年人身体的平衡感下降，因此浴室周围应设有扶手，地面铺以防滑砖。如使用浴盆，浴盆安装高度应较低，旁边应带有扶手或放置浴板，浴盆底部还应放置橡胶垫，以防滑倒。对于不能站立的老年人也可使用淋浴椅。沐浴时浴室温度应保持在 24～26℃，并设有排风扇以便将蒸汽排出，避免湿度过高影响老年人的呼吸。洗脸池上方的镜子应向下倾斜以便于老年人自己洗漱；厨房地面也应注意防滑，水池与操作台的高度应适合老年人的身高，煤气开关应便于操作，用按钮即可点燃者较好。

第二节　老年人的皮肤护理与衣着卫生

皮肤是人体最大的器官，有着其特殊生理功能。经过几十年的外界刺激，人体的皮肤逐渐老化，生理功能和抵抗力降低，皮肤疾病逐渐增多，因此做好皮肤护理，保持皮肤清洁、讲究衣着卫生，是日常生活护理必不可少的内容。

一、老年人的皮肤清洁

（一）老年人皮肤的特点

老年人皮肤保存水分的能力减弱，汗腺、皮脂腺分泌减少，使老年人的皮肤易干燥脱屑，对外界各种刺激的耐受性及损伤后的愈合能力均下降。老年人的皮肤出现皱纹、松弛和变薄，下眼睑出现所谓的"眼袋"。皮肤干燥、多屑和粗糙，皮脂腺组织萎缩，功能减弱。皮肤触觉、痛觉、温觉的浅感觉功能也减弱，皮肤表面的反应性减低，对不良刺激的防御能力削弱，免疫系统的损害也往往伴随老化而来，以致皮肤抵抗力全面降低。因此，老年人应注意对皮肤的保护，避免各种不良刺激。

（二）皮肤的保护与清洁

老年人在日常生活中要注意保持皮肤卫生，特别是皱褶部位如腋下、肛门、外阴等，沐浴可清除污垢、保持毛孔通畅，利于预防皮肤疾病。建议冬季每周沐浴 2 次，夏季则可每天温水洗浴，选择合适的水温可促进皮肤的血液循环，改善新陈代谢、延缓老化过程；凡能活动、自行洗澡者可用盆浴或淋浴，或采用洗澡椅，但应协助老年人做好准备，嘱老年人注意安全，勿反锁浴室门，避免空腹或饱餐后洗澡。年老体弱者家属必须有人协助。对卧床老年人，家属要帮助擦浴。合适的水温可促进皮肤的血液循环，改善新陈代谢、延缓老化过程。但同时亦要注意避免烫伤和着凉，建议沐浴的室温调节在 24～26℃，水温则以 40℃左右为宜；沐浴时间以 10～15 分钟为宜，时间过长易发生胸闷、晕厥等意外；洗浴时应注意避免碱性肥皂的刺激，宜选择弱酸性的硼酸皂、羊脂香皂，以保持皮肤 pH 在 5.5 左右。

沐浴用的毛巾应柔软，洗时轻擦，以防损伤角质层。老年人的足部也要注意清洁，定期修剪趾（指）甲及脚垫，视力欠佳者可用带放大镜的指甲剪，也可预防性地在晚间热水泡脚后用磨石板去除过厚的角化层，再涂护脚霜，避免足部的皲裂。而已有手足皲裂的老年人可在晚间沐浴后或热水泡手足后，涂上护手护脚霜，再戴上棉质手套、袜子，穿戴一晚或一两个小时，可有效改善皲裂状况。需使用药效化妆品时，首先应观察老年人皮肤能否耐受，是否过敏。要以不产生过敏反应为前提，其次再考虑治疗效果。

老年人头发与头部皮肤的清洁卫生也很重要。老年人发质较脆弱，头发多干枯、易脱落，做好头发的清洁和保养，可减少脱落、焕发活力。应定期洗头，干性头发每周清洗一次，油性头发每周清洗 2 次。有条件者可根据自身头皮性质选择合适的洗发护发用品。例如，皮脂分泌较多者可用温水及中性肥皂，头皮和头发干燥者则清洁次数不宜过多，可用多脂皂清洗，发干后可涂以少许润滑油。对卧床不起的老年人应帮助其在床上洗发，可使用充气式洗头盆，洗完后将头发擦干，并梳好。

老年人口腔因老年性变化，牙间隙大，常引起食物嵌塞，加之唾液分泌减少，黏稠度增加等均有利于细菌生长，因此，必须做好口腔的清洁工作，防止病菌的滋生。对能自行刷牙者鼓励早晚刷牙，饭后漱口。对自己不能刷牙者，家属应给予协助，饭后漱口，每日晨、晚各刷牙1次，不可间断。若戴义齿，餐后应取下义齿清洗后再戴上。睡前应刷洗义齿，并放入冷水杯中，次日晨再戴，以便让支持义齿的组织得到休息。对伴有昏迷、高热或瘫痪的老年人应给予特殊的口腔护理。

二、老年人的衣着卫生

由于老年人皮肤的特点，其衣着与健康的关系越来越受到护理人员的关注。老年人的服装选择，首先必须考虑实用性，即是否有利于人体的健康及穿脱方便。老年人体温中枢调节功能降低，尤其对寒冷的抵抗力和适应力降低，因此在寒冷时节要特别注意衣着的保暖功效，应根据天气的变化情况及老年人的体质条件，及时增减衣服。另外，还要考虑衣着布料及脏衣服上脱落表皮分解产物对皮肤的刺激等方面的因素。衣服的料质应较为松软、轻便以便全身气血流畅，内衣宜用柔软、吸水性强、透气性良好、不刺激皮肤、可调节体温且耐洗的棉织品；有些衣料如毛织品、化纤织品，穿起来轻松、柔软、舒适，一向受到老年人的喜爱。然而，它们对皮肤有一定的刺激性，如果用来制作贴身穿着的内衣，就有可能引起瘙痒、疼痛、红肿或水疱。尤其是化纤织物，其原料是从煤、石油、天然气等高分子化合物或含氮化合物中提取出来的，其中有些成分很可能成为过敏原，一旦接触皮肤，容易引起过敏性皮炎。且这类织物带有静电，容易吸附空气中的灰尘，易引起支气管哮喘。因此，在选料时要慎重考虑，尤其是内衣，应以透气性和吸湿性较高的纯棉织品为好。衣服的容易穿脱对于老年人来说是非常重要的，即使是自理能力有损的老年人，也要尽量鼓励与指导老年人参与衣服的穿脱过程，以尽可能最大限度地保持和发挥其残存功能。

外衣随季节不同而各取所宜，如麻织品、丝织品宜做夏衣，毛织品散热低，宜做冬衣。衣服款式的选择还应考虑安全舒适及时尚，适合老年人的个性特征及社会活动需求。衣着色彩要注意选择柔和、不褪色、容易观察是否干净的色调。衣服的式样一般要求较为宽大，方便穿脱、不妨碍活动及便于变换体位。

即使是自理能力缺陷的老年人，也要尽量鼓励与指导老年人参与衣服的穿脱过程，以最大限度地保持和发挥其残存功能。因此服装的设计上要注意适合老年人的特点，如上衣和拉链上应留有指环，便于老年人拉动；衣服纽扣不宜过小，方便系扣；尽量选择前开门式上装，裤子最好采用松紧带，便于老年人穿脱等。

此外，老年人衣服款式的选择还应考虑安全舒适及时尚。老年人的平衡感降低，应避免穿过长的裙子或裤子以免绊倒。做饭时的衣服应避免袖口过宽，否则易着火。为了舒适，衣服要合身，但不能过紧，更不要压迫胸部。同时也要注意关心老年人衣着的社会性。在尊重其原有生活习惯的基础上，注意衣服的款式要适合其个性及社会活动。条件允许时鼓励老年人的服饰打扮可适当考虑流行时尚，如选择有朝气的色调、大方别致的款式及饰物等。

帽子可起到保暖及防暑作用，夏季可用遮阳帽遮阳，冬季宜戴毛织帽以防体温从头部向外扩散。老年人血液循环较差，下肢特别是脚易感寒冷，鞋子一定要选好穿好，并避免受寒和潮湿，以防寒从脚入。

第三节 老年人的营养与饮食护理

案例6-2

　　张大爷，男，72 岁，半年前妻子去世，目前独居。有一子，其子平时工作较忙，一个月会探望张大爷一次。张大爷经济状况尚好，但自理能力差，饮食起居不能处理得很好。平素体健，半年来体重下降 5kg，医院体检示无明显器质性病变。追问平日生活，自诉妻子过世后很少外出，食欲有所减退，无明显饥饿感，食量减少。

问题：1. 张大爷为什么会发生体重下降的情况？
　　　 2. 如何帮助张大爷，避免营养不良的发生？

　　"营养问题"用最通俗的说法就是"吃"的问题，"吃"说起来容易，但要"吃得对"却得花一番工夫。随着科技的进步，人们了解到营养不只是"吃"这样单纯的一件事，从早期以量为主要目的的"吃得饱"，到注重质的"吃得好"，到现在的"吃出健康"，意味着人们在营养的要求上越来越高。而且"营养"是除了"吃"以外，涵盖经济、心理、文化多方面的问题。对老年人而言，饮食是一种精神上的满足和享受，与家人同桌就餐，为增加交流的机会提供了条件；饮食的制作和品尝对老年人来说也是日常生活的一大乐趣，也是老年文化生活的象征。因此，在营养和饮食方面对老年人的照护，以延缓老化和防止老年多发病，达到"吃出健康"的目标，是日常生活护理中的一项重要任务。

一、老年人的营养需求

（一）糖类

　　糖类供给的能量应占总热能的 55%～65%。随着年龄增加，体力活动和代谢活动的逐步减低，热能的消耗也相应减少。一般来说，60 岁以后热能的提供应较年轻时减少 20%、70 岁以后减少 30%，以免过剩的热能导致超重或肥胖，并诱发一些常见的老年病。老年人摄入的糖类以多糖为好，如谷类、薯类含较丰富的淀粉，在摄入多糖的同时，还可提供维生素、膳食纤维等其他营养素。而过多摄入单、双糖（主要是蔗糖，如砂糖、红糖等）会诱发龋齿、心血管疾病与糖尿病。

（二）蛋白质

　　蛋白质的摄入应采取优质少量的原则。老年人的体内代谢过程以分解代谢为主，需要较为丰富的蛋白质来补充组织蛋白的消耗，但由于其体内的胃胰蛋白酶分泌减少，过多的蛋白质可加重老年人消化系统和肾脏的负担，因此每天的蛋白质摄入不宜过多，每日 1.0～1.2g/kg，占总热量的 15%，尽量供给优质蛋白，并应占摄取蛋白质总量的 50%以上，如豆类、鱼类等可以多吃。

（三）脂肪

　　老年人体内肌肉组织减少，脂肪组织则随年龄增加而逐渐增加。过多的脂肪摄入，不利于心血管系统、消化系统；但过分限制脂肪又影响到脂溶性维生素的吸收，对健康不利。因此脂肪的适当摄入也十分重要，国内主张脂肪供给量按每日 1.0g/kg 为宜，占总热能的 20%～30%，应尽量选用含不饱和脂肪酸较多的植物油，而减少膳食中饱和脂肪酸和胆固醇的摄入，如多吃一些花生油、豆油、菜油、玉米油等，而尽量避免猪油、肥肉、酥油等动物性脂肪。

（四）无机盐

老年人容易发生钙代谢的负平衡，特别是绝经后的女性，由于内分泌功能的衰减，骨质疏松的发生将进一步增加。应强调适当增加富含钙质的食物摄入，并增加户外活动以帮助钙的吸收。由于老年人体内胃酸较少，且消化功能减退，因此应选择容易吸收的钙质，如奶类及奶制品、豆类及豆制品，以及坚果如核桃、花生等。此外，铁参与氧的运输与交换，铁缺乏可引起贫血，应注意选择含铁丰富的食物，如瘦肉、动物肝脏、黑木耳、紫菜、菠菜、豆类等，而维生素C可促进人体对铁的吸收。老年人往往喜欢偏咸的食物，容易引起钠摄入过多但钾不足，钾的缺乏则可使肌力下降而导致人体有倦怠感。

（五）维生素

维生素在维持身体健康、调节生理功能、延缓衰老过程中起着极其重要的作用。富含维生素 A、维生素 B_1、维生素 B_2、维生素 C 的饮食，可增强机体的抵抗力，特别是 B 族维生素能增加老年人的食欲。蔬菜和水果可增加维生素的摄入，且对于老年人有较好的通便功能。

（六）膳食纤维

膳食纤维主要包括淀粉以外的多糖，存在于谷、薯、豆、蔬果类等食物中。这些虽然不被人体所吸收，但在帮助通便、吸附由细菌分解胆酸等而生成的致癌物质、促进胆固醇的代谢、防止心血管疾病、降低餐后血糖和防止热量摄入过多方面，起着重要的作用。老年人的摄入量以每天 30g 为宜。

（七）水分

失水 10%就会影响机体功能，失水 20%即可威胁人的生命。如果水分不足，再加上老年人结肠、直肠的肌肉萎缩，肠道中黏液分泌减少，很容易发生便秘，严重时还可发生电解质失衡、脱水等。但过多饮水也会增加心、肾功能的负担，因此老年人每日饮水量（除去饮食中的水）一般以 1500ml 左右为宜。饮食中可适当增加汤羹类食品，既能补充营养，又可补充相应的水分。

二、影响老年人营养摄入的因素

（一）老化中各项生理变化对营养问题的影响

1. 口腔的变化

（1）牙齿问题：牙齿最基本的功能即切断、咀嚼食物，在老化过程中常会造成牙齿及其周边组织的损坏，常见的原因有牙菌斑、牙结石的堆积、义齿的不适当、掉牙、缺牙等，无论何种原因造成牙齿功能的损坏，常直接影响老年人对食物的选择。

（2）味蕾问题：在老化过程中味蕾数减少到原来的 1/3，导致味觉下降，特别是甜、咸的味觉显著丧失，许多慢性病患者需要限制甜（糖）、咸（盐），为使达到味觉上的效果，这类老年人需选用糖、盐的替代品。

2. 胃的变化 在老化过程中常见胃活动减少、盐酸分泌减少等，食物排空延缓，因此老年人进餐应少量多餐，可避免不舒适的情形并促进食物的消化。而且胃黏膜的萎缩及内因子的减少等因素易造成铁、钙及维生素 B_{12} 及叶酸的不足，并出现恶性贫血的可能。

3. 肠道的变化 由于小肠肌纤维及黏膜的萎缩、纤毛数量及功能的减少，肠蠕动减少，小肠血流减少及吸收细胞减少等因素，常影响各种营养素的吸收，易使老年人发生营养不均衡的问题。大肠的变化也比较明显，由于肠黏液的分泌减少及肠壁弹性的下降，对粪便的排除影响最大。

（二）心理因素

饮食在生活中的意义不只是营养供给，更是一种享受，对于与家人同住的老年人而言，吃饭时间代表了与家人相聚聊天的时候，对于住在各种机构的老年人而言，更是不可忽略的社交活动。因此，亲情这种情感是支撑老年人健康快乐生活的精神支柱，这种需求胜过对任何物质的需求。由于与社会的接触越来越少，老年人逐渐产生孤独感、沮丧感和厌世感，最好能创造条件多人一起用餐，子女要尽可能多回家和老年人吃饭，也可以和邻近的老年人一起用餐。热闹的用餐气氛，会改变老年人的心情，进而增加食欲。

（三）社会因素

老年人的社会地位、经济实力、生活环境及价值观等对其饮食影响很大。经济水平低者较易出现不正确的营养摄取情形，导致可选择的饮食种类、数量的减少；不同的生活环境有着不同的饮食习惯，如在我们的日常饮食中最常食用的为猪肉，而牛肉在许多老一辈人中视为禁忌，这与西方人多食用牛肉有相当的差异；营养学知识的欠缺可引起偏食或反复食用同一种食物，导致营养失衡；独居老年人或者高龄者，即使没有经济方面的困难，在食物的采购或烹饪上也可能会出现问题。此外，有宗教信仰的老年人常有素食的习惯，在护理时须给予尊重。

三、老年人的饮食原则

（一）膳食结构科学

老年人易患的消化系统疾病、心血管系统疾病及各种运动系统疾病，往往与营养结构不合理有关。根据老年人营养代谢特点，老年人的膳食结构如下。

1. 主食　以米、面、薯类为主，摄入量为每日 300g 左右；糖类（包括蜂蜜）每日小于 25g。

2. 蛋白质食物　以动物蛋白为主，如瘦肉每日 75g 或鱼类 75g，两者交替食用。其他如蛋类每日 50g、鲜奶每日 225g、豆制品每日 100g。

3. 脂肪类　植物油每日小于 25g。

4. 维生素及食物纤维类　从各类果蔬中摄取，注意多样化，蔬菜每日 250～300g，水果每日 100～150g。

5. 食盐（包括酱油和腌制食品）　每日小于 6～8g。

按上述建议的食物量，其营养素基本满足老年人的每日需要量，可根据不同年龄、性别和劳动强度适当增减。

（二）饮食安排适当

老年人保持理想的体重很重要，应适当限制热量的摄入。根据老年人的生理特点，少吃多餐的饮食习惯较为适合，切勿暴饮暴食或过饥过饱。由于老年人肝脏中储存肝糖原的能力较差，而对低血糖的耐受能力不强，容易饥饿，所以在两餐之间可适当增加点心。晚餐不宜过饱，因为夜间的热能消耗较少，如果多吃了富含热能而又较难消化的蛋白质和脂肪会影响睡眠。

（三）烹调方式合理

老年人因为牙齿松动和脱落使咀嚼能力减弱，消化功能下降，因此食物应细、软、松，既给牙齿咀嚼的机会，又便于消化。烹调宜采取烩、蒸、煮、炖、煨等方式，同时应注意具有色、香、味，既易消化又促进食欲。老年人消化道对食物的温度较为敏感，饮食宜温偏热，两餐之间或入睡前可加用热饮料，以解除疲劳，增加温暖。

（四）摒弃不良饮食爱好

戒烟、限酒、少饮茶，吸烟可使血中二氧化碳浓度增高、血脂升高；过度饮酒可加大血栓形成的概率；饮浓茶会对胃肠道产生刺激反应；勿食用烟熏、烧焦、腌制、霉变或过烫的食物，以防消化道传染病和食管癌。

（五）注意个体差异

由于饮食习惯、劳动强度、患病情况等多方面的影响，老年人在膳食上存在个体差异。因此，在饮食种类选择时，既要满足老年人的代谢需要，还需尊重个人的嗜好和习惯。对于患有慢性疾病的老年人，还应更多地考虑饮食对疾病控制和康复的影响。

四、老年人的饮食护理

（一）一般护理

进餐时，室内空气要新鲜，必要时应通风换气，排除异味；老年人单独进餐会影响食欲，如果和他人一起进餐则会有效增加进食量；鼓励自行进食，对卧床的老年人要根据其病情采取相应的措施，如帮助其坐在床上并使用特制的餐具（如床上餐桌等）进餐；在老年人不能自行进餐，或因自己单独进餐而摄取量少，并有疲劳感时，照顾者可协助喂饭，并注意尊重其生活习惯，掌握适当的速度与其相互配合。

（二）上肢障碍者的护理

老年人患有麻痹、挛缩、变形、肌力低下、震颤等上肢障碍时，自己摄入食物易出现困难，但是有些老年人还是愿意自行进餐，此时，可以自制或提供各种特殊的餐具，如国外有老年人专用的叉、勺出售，其柄很粗以便于握持，亦可将普通勺把用纱布或布条缠上即可；有些老年人的口张不大，可选用婴儿用的小勺加以改造；使用筷子的精细动作对大脑是一种良性刺激，因此应尽量维持老年人的这种能力，可用弹性绳子将两根筷子连在一起以防脱落。

（三）视力障碍者的护理

对于视力障碍的老年人，做好单独进餐的护理非常重要。照顾者首先要向老年人说明餐桌上食物的种类和位置，并帮助其用手触摸以便确认；要注意保证安全，热汤、茶水等易引起烫伤的食物要提醒注意，鱼刺等要剔除干净。视力障碍的老年人可能因看不清食物而引起食欲减退，因此，食物的味道和香味更加重要，或者让老年人与家属或其他老年人一起进餐，制造良好的进餐气氛以增进食欲。

第四节　老年人的排泄护理

排泄是人最基本的需要，当由于疾病的困扰或机体自身功能衰退时，老年人排泄就会出现问题。对于老年人如厕和排泄应进行正确的照护，使老年人健康如厕，避免因排泄问题影响老年人的心理或社会交往。

一、老年人如厕的护理

无论是护理人员还是其他照顾者，都应热心、耐心对待老年人的排泄要求，积极对待，不应嫌弃或对老年人产生厌恶的情绪。如果老年人产生不愿麻烦人的心态，不去厕所，强行憋便、憋尿的话，就会导致老年人精神紧张，甚至产生失禁，会让老年人的生活陷入痛苦。

（一）硬件设施要求

卫生间应宽敞、防滑、无障碍，避免跌、滑倒。尽量安装坐式马桶，并配备扶手，多数老年人关节不好，常会造成下蹲困难，坐式马桶可以减小腿部压力，避免出现摔倒和心血管意外事件。

（二）老年人如厕照料"五不宜"

1. 蹲起动作不宜快　晨起排便时，动作一定要慢，因为清晨老年人的心率相对较快，血压也较高，心脏排血量增加，血液黏度增强，此时心血管疾病发病率是其他时段的 3～4 倍；排便后起身也要慢一点，缓缓站起，尤其一些直立性低血压患者，蹲坐时，由于下肢弯曲会眼前发黑，甚至晕倒。

2. 排便不宜太用力　老年人用力排便时，会导致腹压、血压升高，此时心脏的负担也会加大。因此，排便不要太用力，如果有便秘症状，应多吃富含纤维的果蔬，或在医生指导下，如厕前使用润肠药物。

3. 排便时间不宜长　经过一夜睡眠，消耗掉了人体内大量的水分，这会导致血液流动缓慢，加上老年人肠蠕动功能差，易出现大便干燥，清晨如厕时间过长会使周身血液循环不畅通、加重大脑和心脏的供血供氧不足，极易发生脑出血或心肌梗死。

4. 如厕时不宜闩门　老年人进入卫生间，不管是排便还是洗澡，都不能插门，一旦出现问题可以方便抢救。

5. 照顾者不宜催促老年人　老年人在排泄时，不应催促，否则就会造成老年人产生紧张的不良情绪，未排干净就草草了事，长此以往，就会造成老年人产生失禁现象。

二、老年人便秘的护理

案例6-3

王爷爷，65 岁，丧偶，子女均在国外。文化程度：大学。去年退休。退休前为一学校的老师。除外出购物，不爱活动。白天大部分时间在家看书报或电视节目。喜欢吃肉，不爱吃蔬菜，嗜辣。最近一次体检是在一个月前。检查结果显示，除血脂偏高外，无其他异常。最近一段时间自觉排便困难，每周排便 2～3 次，大便干结，自己曾到药房购买酚酞片服用，但自觉效果不佳，食欲略有下降，故前来就诊。

问题： 1. 最近一段时间，王爷爷在身体方面发生了什么情况？

2. 什么原因导致他排便困难？

3. 如何改善其症状？

（一）概述

1. 定义与原因　便秘是指正常的排便形态改变，排便次数比原来减少 1/3～1/2，或排便时间明显延长，粪便质地过干、过硬，且排便困难。便秘是由各种疾病引起的消化系统的常见伴随症状，最常见的原因有饮食习惯、缺乏运动、不健康的排便习惯、生活压力、情绪紧张、饮水减少及药物副作用等。

便秘是老年人常见的健康问题，由于消化功能会随着年龄的增加而日益减退，各种消化液分泌减少，胃肠蠕动减慢，结肠、直肠及肛门肌肉松弛，排便无力，使老年人易发生便秘；许多老年人咀嚼能力可能会变差，使纤维性食物摄取减少；此外，老年人活动减少，再加上长期服用含有铝离子、钙离子等药物的作用，更加重了便秘的症状。

2. 老年人便秘的特点

（1）排便次数少，排便间隔时间延长，便量减少。

（2）易出现全身中毒症状：由于肠蠕动缓慢，肠内蛋白质分解，腐败发酵加重，其终末产物如酚类、吲哚、粪臭素等有害物质的吸收可造成患者腹胀、腹痛、头晕、乏力、口苦、精神淡漠、食欲减退等。

（3）老年人便秘时精神压力较大，易对便秘产生恐惧感，惧怕排便，久之形成恶性循环，排便更加困难。

（4）老年便秘者排便时费力，易出现大汗淋漓、虚脱，甚至发生脑出血、心肌梗死、猝死，占心、脑疾病死亡诱因中的 10% 左右。

（二）护理评估

1. 健康史

（1）了解老年人最近一次排便时间。有无食欲下降、腹胀、腹痛、心悸、胸闷等情况。

（2）了解老年人既往排便习惯，如有无定时排便习惯，两次排便间隔时间，每次排便所用时间。

（3）是否常用泻剂或其他用药史，如抗胆碱能药物、鸦片制剂、抗抑郁药等。

（4）了解老年人饮食习惯，饮食的种类和量。

（5）了解老年人有无情绪低落等精神心理因素。

2. 身体评估

（1）触诊：在左下腹可触及粪块。

（2）直肠指检：有助于发现直肠癌、痔疮、肛裂、炎症、狭窄、坚硬粪块阻塞、外来压迫、肛门括约肌或松弛等。

（三）护理诊断

1. 便秘　与饮食缺乏粗纤维、活动量少、液体摄入量不足、肠蠕动减慢等有关。

2. 焦虑　与长期便秘有关。

3. 知识缺乏　缺乏便秘的相关知识。

（四）护理措施

1. 症状观察　观察排便的次数、间隔时间，粪便形状、硬度、有无脓血和黏液等。

2. 心理护理　提供适宜、隐蔽的排便环境，给予心理安慰，解除患者排便顾虑。

3. 饮食护理　指导老年人合理膳食，增加食物中的纤维素含量。

4. 行为疗法　指导老年人定时正确排便，养成良好的排便习惯，如晨起排便、有便意及时排便，避免用力排便，同时应增加活动。

5. 导泻治疗　严重的便秘经饮食和行为疗法无效时，可采取导泻治疗。

（1）容积性泻剂：主要是各种含植物纤维素制剂。此类泻药不能被人体消化和吸收，从而增加粪量和软化粪质，并可轻度刺激结肠蠕动，如车前子等。

（2）润滑性泻剂：如液状石蜡、麻仁丸、甘油栓等。

（3）老年人应尽量避免口服硫酸镁、蓖麻油、番泻叶等强刺激性泻药，以免导致肠功能紊乱，水、电解质、酸碱平衡失调。

6. 灌肠疗法　导泻治疗无效时，可尝试灌肠疗法，它是一种临时性治疗措施，以清除粪便或嵌顿直肠内的干结粪粒。用温生理盐水 500～1000ml 通过导管从肛门经直肠流入结肠，通过灌肠刺激肠蠕动，软化粪便，排出积气和粪便，减轻腹胀解除便秘；由于老年人长期不良的排便习惯，结肠肌层变薄，肠道张力降低，直肠因长期积粪而扩张、低垂，因此，灌肠时要注意灌肠液适当的高度、速度和溶液量，操作宜轻柔，防止穿破直肠。

7. 手指取便法　当粪便嵌塞于肛门直肠，用泻药无效时，可让老年人左侧卧位，用戴手套的示指将干结粪便粉碎取出，或用油剂保留灌肠，将粪块软化后再粉碎取出。

8. 生物反馈疗法 可训练患者在排便时松弛盆底肌肉，使排便时腹肌、盆底肌群活动协调；可用于直肠肛门、盆底肌功能紊乱的便秘患者，长期疗效较好。

（五）健康教育

1. 膳食指导

（1）多食纤维素丰富的食物（粗制面粉、粗制大米、玉米粉、芹菜、菠菜、水果等），以增加粪便量达到刺激肠蠕动的目的。开始食用粗纤维食物时应从少到多，逐渐增量，以免因肠道刺激而引起腹泻或梗阻。

（2）鼓励老年人多饮水，病情许可时，每日饮水量应不少于 2000ml，最好清晨空腹时喝一杯 300～400ml 温开水或凉开水，或含少量食盐的淡盐水、蜂蜜水，可以增加肠蠕动，有助于排便。

2. 指导老年人建立良好的排便习惯

（1）定时排便：不管是否有便意，每天应定时模拟排便，以便建立良好的排便反射。

（2）排便时间：一般在早餐后进行，因为此时结肠活动比较活跃。

（3）注意事项：排便时要集中注意力，同时双手压迫腹部或作咳嗽动作，增加腹压以利于排便。

3. 腹部按摩 加强腹部肌肉的锻炼，可每日顺时针方向按摩腹部数次，增加蠕动，促进排便。

4. 适当运动 适当运动尤其是到户外活动有利于增加胃肠蠕动，增进食欲，预防便秘，促使老年人保持最佳的生理功能和心理状态。

5. 心理指导 保持乐观的精神状态，消除紧张因素，克服焦虑。

6. 预防意外 有高血压、心脑血管疾患的老年人要避免用力排便，以防发生意外。

三、老年人大便失禁的护理

（一）概述

大便失禁是指肛门括约肌或盆底肌肉因神经性因素（如脑卒中）、肠道疾病（如肿瘤）或直肠会阴手术导致控制排便的能力失常，粪便不受意识控制地自肛门口漏出，每天至少 2 次或 2 次以上。大便失禁易造成多种并发症，严重影响患者的生活质量，不仅给患者带来了极大的痛苦，而且也给护理工作带来诸多困难。大便失禁是医院、护理之家和家庭病床护理中常遇到的问题，尤其在老年人、重危患者及瘫痪卧床患者中其发生率居高不下。随着人口老龄化的趋势，大便失禁已成为医疗、护理急需解决的问题。

（二）护理评估

（1）询问病史和了解老年人是否不自主地排出粪便；观察患者排便的性质、规律。

（2）评估老年人是否有忧郁、自卑、恐惧心理，以及家属对其理解、关心程度。

（3）视诊肛门、直肠指诊、内镜检查。

（4）肛门直肠生理学测定肛管测压、肌电图描记肛门括约肌的功能状况及神经支配情况。

（5）排便造影测定肛门括约肌和肛管、直肠的形态功能和动力学功能。

（三）护理诊断

1. 排便失禁 粪便不自主地排出与肛门括约肌不受意识的控制有关。

2. 有皮肤完整性受损的危险 与粪便污染肛周皮肤导致湿疹、溃疡有关。

3. 情境性自尊低下 与大便失禁引起的异味有关。

4. 社交障碍 不愿与人交往，与窘迫、异味、不适有关。

（四）护理措施

1. 心理护理 排便失禁处理绝不仅仅是一个简单的卫生方面的问题，这些老年人常有难以启齿、意志消沉、孤僻、害怕被发现的灰色心理，如不及时干预，会使他们精神颓废，社会适应能力进一步退化。因此，护理人员应充分地理解和帮助他们，给予心理安慰与支持，帮助其树立信心，配合治疗和护理。

2. 皮肤护理 床上铺橡胶单和中单或一次性尿布，保护会阴部及肛门周围皮肤干燥，防止破溃。肛门周围的皮肤常因频繁的稀便刺激发红，每次便后用温水洗净肛门周围及臀部皮肤。必要时，肛门周围可涂搽氧化锌软膏。严重者每日两次局部烤灯，每次20～30分钟，以保持皮肤干燥。稀便常流不止者，为保持皮肤完好和保证治疗的顺利进行，可暂用纱球堵塞肛门口以防大便流出。

3. 饮食原则 进食富有营养、易于消化的食物，多吃含纤维素高的食物，既可以使粪便塑型还可以减慢肠道排空，如有香蕉、大米、淀粉、面包、土豆、苹果沙司、奶酪、花生酱、酸奶、生面团和燕麦；喝足量的水，进食和饮水分开进行；避免大量饮食、食用粗糙和有刺激性的饮食。

4. 排便控制训练 掌握卧床老年人排便的规律，如清晨起床后或早饭后等，及时给予便盆；或者每隔数小时给老年人递一次便盆，训练排便习惯，建立规律的排便时间，以减少大便失禁的次数，重建良好的排便功能。

5. 盆底肌肉锻炼 教会老年人进行肛门括约肌及盆底部肌肉的锻炼，逐步恢复肛门括约肌的控制能力。指导老年人取立、坐或卧位，试做排便动作，先慢慢收缩肛门肌肉10秒，然后再慢慢放松，间歇10秒，连续20～30分钟，每日数次，以老年人感觉不疲劳为宜。

6. 生物反馈治疗 对于肛门外括约肌尚有一定支配的特发性大便失禁患者有一定的疗效。方法是将一个球囊放入患者的直肠，球囊的压力结果让患者看到。当球囊充气达一定的体积时，患者应该感觉到直肠的膨胀感并根据球囊压力的变化用力做缩肛动作，球囊每充气1次，患者根据所看到的球囊压力变化就做1次缩肛动作，每天坚持这种反馈训练，在患者能够感觉球囊对直肠的膨胀的前提下球囊的充气量逐渐减少，直至患者能够建立正常的肛门直肠协调运动。

7. 手术治疗的护理 对于有肛门括约肌和骨盆底部肌肉组织损伤的患者可采用括约肌成形术、修补术等手术治疗，此类手术易发生感染以致影响疗效，故术后护理至关重要。

（1）饮食由无渣流质逐渐过渡到少渣食物，早期控制排便的次数和量，同时防止便秘。

（2）注重肛门、会阴肌肉锻炼以增强肛门会阴部肌肉的功能。

（3）创面换药每日1～2次，便后及时换药。

（五）健康教育

（1）教会患者进行肛门括约肌及盆底部肌肉收缩锻炼。指导患者取立、坐或卧位，试做排便动作，先慢慢收缩肌肉，然后再慢慢放松，每次10秒左右，连续10次，每次锻炼20～30分钟，每日数次，以患者感觉不疲乏为宜。

（2）指导老年人及家属保持床褥、衣服清洁。室内空气清新，及时更换污湿的衣裤及被单，定时开窗通气，除去不良气味。

四、老年人尿失禁的护理

李奶奶，62岁，20多年前开始在咳嗽、大笑、打喷嚏、奔跑时尿液不自主的溢出，并随着健康状况的好坏而时轻时重。去年年底开始症状加重，询问过去史，得知李奶奶自这个冬春季以来持续咳嗽长达4个月，漏尿症状有所加重。询问生育史，育有一子一女，女儿为产钳助产。妇科检查见子宫Ⅰ度脱垂。泌尿系统检查，膀胱内压正常，膀胱逼尿肌稳定。尿道压力测试：在膀胱充盈状态下，站立位可见随咳嗽尿液漏出，咳嗽停止后还见漏尿。

问题：李奶奶的尿失禁属于哪种类型，如何护理？

（一）概述

1. 定义　尿失禁是指个体不能控制膀胱排尿功能，使尿液不自主外流的现象。尿失禁被认为是当今老年人群最常见的失能隐疾之一，有15%～30%的老年人患有不同程度的尿失禁，它也是绝经期妇女最大的困扰。尿失禁不仅易损伤老年人的皮肤，增加尿路感染的危险，而且还易使老年人产生自卑、沮丧等负性情绪，影响老年人正常社交、家庭和睦，加速老年人老化。

2. 分类　根据北美护理学会对尿失禁的分类，分为压力型尿失禁、急迫型尿失禁、混合型尿失禁、充溢型尿失禁、反射型尿失禁、功能性尿失禁与完全型尿失禁7种。

（1）压力性尿失禁：腹压突然升高（咳嗽、喷嚏、大笑时等），尿液会不自主从尿道口漏出。患者95%以上是女性，是40～50岁妇女最大困扰。

（2）急迫性尿失禁：尿意产生时，来不及如厕，尿液已从尿道口流出，多见于老年人。

（3）混合型尿失禁：同时出现部分压力型及急迫型尿失禁的混合症状，常发生在身体虚弱的老年人。

（4）充溢性尿失禁：由于下尿路有较严重的机械性（如前列腺增生）或功能性梗阻引起尿潴留，当膀胱内压上升到一定程度并超过尿道阻力时，尿液不断地自尿道中滴出。该类患者的膀胱呈膨胀状态。

（5）反射性尿失禁：由完全的上运动神经元病变引起，排尿依靠脊髓反射，患者不自主地间歇排尿（间歇性尿失禁），排尿没有感觉。

（6）功能性尿失禁：突如其来，常在精神紧张、情绪激动或听到流水声而不由自主尿液流出。

（7）完全型尿失禁：由于外伤等原因所致的括约肌完全丧失功能，表现为尿道持续滴尿。

（二）护理评估

1. 健康史

（1）询问老年人是否有尿频、尿急、滴尿、溢尿情况，其程度及诱因。了解老年人心理状况及亲朋好友对其关心程度。了解家庭经济状况，家庭成员是否和睦，老年人人际关系如何等。

（2）了解尿失禁发生及持续时间，是否伴有意识障碍、泌尿系统感染、盆底肌肉松弛、膀胱或尿道括约肌张力减弱、膀胱肿瘤、脊髓损伤等病史。了解老年人日常生活自理能力情况及生活习惯等。

（3）用药史：是否用过某些镇静剂、利尿剂等药。

2. 身体评估　检查神志、精神状况，会阴局部有无红肿、溃破现象。

（三）护理诊断

1. 急迫型尿失禁　与盆底肌群功能减弱、雌激素水平下降等有关。

2. 压力型尿失禁　与膀胱充盈、腹压增高有关。

3. 有皮肤完整性受损的危险　与尿液长期刺激局部皮肤有关。

4. 社交障碍　与异味引起的窘迫、尿频、不适有关。

5. 潜在并发症：尿路感染、压疮。

（四）护理措施

与患者及家属分析尿失禁的原因及形成的问题，以取得他们的共识。对于非完全型尿失禁，要制订协助排尿的时间计划，及时帮助患者排尿。对完全不能自控的失禁，则要制订较周密的计划，如老年性痴呆。

1. 心理护理　尿失禁患者的自尊心易受到伤害，容易出现对别人不信任、固执，严重者情绪低落、焦虑，产生孤独感。护理人员首先要耐心、和蔼、不厌其烦，用良好的护理语言和行为激起患者对康复的信心，注意其情绪变化，了解其心理状况，并提醒家属不要嫌弃老年尿失禁者，应理解、关心老年人，主动协助他们到户外参加力所能及的社交活动。

2. 保持会阴清洁　观察老年人会阴部局部皮肤有无红肿、溃破。对尿失禁老年人应及时更换潮湿的尿垫和衣裤，用温水清洗会阴和臀部，并用柔软的毛巾擦干。对长期卧床的老年妇女，选择吸湿性强、通气良好、柔软的棉织尿垫为好。一次性纸尿垫吸水性强，对皮肤刺激性小，但通气性差，不适宜长期使用。老年男性可用阴茎套将小便引流入便器，也可用保鲜袋接尿。更换阴茎套、保鲜袋时，要清洗阴茎，适当透气。尽量不用留置导尿法，以免引起泌尿系统感染。保持会阴清洁、干燥、透气是护理老年尿失禁患者的重点。

3. 饮食原则　提供高蛋白、高维生素易消化饮食。指导老年尿失禁者不要过分限水，白天足量摄水，一般 1500～2000ml，晚餐后限量摄水，以防脱水或入睡后溢尿，但不能一次大量饮水。不饮茶水及刺激性饮料。

4. 排尿功能训练　排尿功能训练是尿失禁老年人重要的康复措施。训练时要制定合理的计划，持之以恒，其方法为：让老年尿失禁者每隔 1～2 小时排尿一次，排尿时可按摩膀胱区或身体前后摇摆促进排尿，但在非排尿时间内尽量让老年人憋尿。坚持一段时间后，再逐渐延长排尿间隔的时间。在训练的同时要鼓励老年人多喝水，以便有足够的尿量刺激排尿反射的恢复。

5. 盆底肌肉锻炼　因膀胱括约肌、尿道括约肌与盆底肌肉邻近，锻炼盆底肌肉可以增强膀胱括约肌、尿道括约肌的收缩力，控制排尿。锻炼盆底肌肉具体训练方法为：收缩肛门，每次 10 秒，放松间歇 10 秒，连续练习 15～30 分钟，每日数次，4～6 周为 1 个疗程。患者自我观察训练效果方法：让老年人自己用示指、中指插入阴道或用拇指插入肛门，体验盆底肌肉收缩对手指的紧缩程度和力量。

6. 压力性尿失禁护理　可综合采取盆底肌肉锻炼、排尿功能训练等方法缓解症状。

7. 急迫性尿失禁护理　让老年人穿宽松、易脱的裤子，以方便排尿。同时，也可采取锻炼盆底肌肉的方法，增强排尿控制力。

（五）健康教育

经常开窗换气，减轻室内异味。保持会阴局部清洁、干燥、透气，勤洗会阴，勤换内裤。参加一些适宜自己的轻松的户外活动，如散步、做操、短途旅游等，以增强体质。外出时及时更换护垫、尿垫。在公共场合只喝小口水，含在口中，不立即吞下，以减少尿量。坚持进行盆底肌肉锻炼、排尿功能训练。加强营养，避免刺激性饮食，戒烟、酒。鼓励老年人的亲朋好友多与老年人沟通，理解、关心、体贴他们，给予精神上的安慰、生活上的照顾、经济上的支持，提高老年人的生活质量。

第五节　老年人休息、睡眠与活动的护理

一、老年人的休息

休息有两种不同的含义。狭义的休息指一段时间内相对地减少活动，使身体各部分放松，处于良好的心理状态，以恢复精力和体力的过程；广义的休息，是指换一种活动方式。因此休息不单纯是坐、卧、睡眠，变换活动方式，使人从生理上和心理上得到松弛均是休息。

有效的休息应满足三个基本条件：充足的睡眠、心理的放松、生理的舒适。老年人相对需要较多的休息，应注意休息质量并且要劳逸结合。

二、老年人的睡眠

睡眠可以解除人的疲劳，降低老年人身体和精神的压力，对于维持机体平衡、延缓衰老有重要的作用。老年人睡眠表现为：入睡潜伏期延长，睡眠中觉醒次数和时间均增加，深睡眠明显减少，熟睡眠很差，快速眼球运动睡眠减少，并均匀分布。60～70 岁睡眠时间应当在 8 小时左右。70～90 岁睡眠时间应当在 9 小时左右。90 岁以上睡眠时间应当在 10 小时左右为宜。

老年人睡眠减少除了跟自己特殊的睡眠习惯及环境有关外，还有一些影响老年人睡眠质量因素，如身体疾病（如心力衰竭、肝癌、前列腺增生、睡眠呼吸暂停综合征）、心理精神类疾病、药物等。

睡眠质量的下降可直接影响机体的活动状况，导致烦躁、精神委靡、食欲减退、疲乏无力，甚至疾病的发生。

三、老年人睡眠障碍的护理

睡眠障碍是困扰老年人常见的病症之一。表现为入睡困难、睡眠表浅、易醒或早醒等。

（一）护理评估

1. 健康史　应详细询问老年人的睡眠情况，每晚需要睡眠几小时；每天几点 就寝；早晨几点起床；睡前有没有特殊习惯，如喝热饮料、热水坐浴或背部按摩；睡前是否需要服用安眠药；睡眠中有无打鼾，呼吸及异常行为；详细询问老年人既往有无高血压、冠心病、肺气肿等病史，了解老年人既往的用药情况，烟、酒、咖啡等的应用情况，有无引起睡眠障碍的社会、心理因素存在。

2. 身体状况　老年人睡眠障碍可表现为：①长时间（1 个月以上）夜间有效睡眠时间缩短，每晚少于 6 小时，白天打瞌睡；②睡眠浅，夜间觉醒次数增加，醒后感到疲乏，整日精神不振，昏昏欲睡；③入睡困难或早醒，睡眠潜伏期大于 30 分钟，常感睡眠不佳。

3. 实验室及其他检查　目前国际上诊断各种睡眠障碍疾病的方法为多导睡眠图（PSG）监测检查。

4. 心理-社会状况　睡眠障碍可影响一个人的心理状态。它会使人精神委靡、情绪低沉、急躁紧张，记忆能力、计算能力及思维的灵活性降低。而精神紧张、焦虑、兴奋等可引起短

暂失眠。失眠严重程度与抑郁症的程度有直接关系。

（二）护理诊断

1. 睡眠型态紊乱　与焦虑、抑郁、疾病困扰、不适当的刺激因素等有关。

2. 焦虑　与入睡困难，正常生活受干扰等因素有关。

（三）护理措施

1. 一般护理

（1）生活节律：注意劳逸结合，自行掌握休息与活动的节律，睡眠要充足。

（2）睡眠卫生：安排良好的睡眠环境，保证起居室温湿度适宜、无异味、光线柔和、保持被褥的干净整洁、厚薄适宜、衣物松紧适宜、保持周围环境安静；睡前避免饮用刺激性物质；养成刷牙、漱口、温水泡脚的习惯。

（3）合理休息：注意休息的质量。老年人需要较多的休息，合理的休息应穿插于整天的活动中。休息的方式有多种：睡眠、聊天、闭目静坐、变换活动方式等。休息要注意质量：看电视、看书等时间不宜过长。

（4）适度活动：鼓励老年人规律锻炼，指导其参加力所能及的日常活动和体力劳动，如看书、写字、下棋；户外活动，如散步、慢跑、打太极拳、跳舞、适宜的旅游。晚餐后轻微活动或散步。

2. 用药护理　适当使用安眠药、镇静剂可帮助睡眠，但也有许多不良反应，如易在体内蓄积和产生依赖，还有抑制呼吸、降低血压、影响胃肠道蠕动和意识活动等。因此要：①严格控制用药剂量：1/3～1/2。②严密观察药物的不良反应，检查肝肾功能、跌倒倾向。③严密监测有无药物依赖性。

3. 心理护理

（1）多与老年人交谈，以通俗易懂的语言为其讲解疾病的发生、发展、治疗、护理等内容，增加信任感。

（2）针对性告知老年人避免把精力、注意力都集中到睡眠上。对失眠引起的症状要采取顺其自然的态度，不害怕，不对抗，把注意力放到行动上，减少失眠对患者的心理负面的影响。

（四）健康教育

1. 缩短在床上的时间　老年人待在床上的时间越长越容易导致失眠。

2. 建立规律的睡眠-觉醒时间表　尤其是规律的唤醒时间，这样能使老年人每天在规定时间起床。

3. 鼓励恰当的体育锻炼　参加恰当的体育锻炼的老年人更容易睡好。

4. 建立良好的生活习惯　午饭后不宜饮用咖啡、浓茶等刺激性饮料，晚餐不宜过饱、过油腻，睡前不服用利尿剂，睡前保持情绪稳定，不看刺激性电视、不用脑过度或过度思虑。睡前如厕，以免夜尿增多而干扰睡眠。

四、老年人的活动

活动，泛指各种形式的体育活动、娱乐活动、家务劳动、社会活动和专业技术活动等。老年人从生理和心理的角度都需要适当的活动。

（一）活动对老年人的重要性

1. 神经系统　活动能改善神经系统的调节功能，提高神经系统对人体活动时错综复杂的变化的判断能力，并及时作出协调、准确、迅速的反应。户外运动可以改善老年人大脑的功能，延缓功能的衰退，起到预防老年痴呆的作用。

2. 心血管系统　可以改善心率变化，增强心肌力量。持续的有氧运动可以消耗脂肪、降低血脂、调节血压。有氧运动使中老年人血液黏滞度下降，改善脑循环，促进脑代谢和血管的强力反应及扩张，保护脑组织，预防和减缓脑血管疾病。

3. 呼吸系统　老年人经常运动能增加呼吸肌力量和耐力，推迟呼吸肌老化。运动可使人体更多肺泡参与工作，使肺泡富有弹性，可增加肺活量。

4. 消化系统　老年人经常参加运动，对消化系统的功能有良好影响，可使胃肠的蠕动增强，消化液的分泌加多，因而使消化和吸收的能力提高；也能增加人体对食物的欲望和需要量，有利于增强体质。

5. 肌肉骨骼系统　活动可使老年人骨关节和肌肉系统能力提高，延缓骨质疏松及老年特有的退行性骨和关节病变。

6. 其他　增强机体免疫功能，提高抗病能力，调动积极的情绪，提高工作和学习的效率。糖尿病老年人，活动是其维持正常血糖的必要条件。

（二）适合老年人的活动的种类和强度

1. 老年人的活动种类

（1）适合老年人的活动种类有日常生活活动、家务活动、职业活动、娱乐活动。

（2）适合老年人的活动项目有步行、慢跑、游泳、跳舞、打太极拳、打乒乓球、打门球、保龄球、体操及气功等。

2. 锻炼强度　老年人的活动强度应根据个人的身体状况及能力来选择。

（1）一般可通过测量心率来掌握运动量

1）运动后最宜心率（次／分）=170-年龄；

2）身体健壮者可用：运动后最宜心率（次／分）=180-年龄。

观察运动后的心率是否是最宜心率。

（2）运动结束后，在3分钟内心率恢复到运动前水平，表明运动量较小，应加大运动量；在3～5分钟之内恢复到运动前水平表明运动适宜；而在10分钟以上才能恢复者，则表明活动强度太大，应适当减少。

（三）老年人活动的原则

1. 选择适宜　根据自身年龄、体质状况、运动基础及场地条件选择适宜的运动项目及适宜的运动量。

2. 循序渐进　机体对运动有一个适应过程，故运动强度应由小到大，动作要由慢到快，由简单到复杂，不宜做强度过大、速度过快的剧烈运动。

3. 持之以恒　锻炼是一个逐步积累的过程，需要强调运动的规律和强度，只有坚持经常性、系统性，才能逐渐达到目的。一般要坚持数周、数月甚至数年才能取得效果，并仍需坚持，才能保持和加强效果。

4. 运动时间　老年人运动时间以每天1～2次，每次30分钟左右，一天运动总时间不超过2小时为宜。运动的具体时间，要根据个体的具体情况做适当安排，最佳运动时间为每天的15：00～17：00，特别是运动量较大的活动。例如，在饭前锻炼，至少要休息30分钟，才能用餐；饭后则至少要休息1.5小时以上才能锻炼。为了避免锻炼后过度兴奋而影响入睡，应在临睡前2小时左右结束锻炼。

5. 运动场所和气候　运动的场地尽可能选择空气新鲜、环境幽静、地面平坦的场所。老年人对气候的适应调节能力较差，夏季高温炎热，要避免直接日晒，防止中暑；冬季严寒冰冻，户外活动要防跌倒和感冒，应选择有采暖的地区。早晨空气清洁度差，故不要过早出门运动，遇到气候恶劣或老年人行动不便时，也可在室内进行运动。

6. 自我感觉判断

（1）运动时全身有热感或微微出汗，运动后感到轻松或稍有疲劳，食欲增进，睡眠良好，精神振作——强度适当，效果良好。

（2）运动时身体不发热或无出汗，脉搏次数不增或增加不多——应增加活动强度。

（3）运动后感到很疲乏、头晕、胸闷、气促、心悸、食欲减退、睡眠不良——应降低运动强度。

（4）在运动中出现严重的胸闷、气喘、心绞痛或心率反而减慢、心律失常等应立即停止运动，并及时就医。

（四）患病老年人的活动

老年人常常因疾病困扰而导致活动障碍，特别是卧床不起的老年人，如果长期不活动很容易导致废退性萎缩等并发症。因此，对各种患病的老年人，都要通过帮助其活动，维持和扩大日常生活和自理能力。

因治疗而采取制动状态的老年人，在不影响治疗的同时，应尽可能地做肢体的被动运动或按摩等，争取早日解除制动状态。痴呆老年人应增加与社会接触的机会，参与力所能及的活动，可以延缓病情的发展。偏瘫老年人可借助助步器和多脚手杖等辅助器具进行训练。

五、老年人跌倒的护理

跌倒是指从平地行走或稍高处摔倒在地，多见于老年人（特别是高龄老年人）。跌倒是我国伤害死亡的第四位原因，而在 65 岁以上的老年人中则为首位。老年人跌倒死亡率随年龄的增加急剧上升。跌倒除了导致老年人死亡外，还导致大量残疾，并且影响老年人的身心健康。例如，跌倒后的恐惧心理可以降低老年人的活动能力，使其活动范围受限，生活质量下降。因此，积极预防老年人跌倒是维护老年人健康、保证老年人生活质量的重要护理措施。

老年人跌倒的发生并不是一种意外，而是存在潜在的危险因素。老年人跌倒既有内在的危险因素，也有外在的危险因素，老年人跌倒是多因素交互作用的结果。

（一）内在危险因素

1. 生理因素

（1）步态和平衡功能：步态的稳定性下降和平衡功能受损是引发老年人跌倒的主要原因。步态的步高、步长、连续性、直线性、平稳性等特征与老年人跌倒危险性之间存在密切相关性。

（2）感觉系统：包括视觉、听觉、触觉、前庭及本体感觉，通过影响传入中枢神经系统的信息，影响机体的平衡功能。

（3）中枢神经系统：中枢神经系统的退变往往影响智力、肌力、肌张力、感觉、反应能力、反应时间、平衡能力、步态及协同运动能力，使跌倒的危险性增加。

（4）骨骼肌肉系统：老年人骨骼、关节、韧带及肌肉的结构、功能损害和退化是引发跌倒的常见原因。骨骼肌肉系统功能退化会影响老年人的活动能力、步态的敏捷性、力量和耐受性，使老年人举步时抬脚不高、行走缓慢、不稳，导致跌倒危险性增加。

2. 病理因素

（1）影响脑血流量及氧供应的全身性疾病：如心率失常、充血性心力衰竭血压过高、糖尿病患者的低血糖反应、直立性低血压等均可导致患者头晕、体力不支而跌倒。

（2）听觉、视觉、平衡功能障碍：老年人由于视觉、听觉、触觉、前庭及本位感觉等功能的损害及减退，均减少传入中枢神经系统的信息，影响大脑的准确分析、判断。例如，脑卒中、帕金森病、脊椎病、小脑疾病、前庭疾病、外周神经系统病变、白内障、偏盲、青光眼等。

（3）骨关节肌肉疾病：骨关节肌肉疾病导致活动障碍或肌力减弱而跌倒。老年人由于髋、膝、踝关节活动障碍、肌无力跌倒的占躯体因素的75%。

（4）坠床：也是住院老年人跌倒的主要原因。

3. 药物因素　研究发现，是否服药、药物的剂量，以及复方药都可能引起跌倒。很多药物可以影响人的神智、精神、视觉、步态、平衡等方面而引起跌倒。可能引起跌倒的药物包括以下几种。

（1）精神类药物：抗抑郁药、抗焦虑药、催眠药、抗惊厥药、安定药。

（2）心血管药物：抗高血压药、利尿剂、血管扩张药。

（3）其他：降糖药、非甾体类抗炎药、镇痛剂、多巴胺类药物、抗帕金森病药。

4. 心理因素　沮丧、抑郁、焦虑、情绪不佳及其导致的与社会的隔离均增加跌倒的危险。沮丧可能会削弱老年人的注意力，潜在的心理状态混乱也和沮丧相关，都会导致老年人对环境危险因素的感知和反应能力下降。另外，害怕跌倒也使行为能力降低，行动受到限制，从而影响步态和平衡能力而增加跌倒的危险。

（二）外在危险因素

1. 环境因素　昏暗的灯光，湿滑、不平坦的路面，在步行途中的障碍物，不合适的家具高度和摆放位置，楼梯台阶，卫生间没有扶栏、把手等都可能增加跌倒的危险，不合适的鞋子和行走辅助工具也与跌倒有关。

室外的危险因素包括台阶和人行道缺乏修缮，雨雪天气、拥挤等都可能引起老年人跌倒。

2. 社会因素　老年人的教育和收入水平、卫生保健水平、享受社会服务和卫生服务的途径、室外环境的安全设计，以及老年人是否独居、与社会的交往和联系程度都会影响其跌倒的发生率。

（三）护理评估

1. 跌倒情况评估　跌倒的时间、场合，老年人是如何对待的。跌倒前有无先兆，如头晕、头痛、胸闷、心悸、呼吸短促、肢体无力、饮酒、服用药物等；跌倒后有无明显的外伤，有无大小便失禁、神智是否清晰，当时是否能够站立等。

2. 既往史评估　询问有无与跌倒有关的疾病（如白内障、青光眼、肌无力、严重关节炎、足畸形、直立性低血压、高血压、脊椎病、癫痫、痴呆症、帕金森病等）及诊治情况；了解老年人过去是否有跌倒的历史，跌倒的次数及当时的情形，有无惧怕跌倒的心理，是否使用可引起跌倒危险的药物（地西泮、阿片类止痛剂、抗高血压药、利尿剂、氨基糖苷类抗生素）。

3. 身体状况　老年人跌倒后可出现多种损伤，如软组织损伤、骨折、关节脱位和脏器损伤等。跌倒时的具体情况不同表现有所不同。若跌倒时臀部先着地易发生髋部股骨颈骨折，表现为局部剧烈疼痛、不能行走或跛行。若跌倒时向前扑倒，易发生股骨干、髌骨及上肢前臂骨折，出现局部肿胀、疼痛、破损和功能障碍。若跌倒时头部先着地，可引起头部外伤、颅内血肿，立即或在数日或数月后出现脑出血症状。

（四）护理诊断

1. 感知障碍　与老年人的器官减退有关。

2. 有受伤危险　与老年人感知运动障碍和环境不安全因素有关。

（五）预防及护理措施

1. 组织灌注不足所致者　对高血压、心律失常、血糖不稳定、直立性低血压所致的眩晕，要帮助老年人分析可能的危险因素和发病的前驱症状、掌握发病规律，并积极防治可能诱发跌倒的疾病，如有效控制血压，防止低血糖的发生等。老年人一旦出现不适症状马上就近坐下或由他人搀扶卧床休息。在由卧位转为坐位、坐位转为立位时，速度要缓慢，改变体位后先休息1～2分钟。

2. 平衡功能不良者 助步器能提供良好的侧向稳定性，因此，借助合适的助步器能部分降低跌倒的危险。住院老年人为预防跌倒，可在其床尾和护理病历上作醒目的标记，建立跌倒预防记录单。

3. 正在服用药物者 对因服用增加跌倒危险的药物，老年人应尽可能减少用药剂量和品种。睡前床旁放置便器；意识障碍的老年人床前要设床档；患骨关节炎老年人可采取止痛和物理治疗。

4. 感知功能减退者 居室照明应充足，看电视、阅读时间不可过长，避免用眼过度疲劳。外出活动最好在白天进行。指导老年人正确佩戴并使用助听器。每半年至1年接受一次视力及听力检查，听力检查时注意老年人有无耳垢堆积。

5. 肌肉力量减退者 持之以恒地参加健身运动，能增强老年人的肌肉力量、柔韧性、协调性、平衡能力、步态稳定性及灵活性，减少跌倒的发生。适宜于老年人的运动形式有步行和慢跑、游泳、太极拳、园艺和静力运动。

6. 日常生活指导

（1）衣服要舒适，尽量穿合身宽松的衣服。鞋子要合适，鞋对于老年人而言，在保持躯体的稳定性中有十分重要的作用。老年人应该尽量避免穿高跟鞋、拖鞋、鞋底过于柔软及穿着时易于滑倒的鞋。

（2）居室内地面设计应防滑，保持地面平整、干燥，过道应安装扶手；合理安排室内家具高度和位置，家具的摆放位置不要经常变动，日用品固定摆放在方便取放的位置，使老年人熟悉生活空间。

（3）卫生间的地面应防滑，并且一定要保持干燥；卫生间最好使用坐厕而不使用蹲厕，浴缸旁和马桶旁应安装扶手；浴缸或淋浴室地板上应放置防滑橡胶垫。

（4）老年人对于照明度的要求比年轻人要高2～3倍，因此应改善家中照明，使室内光线充足，这对于预防老年人跌倒也是很重要的。在过道、卫生间和厨房等容易跌倒的区域应特别安排"局部照明"；在老年人床边应放置容易伸手摸到的台灯。

（5）睡床高低要合适，床垫不宜太松软。

目 标 检 测

单选题

1. 老年人皮肤瘙痒的最常见原因是（　　）
   A. 皮肤干燥　　　　　　B. 皮肤感染
   C. 慢性肾功能衰竭　　　D. 高血压
   E. 药物过敏

2. 正常情况下，老年人每日适宜的饮水量（除去饮食中的水）为（　　）
   A. 1000ml　　B. 1500ml　　C. 2000ml
   D. 2500ml　　E. 3000ml

3. 老年便秘患者的饮食护理措施中不合理的是（　　）
   A. 足量饮水　　B. 食用精制面粉和糖

C. 选用小米、薯类、玉米等杂粮
D. 食用富含油脂的食物
E. 多食用新鲜蔬菜和水果

4. 大便失禁老年患者的护理措施中不正确的是（　　）
   A. 保持被单整洁，及时更换
   B. 保持皮肤的清洁干燥
   C. 充分地理解和帮助他们，给予心理安慰与支持
   D. 观察排便的规律，及时给予便盆
   E. 严重者，补充水分，给予软食

5. 老年人的饮食原则不包括（　　）

A. 高蛋白　　　B. 高维生素　　C. 低脂肪　　　　E. 前列腺肥大

D. 少纤维素　　E. 少盐、少糖

6. 关于老年人的营养，正确的是（　　）

    A. 高热量饮食　　　　B. 以植物蛋白为主

    C. 摄取足量水分　　　D. 少量多餐，多吃零食

    E. 糖类以谷类为主

7. 在对女性尿失禁老年人评估时，需要询问有无（　　）

    A. 老年性痴呆　　　　B. 阴道手术史

    C. 脑卒中　　　　　　D. 脊髓疾患

8. 在观察老年人的运动强度是，最简单方便的监测指标是（　　）

    A. 血压　　　　　　　　　B. 呼吸

    C. 心率　　　　　　　　　D. 肾上腺素水平

    E. 心输出量

9. 老年人适宜的居室温度应为（　　）

    A. 18~20℃　　　　　　　B. 20~22℃

    C. 22~24℃　　　　　　　D. 24~26℃

    E. 26~28℃

第七章　老年人感官系统疾病的护理

第一节　老年人感官系统的生理变化

（一）视觉——眼

老年人均会出现不同程度的视力障碍。比较常见的是远视（即老花眼），还会出现视野狭窄、对光亮度的辨别力下降及老年性白内障等。

1. 视力　眼晶状体自 4 岁开始有颜色，30 岁呈橙黄色，40 岁时呈淡褐色，80 岁以上呈暗褐色，晶状体着色对光线的吸收有一定的影响，一般而言，40 岁以上随着年龄增加视力减退。

2. 瞳孔　一般瞳孔直径为 2～4mm，幼儿时较小，随着年龄增加而增大，20 岁前后最大，老年时 70%瞳孔重新缩小，影响投射到视网膜的光线，因而出现周边视野缩小。老年人动脉硬化可引起阿-罗瞳孔。部分 80 岁以上老年人瞳孔对光反应明显迟钝或消失。

3. 眼球运动　随着年龄的增长，调节力逐渐减退，向上凝视困难。老年人视物为先眼球转动，继之头转动，这是少动的临床体征之一。

4. 眼底的老年性改变　老年人视网膜表面无光泽。晶状体或玻璃体浑浊使眼底较模糊，有时是由于视网膜组织浑浊所致。年轻时黄斑颜色深，随年龄增长由于中央部时常暴露于强光下使色素减少，故老年人黄斑部颜色逐渐变淡，且边界不清。黄斑区中心凹周围，甚至中心凹对光反射消失。老年人眼底血管可见中度变细变直，有时呈铜丝或银丝样动脉硬化征象改变。

（二）听觉——耳

老年人表现出生理性的听力减退乃至耳聋。随年龄增长，中耳、内耳出现骨质硬化和增生，鼓膜变厚、硬，失去弹性，听神经功能衰退，听力下降；高级中枢对声音信号分析减慢，对声音的定位功能减退；前庭功能改变，平衡功能减退，易发生眩晕，故老年人喜欢安静、听话喜慢。

（三）嗅觉——鼻

老年人鼻黏膜干燥、血管脆性增加，易破裂出血；嗅黏膜退变，神经细胞数量减少、萎缩，嗅觉敏感性减退，导致嗅觉变得不灵敏，而且对从鼻孔吸入的冷空气的加热能力减弱，因此老年人容易对冷空气过敏或患上伤风感冒。

（四）皮肤感觉

皮肤感觉包括触觉、温度觉和痛觉。由于皮肤内的细胞退化，老年人的触觉和温度觉减退，容易造成烫伤或冻伤。另外，痛觉也会变得相对迟钝，以致难以及时躲避伤害性刺激的危害。

（五）味觉——舌

随着年龄增加，到老年期舌表面的味蕾即味觉细胞减少，导致味觉感受性逐渐减退，另外可能与鼓索神经或舌咽神经的信息传导功能减退有关。老年人以咸味感觉迟钝最为明显，酸、甜、苦敏感度的改变不多。

第二节　皮肤瘙痒症

案例7-1

肖大爷，73岁，退休干部，全身瘙痒2年，以冬季为重。四肢伸侧面、腰、背、腹部表皮有明显抓痕，间有血痂，以四肢、背、腰部明显。双小腿外侧有少许湿疹样变。

问题： 1. 肖大爷全身瘙痒的可能原因有哪些？
　　　　2. 应如何护理？

（一）概述

皮肤瘙痒症是老年人常见的皮肤疾病。临床上将只有皮肤瘙痒而无原发性皮肤损害称皮肤瘙痒症。皮肤瘙痒症多见于60岁以上的老年人，男性发病率比女性高，晚间瘙痒比白天严重。

1. 病因与分类

（1）由某种系统性疾病引起的继发性全身性瘙痒：如肝胆疾患、肾功能不全、糖尿病、代谢障碍、甲状腺功能亢进和甲状腺功能减退、内脏肿瘤、习惯性便秘、神经精神障碍等。

（2）单纯性老年性皮肤瘙痒症：这类皮肤瘙痒常见原因有，皮肤本身的变化，如皮肤干燥、内分泌功能减退、性激素分泌减少导致皮脂腺和汗腺的分泌减少、皮肤萎缩退化等；气候改变，如气候干燥、寒冷、过热；老年人神经系统的退行性变，一旦发生皮肤瘙痒，自我很难控制住搔抓的欲望。

2. 病理生理　老年性皮肤瘙痒症的发生，与老年人的生理变化密切相关。首先，由于老年人激素水平生理性下降、皮肤老化萎缩、皮脂腺和汗腺分泌功能减退导致皮肤含水量减少，缺乏皮脂滋润且易受周围环境因素刺激诱发瘙痒。其次，还与内分泌改变、过敏性因素、动脉硬化、糖尿病、贫血、习惯性便秘及肝脏疾病等有关，有时还是某些恶性病的信号。

（二）护理评估

1. 健康史

（1）评估患者有无皮肤瘙痒的感觉，以瘙痒的部位、程度、时间，有无诱因，如进食辛辣、海鲜类食物后是否加重等。

（2）了解患者疾病史，是否有肝胆疾患、肾功能不全、糖尿病、代谢障碍、甲状腺功能亢进和甲状腺功能减退、内脏肿瘤、习惯性便秘、神经精神障碍等。

2. 身心状况

（1）躯体表现：其典型症状是在没有任何原发皮肤损害的情况下感觉皮肤瘙痒，主要表现为皮肤干燥变薄，表面呈糠秕状脱屑，长期的搔抓，皮肤上常留下许多抓痕、血痂、色素沉着、苔藓样变、湿疹样变，重者可以发生皮肤感染。此外，全身性皮肤瘙痒部位常不固定，但以躯干和下肢的症状最为常见也最为严重，常为阵发性，昼轻夜重，常发生于洗澡之后，且多从汗腺分布较少的小腿开始，逐渐延伸至全身，可影响睡眠。瘙痒症通常在一些诱发因素的诱导下发生，如冷空气、衣服摩擦、摄入辛辣刺激性食物、情绪变化等。

（2）心理-社会状况：评估患者及家属对疾病的了解情况、情绪反应、应对情况。

3. 实验室及其他检查

（1）血液生化检查：监测血糖，葡萄糖耐量试验，筛查是否有糖尿病。

（2）尿液检查：有助于了解有无尿糖升高，有无肾脏疾病。

（3）肝、肾功能监测：了解有无肝脏、肾脏疾病。

（三）救治与护理

1. 救治原则　在治疗上应注意饮食清淡，忌饮酒及食辛辣、刺激性食物，多饮水保持皮肤滋润，避免过于频繁的洗澡和使用碱性强的肥皂，积极治疗相应的慢性疾病。常用药物有抗组胺药物及钙剂、丙酸睾酮、维生素A、维生素C及镇静催眠药等。

2. 主要护理问题

（1）知识缺乏：缺乏皮肤瘙痒症的相关知识。

（2）有感染的危险　与皮肤剧烈瘙痒时搔抓引起皮肤损伤及老年皮肤抵抗力下降有关。

（3）睡眠型态紊乱　与睡前皮肤瘙痒剧烈有关。

3. 护理措施

（1）饮食护理：饮食习惯要有利于健康，老年人平日营养要充分，膳食调配要适当，饮食宜清淡，不要吃得太咸、太腻，少吃或不吃辛辣等刺激性食物，不喝酒，少饮或不饮浓茶和浓咖啡，不吃导致自己过敏的食物。多吃新鲜的黄绿色蔬菜，保持大便通畅，大便通畅能有效地将体内积聚的致敏物质及时排出体外。

（2）皮肤护理

1）衣物选择：衣服宜宽大、松软，不要穿毛织品，内衣选用棉织品或丝织品，避免衣服摩擦诱发瘙痒。被褥不宜太厚、太暖。

2）洗澡要讲究：老年人洗澡次数不宜过多，水温不宜过高，一般以35～37℃为宜，不要用过热的水烫澡，洗澡时间不宜过长，以15～20分钟最好，洗澡时不宜用碱性较大的肥皂，因为这种肥皂去脂效力太强，会增加皮肤干燥度，加重瘙痒，故应用中性肥皂。

3）使用护肤用品：老年人油脂分泌少，皮肤较干燥，故需要经常使用护肤用品，尤其是秋冬季节，如护肤油、护肤膏、护肤霜、烊速消等，使皮肤保持一定的湿度和滋润度，有利于防止皮肤瘙痒。

4）尽量避免搔抓：瘙痒剧烈也不宜用力搔抓。如已出现抓痕、血痂，应涂抹适量抗生素软膏，防止感染。

（3）保持生活规律：老年人须注意生活规律，睡好觉，避免过度劳累、发怒和急躁，保持心情舒畅。平时可选择散步、打羽毛球、太极拳、练气功等活动。培养种花、养金鱼、下棋等良好习惯来陶冶情操，早睡早起，不看刺激性强的影视节目，临睡前不喝浓茶与咖啡，以保证充足的睡眠。

（4）心理护理：应充分理解患者，关心、安慰患者，给予耐心细致的护理。

（5）健康指导

1）积极防治原发疾病，如糖尿病、黄疸、肾脏疾病，以去除瘙痒病的病因。

2）不吃有过敏或刺激的食物，如鱼、虾、蟹等。应戒烟、酒，不喝浓茶、咖啡。饮食宜清淡、易消化，多食新鲜蔬菜和水果。

3）应注意合理的皮肤保养，衣服宜宽大、松软；减少洗澡的刺激，不可用碱性太强的肥皂或摩擦过多；尽量避免搔抓；被褥不宜太暖；秋冬季应适量涂抹润滑油膏保护皮肤。

4）老年人须注意生活规律，保持心情舒畅，避免过度劳累、发怒和急躁。

第三节　老年性耳聋

案例7-2

　　何某，男，72 岁，家人反映老年人近期说话习惯明显改变，倾向于大声说话，且经常要求家人重复讲过的话。家人认为老年人是年老引起的听力下降，听说助听器可以提高听力，想给老年人也购买一个助听器，于是向你咨询有关助听器的问题。

问题： 作为护理人员应给予家属和老年人哪些方面的指导?

（一）概述

　　老年性耳聋是指随着年龄增长，双耳听力呈对称性进行性下降，以高频听力下降为主的感音神经性聋。主要原因为听觉器官的退化，这种退化快慢不一，终生不停，而且年龄越大老化越快。据 1997 年调查结果，我国北京市 60 岁及以上的老年人听力下降的患病率高达 78.7%，老年性耳聋为 68.3%。

　　1. 病因

　　（1）增龄性老化：随着年龄增加听觉器官逐渐老化。

　　（2）疾病：中耳炎（幼年或年轻时）、糖尿病、高血压、高脂血症等可引起听觉感受器和蜗后听神经系统损伤，加速老年性耳聋。

　　（3）药物：如链霉素、庆大霉素、卡那霉素等耳毒性药物。

　　（4）其他：如遗传、噪声、环境污染、精神创伤等。

　　2. 病理生理　　老年性耳聋与增龄性老化关系最为密切。老化表现为：中耳鼓膜肥厚，弹性减少，听骨关节韧带松弛或钙化，可造成传导性听力障碍；内耳细胞变性表现为核分裂减少，核蛋白合成减少，细胞质内色素及不溶性物质聚集，导致细胞变性萎缩；听神经中枢亦发生退变。Hansen（1965 年）曾发现老年性耳聋患者的耳蜗核、上橄榄核、下丘及内膝状体神经节细胞都发生萎缩。Arensen（1982 年）则发现老年性耳聋患者蜗神经核细胞数为 50 600，约为正常数 96 400 的一半。

（二）护理评估

　　1. 健康史

　　（1）评估老年人是否有听力下降，表现为希望别人大声说话或经常要求别人重复谈话内容等，评估听力下降是突发性还是渐进性，有无耳鸣的现象等。

　　（2）了解老年人是否有高血压、糖尿病、甲状腺功能减退等疾病，以及既往用药情况等。

　　2. 身心状况

　　（1）躯体表现

　　1）60 岁以上老年人出现原因不明的双侧对称性听力下降，以高频听力下降为主。

　　2）常有听觉重振现象，即患者常述"别人低声说话时听不到，大声说话时又觉得太吵"。

　　3）语言分辨率与纯音听力不成比例，多数情况下纯音听力减退不及语言听力严重，年龄越大此种现象越明显，即许多老年人尽管纯音听力基本正常，但仍不能理解讲话的内容，称为"音素衰减"。

　　4）常伴有高频性耳鸣，开始多为间歇性，渐渐发展为持续性，严重影响睡眠。

　　（2）心理-社会状况：评估患者及家属对疾病的了解情况，应对情况。

　　3. 实验室及其他检查

　　（1）体格检查：触压耳部以了解有无压痛；用耳窥镜检查耳道，观察充血、肿胀、耳垢栓塞及鼓膜形状。

（2）听力评估检查：明确性质为传音性耳聋还是感音性耳聋。

（三）救治与护理

1. 救治原则　老年性耳聋属听觉系统的老年性不可逆的退行性改变，目前尚无有效的治疗方法。治疗原则为避免或纠正听力减退的因素，减缓听力退化的速度，适应听力减退的生活，能够与人进行有效的沟通。

2. 主要护理问题

（1）感知改变：听力下降　与听觉器官退行性改变有关。

（2）沟通障碍　与听力下降有关。

（3）知识缺乏　与缺少疾病相关信息、缺乏正确指导有关。

3. 护理措施

（1）饮食护理：老年性耳聋应多吃含纤维素、维生素和蛋白质较多的食物，如蔬菜、水果、牛羊肉、豆制品和鱼类（特别是青鱼）。适当限制脂肪的摄入。要戒烟禁酒，不食用浓茶、咖啡和辛辣的刺激性食物。

（2）沟通技巧：指导家属与老年人正确沟通。

1）首先沟通的环境宜安静，交谈时说话吐字清楚且速度稍缓，不高声喊叫。

2）对老年人不理解的语言，应给予解释而不只是简单重复原话。

3）多使用眼神或身体语言交流。例如，说话时身体前倾以表示对老年人的话题感兴趣，适时夸大面部表情以传达各种情绪，激发老年人交谈的欲望并增进老年人理解交谈的内容。还可适度使用触摸来传递信息，以表示对老年人的热情和关爱。

4）对视力较好的老年人可借助写字板、字卡等与老年人交谈。

（3）心理护理：听力下降，可造成老年人与人交往困难，引发抑郁等情感障碍，逐渐与朋友及家人疏远，与社会隔绝，甚至导致老年性痴呆。因此，要耐心地给予老年人帮助，加强与老年人的沟通交流，同时要帮助老年人接受听力减退的现实，寻找积极的生活方式，增强其生活乐趣和社会交往。

（4）必要时佩戴合适的助听器：以改善老年人的听力。

（5）健康指导

1）老年性聋的预防：老年性耳聋目前虽无有效的治疗方法，但营养条件、周围环境及老年性疾病等加速老年性聋的因素是可以预防的。可从以下几方面加以预防：①因老年人内耳微循环功能较差，对噪声和耳毒性药物等有害因素的敏感性增高，所以要避免噪声环境及耳毒性药物的影响。②积极防治某些全身性疾病，如高血压、动脉硬化、高血脂、糖尿病等。③教会老年人做耳朵保健运动，并长期坚持。具体方法为：用手掌按压耳朵和用示指按压、环揉耳屏，每日3～4次，以促进局部血液循环，增加耳膜活动，防止听力下降。④进行适度的体育锻炼，如气功、太极拳、健身操等，但应避免过度劳累，并保持心情舒畅。⑤可预防性使用药物，如维生素A、维生素B、维生素E类，银杏叶制剂等。

2）助听器的使用：①佩戴助听器的适应证：佩戴助听器前，必须由专业医生进行全面的检查，根据听力损害程度，选择适合的助听器，切不可自行选购随意佩戴，以免损害残存的听力。一般情况下，具有中度至重度感音神经性聋，且精神及身体状况良好，语言分辨率较高的老年人适合佩戴助听器。②佩戴时间及调整：首先应指导老年人掌握助听器的各种开关及功能。老年人佩戴助听器有一个适应过程，一般为3～5个月。适应期内，助听器的音量尽量要小，使用2～3个月后再重新调。此外，注意初戴助听器时，每天只戴1～2小时，而且上、下午应分开，几天后逐渐延长佩戴时间，待完全适应后方可整天佩戴。③对话训练：开始时，应在安静的环境中训练听自己的声音，适应后可练习听电视或收音机播音员的讲话，而后可逐步收听或观看其他节目，然后开始对话训练。训练时，开始应在安静环境下一对一地进行，适应后则可进入较多人的环境中进行练习。最后练习在嘈杂环境中与较多人说话。老年人常存在多系统感觉功能下降，因此需要对话训练时间较长，应帮助老年人消除急躁情绪，循序渐进，长期坚持。

第四节　老年性白内障

案例7-3

陈女士，82岁，农民，近10年来，右眼逐渐视物模糊不清，眼前有黑影，加重3个月，眼部检查：右眼视力眼前手动/10cm，左眼视力0.4；右眼晶状体完全浑浊，呈乳白色，眼后段无法窥见，虹膜投影消失，但光定位准确。

问题： 陈女士的护理诊断是什么？应如何对她进行护理？

（一）概述

老年性白内障又称年龄相关性白内障，是最常见的后天性原发性白内障。本病多发生在50岁以上的老年人，是最主要的致盲原因之一。发病率随年龄而增长，多为双眼发病，但发病有先有后。其主要的临床表现为早期患者自觉眼前有固定不动的黑点并出现视力减退，其特点为渐进性和无痛性，最后仅剩光感。其程度因浑浊的部位不同可有单眼复视、视物显多症或屈光改变等。老年性白内障的发病与年龄、居住地域、海拔高度和纬度有关，也与性别、职业、全身性疾病（如糖尿病、高血压等）和营养代谢等因素有关。

1. 病因　老年性白内障的病因目前尚不清楚。一般认为，与环境因素、遗传因素和全身疾病（如糖尿病、高血压）和晶状体营养代谢状况有一定关系。

澳大利亚的学者经研究认为，食盐量与患白内障有一定关系，过多的食盐容易患白内障。法国科学家又一项研究证实，强烈的光线照射容易患白内障。

2. 治疗要点

（1）药物治疗：采用吡诺克辛（白内停）、法克林、消白灵等眼药水滴眼；口服维生素C、维生素E等。

（2）手术：老年性白内障中后期最有效的治疗方法是手术治疗，分为晶状体摘除术和人工晶状体植入术。

（二）护理评估

（1）询问有无渐进性无痛性视力下降，以及视力下降程度，如视物模糊、指数、手动、光感；询问有无眼前固定不动的黑点；有无复视或视物显多症、屈光改变等表现；询问患者及家属对白内障知识的了解程度。

（2）观察患者生活自理情况，了解其能否自行进食、如厕、沐浴等。

（三）救治与护理

1. 一般护理

（1）患白内障的老年人需定期接受眼科检查，一般每年1次，包括屈光介质、视敏度、视野和眼底。若自觉视力减退或眼球胀痛明显，应马上做相关视力检查，以明确视力下降的程度，确定下一步治疗、护理方案。

（2）注意保护眼睛，避免用眼过度，尤其是精细的用眼活动，最好安排在上午进行；看书报、电视的时间不宜过长；为老年人提供的阅读材料要印刷清晰，字体较大，最好用淡黄色的纸张，避免反光。

（3）合理营养，多吃新鲜蔬菜、水果及富含维生素多的食物，不吃辛辣刺激性食物，并戒酒烟。

（4）保证足够的休息与睡眠，充足睡眠有助于眼的保健，有失眠的老年人睡前可服用镇静催眠药，提高睡眠的质量。

2. 术前护理　术前向患者解释手术目的、意义及注意事项；协助患者进行眼部检查和全身常规体格检查；注意保持大便通畅，避免术后排便用力，增加眼内压，影响手术愈合；训练控制咳嗽和打喷嚏方法，欲咳时可用舌尖抵住下腭，用手指按压鼻翼或人中穴，或作深吸气控制咳嗽。

3. 术后护理

（1）观察手术后伤口渗血、渗液及疼痛情况，并做好记录。如有疼痛，可遵医嘱服止痛药物，切忌用手擦眼，以免引起伤口出血和感染。

（2）白内障晶状体摘除后，无晶状体眼呈高度远视状态，一般认为+10～+12D。矫正方法可有眼镜、接触镜或人工晶体植入，后房型人工晶体植入是最好最有效的方法。

（3）指导老年人和家属正确使用滴眼剂：用滴眼剂前清洁双手，用示指和拇指分开眼睑、眼睛向上看，将滴眼剂滴在下穹隆内，闭眼，再用示指和拇指提起上眼睑，使滴眼剂均匀地分布在整个结膜腔内；用备好的纱布或无菌棉签轻轻拭去溢出的药液，点完药液后，让老年人闭眼 2～3 分钟；滴药时注意滴管不可触及角膜，每种滴眼剂使用前均要了解其疗效、维持时间、适应证和禁忌证，检查有无浑浊、沉淀及有效期；几种眼药水同时应用时，应间隔 5 分钟再用第 2 种；眼膏应在晚上用，避免在角膜表面直接涂药，以防擦伤。涂好眼膏后，闭眼，轻轻按摩上眼睑，使药膏均匀涂在结膜囊内；既要用眼药水又要用眼膏时，先滴眼药水约 10 分钟后，再涂眼膏。

目 标 检 测

单选题

1. 下列哪项不是老年皮肤瘙痒症的病因（　　）
　 A. 湿疹　　　　B. 糖尿病　　　C. 肝病
　 D. 肾病　　　　E. 增龄性老化

2. 老年皮肤瘙痒症的临床表现为（　　）
　 A. 瘙痒部位固定
　 B. 常由原发性皮肤损害引起
　 C. 昼轻夜重
　 D. 头面部及下肢最为常见
　 E. 头面部及上肢最为常见

3. 针对皮肤瘙痒患者的护理错误的是（　　）
　 A. 衣服宜宽大、松软，内衣应选用棉织品或丝织品，不要穿毛织品
　 B. 应勤洗澡，保持皮肤清洁
　 C. 洗澡水温不宜过高，一般以 35~37℃为宜
　 D. 尽量避免搔抓
　 E. 秋冬季应经常使用护肤用品

4. 下列哪项不符合老年性耳聋的特点（　　）
　 A. 双侧对称性听力下降，以低频听力下降为主

B. 听人说话，喜慢怕快，喜安静怕嘈杂
C. 常有听觉重振现象，即"低音听不见，高音又感觉刺耳难受"
D. 能听见但听不清楚别人说话
E. 常伴有高频性耳鸣，开始为间歇性，渐渐发展成持续性

5. 下列哪项不是老年性耳聋的病因（　　）
　 A. 中耳炎　　　　　　B. 糖尿病
　 C. 高血压　　　　　　D. 链霉素
　 E. 增龄性老化

6. 预防老年性耳聋的措施错误的是（　　）
　 A. 避免噪声环境及耳毒性药物的影响
　 B. 预防性使用药物，如抗组胺药物、银杏叶制剂
　 C. 鼓励老年人做耳朵保健运动，并长期坚持
　 D. 积极防治某些全身性疾病，如高血压、动脉硬化、高血脂、糖尿病等
　 E. 进行适度的体育锻炼，如气功、太极拳、健身操等

第八章　老年人呼吸系统疾病的护理

教学目标

1. 掌握：老年慢性支气管炎、老年肺气肿的临床特征及护理评估要点。
2. 熟悉：老年慢性支气管炎、老年肺气肿的病因及辅助检查。
3. 了解：老年人呼吸系统的生理变化。

第一节　老年人呼吸系统的生理变化

以环状软骨下缘为界分为上、下呼吸道，前者包括鼻、鼻窦、咽、咽鼓管、会厌及喉，后者包括气管、支气管、毛细支气管、呼吸性支气管、肺泡管、肺泡。

（一）胸廓

因肋骨、脊柱钙化而变硬，胸廓前后径变大呈桶状。胸廓活动受限，肺活量减低。

（二）呼吸肌

呼吸肌和膈肌萎缩，弹性下降，肺通气和肺活量降低，呼吸功能减退。肺组织重量减轻，肺泡壁变薄，泡腔扩大，弹性降低，易致老年性肺气肿，咳嗽反射及纤毛运动功能退化，使滞留在肺的分泌物和异物增多，易感染。

（三）呼吸道

鼻软骨弹性减低，黏膜及腺体萎缩，鼻腔对气流的过滤和加温功能减退或丧失，使整体气道防御功能下降。咽黏膜和淋巴细胞萎缩，易于引起上呼吸道感染。老年人的肺泡总数逐年减少，肺脏的柔软性和弹性减弱，膨胀和回缩能力降低。另外，老年人出现骨质疏松，脊柱后凸，肋骨前突，胸腔形成筒状变形，加上呼吸肌力量的衰弱，限制了肺脏的呼吸运动，造成肺通气不畅，肺活量下降，一般人到 70 岁时，肺活量可减少 25%。老年人的呼吸功能明显退化，肺的通气和换气功能减弱，造成一定程度的缺氧或二氧化碳潴留现象，因而容易发生肺气肿和呼吸道并发症，如老年慢性支气管炎等。

第二节　老年慢性支气管炎

案例8-1

李先生，男性，62 岁，间断咳嗽、咳痰伴喘息近 15 年，多于冬季气候交替时出现，咳嗽以晨起和夜间明显，咳嗽时伴有排痰，多为白色黏痰，时有痰量增多、痰液变稠或呈黄色，每次发作持续 3～4 个月。近 5～6 年来活动后气促加重，不能像正常人一样走路，呼吸时鼓腮吹气。曾有 30 年吸烟史，已于 5 年前戒烟。近 2 天因受凉感冒，咳嗽、胸闷、气促加重，夜间常不能平卧，伴嗜睡、唇发绀送入院治疗。体格检查：BP 120/70mmHg，HR 90 次/分，P 18 次/分，T 36.8℃，精神差，双肺呼吸音粗，双肺可闻及少量散在细小湿啰音及哮鸣音。辅助检查：血常规 WBC 12×10^9/L，中性粒细胞分类 78%。X 线片：双下肺纹理增粗、紊乱。

问题：1. 该老年人可能的疾病诊断是什么？

2. 护士应如何为老年人清理呼吸道？

3. 应为该老年人进行哪些健康指导？

（一）概述

老年慢性支气管炎，简称老慢支。一般认为本病是由多种原因引起的气管、支气管黏膜及其周围组织慢性非特异性炎症。临床上主要是慢性反复发作的咳嗽、咳痰伴有喘息，每年发病持续 3 个月以上，连续超过 2 年为特征。此病病程长，可反复发作。严重者可发展并发慢性阻塞性肺气肿、慢性肺源性心脏病。老年慢性支气管炎在农村的患病率高于城市，寒冷的北方高于南方。

1. 病因　慢性支气管炎的确切病因尚不清楚，但与下列因素有关。

（1）吸烟：是慢性支气管炎发病的主要病因。烟草中的焦油、尼古丁和氢氰酸可损伤支气管上皮细胞，使纤毛运动减退、巨噬细胞吞噬功能降低，致气道净化能力下降；副交感神经功能亢进，引起支气管平滑肌痉挛，腺体肥大，黏液分泌增多，气流受限。

（2）感染因素：与病毒、支原体、细菌等感染有关。呼吸道感染是老年人慢性支气管炎起病、加重和复发的主要原因。

（3）空气污染：空气中刺激性烟雾、粉尘、有害气体（二氧化硫、二氧化氮、氯气、臭氧等）等慢性刺激，可引起支气管黏膜损伤、纤毛清除功能下降、分泌物增加，为细菌入侵创造了条件。

（4）其他因素：自主神经功能失调，老年人呼吸道防御功能降低，营养缺乏等，均是慢性支气管炎的易患因素。

2. 病理生理　慢性气管炎的病理改变可见支气管黏膜上皮细胞变性、坏死，溃疡形成。纤毛倒伏、变短、不齐、粘连，部分脱落。缓解期黏膜上皮修复、增生、鳞状上皮化生和肉芽肿形成。杯状细胞数目增多肥大，分泌亢进，腔内分泌物潴留。基膜变厚坏死，支气管腺体增生肥大。

（二）护理评估

1. 健康史

（1）评估老年人有无长期吸烟史，烟雾、粉尘、有害气体等理化刺激因素和螨虫、寄生虫、花粉等过敏因素。

（2）评估老年人有无感染、气候寒冷、刺激性气体等诱发急性发作的因素。

（3）评估老年人有无相关性全身性疾病的糖尿病、高血压等。

2. 身心状况

（1）躯体表现

1）症状和体征：①咳嗽：以清晨和晚间睡前较重、白天较轻，合并感染时咳嗽加重。重症患者咳嗽频繁、长年不断。②咳痰：一般为白色黏液或浆液泡沫痰，偶可带血，清晨起床后咳痰较多。急性发作或伴有细菌感染时，呈黄色脓痰及痰量增加。年老体弱、痰液黏稠及伴有支气管平滑肌痉挛者，咳嗽剧烈、咳痰不畅，肺部啰音增多。③喘息：部分患者因支气管平滑肌痉挛而出现喘息，闻及哮鸣音及呼气延长，多在继发感染时发作或加重。慢性支气管炎早期无明显阳性体征。急性发作时，肺部可有散在干、湿啰音，咳嗽时减少或消失。

2）分型及分期：①分型：单纯型，主要表现为慢性咳嗽、咳痰。喘息型，除慢性咳嗽、咳痰外，出现喘息，伴有哮鸣音。②分期：急性发作期，指在 1 周内出现脓性或黏液脓性痰，痰量明显增加，或伴有发热等炎症表现，或"咳"、"痰"、"喘"等症状任何一项明显加剧。慢性迁延期，指有不同程度的"咳"、"痰"、"喘"症状迁延达1个月以上者。临床缓解期，经治疗或临床缓解，症状基本消失或偶有轻微咳嗽、少量痰液，保持2个月以上者。

（2）心理-社会状况：慢性支气管炎病程长、反复急性发作且逐渐加重，老年患者易出现烦躁不安或情绪低落、失眠、缺乏自信，甚至对治疗丧失信心；如家庭过多地给予照顾，可致患者产生依赖性而缺乏独立性。

3. 实验室及其他检查

（1）血白细胞计数：急性发作或继发细菌感染时，血白细胞总数和中性粒细胞增多；喘息型，血嗜酸粒细胞增多。

（2）痰液检查：涂片或培养可查到致病菌；喘息型常见大量嗜酸粒细胞。

（3）X线检查：早期肺野无实质病变，肺纹理增多；中、晚期两肺野的透亮度增加、肋间隙增宽、膈肌降低，呈肺气肿征。

（三）救治与护理

1. 救治原则　急性发作期和慢性迁延期治疗以控制感染、祛痰平喘为主。临床缓解期戒烟和避免环境污染等诱发因素，加强体育锻炼，提高机体免疫力，预防呼吸道感染，防止病情的发生和发展。

2. 主要护理问题

（1）清理呼吸道无效　与呼吸道分泌物多而黏稠，支气管痉挛及无效咳嗽有关。

（2）潜在并发症：阻塞性肺气肿、慢性肺源性心脏病。

3. 护理措施

（1）一般护理

1）休息与活动：①提供整洁、舒适、安静的环境，减少不良刺激。经常开窗通风，必要时地面洒水，保持室内空气新鲜、洁净，每日通风2次、每次15～20分钟，保持适宜的温度和湿度。通风时避免对流风，天冷时注意为老年人穿好衣服或盖好被子，以防老年人受凉。②注意保暖。注意老年人身体的保暖，天凉时应及时为老年人增加衣服，尤其注意老年人前胸、后背不能受凉，否则易加重病情。③避免尘埃与烟雾等刺激，避免剧烈运动和进出空气污染的公共场所，老年人外出时戴口罩。

2）饮食：给予高热量、高蛋白、高维生素饮食，提供适合患者口味的食物及适宜的进餐环境，进食时让患者取半卧位或坐位，以利吞咽，餐后2小时内避免平卧；鼓励患者少量多餐，不宜过饱，避免油腻、辛辣等刺激性食物，必要时静脉补充营养；多饮水，每日饮水1500ml以上，有助于呼吸道黏膜的湿润和病变黏膜的修复，利于痰液稀释和排出。

3）口腔护理：老年人咳嗽时应将痰液吐在纸上或痰杯上，吐出的痰液要及时清理，痰杯要消毒处理，纸上的痰液可用燃烧法进行消毒处理。

（2）协助排痰护理

1）指导深呼吸和有效咳嗽排痰：深呼吸和有效咳嗽，有助于气道远端分泌物排出、保持呼吸道通畅、减少感染机会。本法适用于神志清醒、能咳嗽的患者。

方法有：①取舒适的坐位、双脚着地，身体稍前倾，双手环抱1个枕头，有助于膈上升，先做深而慢的腹式呼吸5～6次，以达到必要的吸气容量，于深吸气末短暂屏气、关闭声门，使气体在肺内得到最大的分布和气管到肺泡的驱动压尽可能保持持久，进一步增强气道中的压力；随之收缩腹肌提高腹内压而增加胸膜腔内压，使呼气时能增强高速气流；当肺泡内压力明显增高时，突然打开声门，形成由肺内冲出的高速气流，使气管内分泌物移动，连续咳嗽数次将痰液咳到咽部附近，再迅速用力咳嗽将痰液排出体外。②取俯卧屈膝位，利用膈和腹肌收缩，增加腹压，以利于排痰。③经常变换体位，以利于痰液咳出。④因胸痛而惧怕咳嗽、排痰者，指导患者咳嗽时用双手按压胸部减轻胸痛，必要时给予止痛药物缓解疼痛。

2）湿化呼吸道：适用于痰液黏稠而不易咳出者，湿化气道可稀释痰液、利于痰液排出。①超声雾化吸入法：利用超声发生器薄膜的高频震荡或气源启动的高频射流雾化，使液体成为雾滴，高密度而均匀的气雾颗粒能到达末梢气道，利于排痰。湿化剂常用蒸馏水、生理盐水、低渗盐水（0.45%），在湿化剂中加入溶痰剂（如 α-糜蛋白酶、复方安息香酸酊）、平喘药（如沙丁胺醇）、抗生素（如庆大霉素）等，可使排痰、平喘、消炎的效果更佳。②蒸汽吸入：湿化剂经适当加热，使之形成气雾，以提高吸入液的湿度。③环甲膜穿刺：在环甲膜（甲状软骨与环状软骨之间）处穿刺后，通过保留的塑料细管间歇向气管内滴入祛痰湿润剂湿化气道，使痰液稀释利于排出。

注意事项：①避免气道湿化过度，干稠的分泌物过度湿化后膨胀，可致支气管部分阻塞变成完全阻塞而使痰液咳不出来，应予拍背以帮助排痰，必要时使用吸痰机吸痰，防止窒息。②雾化的药液量要适度，剂量过小达不到治疗目的，剂量过大可引起黏膜水肿、气道狭窄、阻力增加，诱发支气管痉挛。③湿化温度应控制在 35～37℃，温度过高会引起呼吸道灼伤，温度过低可诱发支气管痉挛。④超声雾化时间，以 10～20 分钟为宜。⑤治疗完毕，清理用物、消毒装置，以防呼吸道交叉感染。

3）胸部叩击与胸壁震荡：适用于久病体弱、长期卧床、排痰无力者。①胸部叩击：叩击部位用单层薄布保护胸廓，避免直接叩击引起皮肤发红，但不宜用过厚的覆盖物，以免降低叩击的震荡效果；叩击应避开乳房、心脏和骨突部位（如脊柱、肩胛骨、胸骨），避开拉链、纽扣部位；叩击时患者取侧卧位，叩击者将 5 个手指的指腹并拢、向掌心微弯曲、手背拱起呈空心掌状，以手腕力量，从肺底自下而上、由外向内、迅速而有节律地叩拍胸壁、震动气道，每一肺叶叩击 1～3 分钟，每分钟 120～180 次，叩击力量要适中，以不感到疼痛为宜，叩击时发出一种空而深的拍击音则表明手法正确；叩击过程中，鼓励患者咳嗽，以利于痰液排出。②胸壁震荡：在胸部叩击后，操作者双手重叠、手掌置于相应的胸廓部位，吸气时手掌随胸廓扩张慢慢抬起，不施加任何压力，从吸气最高点开始，在整个呼气期手掌紧贴胸壁，施加一定压力轻柔地抖动（即快速收缩和松弛手臂与肩膀以震荡患者胸壁）5～7 次，每一部位重复 6～7 个呼吸周期。

注意事项：①胸部叩击和震荡时，用力要适中，以患者无不适感为宜。②每次时间以 5～15 分钟为宜，应安排在餐后 2 小时至餐前 30 分钟完成，以免引起呕吐。③操作时，注意观察患者的反应，如呼吸、面色、咳痰量、生命体征、肺部呼吸音及啰音变化等，出现异常时应立即停止。

4）机械吸痰：适用于无力咳出黏稠痰液、排痰困难或意识不清者。经患者的口、鼻腔、气管插管或气管切开处进行负压吸痰。每次吸痰时间不超过 15 秒，两次吸痰间隔时间应大于 3 分钟。在吸痰前、中、后适当提高吸入氧的浓度，以免因吸痰引起低氧血症。

（3）病情观察：仔细观察老年人呼吸状况与咳嗽、咳痰情况，注意痰液的性质、量和颜色。痰液较多而又无力咳出的老年人，要警惕咳出困难而发生窒息，需备好吸痰设备，必要时采用吸痰法吸出痰液。对痰液黏稠者应及时报告医生和护士，采用超声雾化吸入法以稀释痰液，以利痰液的排出。对卧床的老年人要经常翻身拍背，促进痰液的排出。对气喘不能平卧的老年人可采取半坐卧位，使头胸部抬高，以利呼吸。

（4）配合治疗护理：按医嘱使用抗菌药、支气管舒张药、镇咳、祛痰、平喘药，并观察疗效和不良反应。老年人用药宜充分，疗程应稍长，且治疗方案应根据监测结果及时调整。①抗生素：选用抗生素时，考虑到老年人肾功能减退应慎用氨基糖苷类。因为老年人对药物的耐受性差、药物在体内的半衰期长，易产生毒副作用，故用药过程中需仔细监测各种药物的不良反应；②氨茶碱类：有恶心、呕吐等胃肠道不良反应；③抗胆碱药：可有口干、口苦的不良反应；④β_2-肾上腺素受体兴奋剂：大剂量β_2-肾上腺素受体兴奋剂可引起心动过速、心律失常，长期使用可发生肌肉震颤；⑤糖皮质激素：可引起老年人高血压、白内障、糖尿病、骨质疏松症及继发感染等。

（5）心理护理：本病为慢性疾病，患者心理负担较重，容易产生急躁、悲观等不良心理问题。所以，对待患者要热情、耐心，要理解、同情患者及家属。告知患者本病是一个长期过程，引导患者以积极的心态对待疾病。

（6）健康指导

1）指导患者防寒保暖，防止呼吸道感染；改善环境卫生，加强劳动保护，避免烟雾、粉尘和刺激性气体对呼吸道的影响。

2）劝导吸烟患者戒烟，指出戒烟能减轻咳嗽、咳痰，让患者乐意戒烟，安排与戒烟成功者交流经验，树立戒烟的决心和信心，与患者及家属共同制订戒烟计划，家属督促执行。

3）指导患者进行散步、慢跑、太极拳等有氧运动锻炼，增强免疫能力，运动强度以不感到疲劳为度，努力做到自我照顾和参与正常的社交活动。

第三节　老年肺气肿

（一）概述

肺气肿是终末细支气管远端（呼吸性细支气管、肺泡囊和肺泡）持续性过度膨胀，甚至破裂的病理状态。肺气肿分为老年性肺气肿和阻塞性肺气肿两种类型。前者是因为老化造成肺泡衰退，弹性减弱而形成肺气肿。后者多是因慢性支气管炎造成细支气管阻塞形成的肺气肿。本病也可由支气管扩张、慢性肺结核、硅沉着病引起。临床上阻塞性肺气肿最为常见。不少老年人因老化或慢性支气管炎很容易继发肺气肿，久而久之，则形成慢性肺源性心脏病，过早地丧失劳动能力，长期咳喘，往往对病症悲观失望，有的甚至对人生丧失信心。

1. 病因　老年肺气肿是内、外因素共同作用的结果。

（1）外在因素：包括吸烟、感染、过敏、污染及其他理化因素（见慢性支气管炎内容）。

（2）内在因素：包括老年人支气管和肺组织的老化、自主神经功能失调、肾上腺皮质功能和性腺功能减退、免疫球蛋白减少、单核-巨噬细胞功能低下等。

2. 病理生理　肺气肿的病理改变可见肺过度膨胀，弹性减退。按累及肺小叶的部位，可分为小叶中央型、全小叶型和混合型三类，以小叶中央型多见。小叶中央型是由于终末细支气管或一级呼吸性细支气管炎症导致管腔狭窄，其远端的二级呼吸性细支气管呈囊状扩张，其特点是囊状扩张的呼吸性细支气管位于二级小叶的中央区。全小叶型是呼吸性细支气管狭窄，引起所属终末肺组织（肺泡管、肺泡囊、肺泡）的扩张，其特点是气肿囊腔较小，遍布于肺小叶内。若两型同时存在于一侧肺内，称混合型肺气肿，多在小叶中央型的基础上，并发小叶周边区肺组织膨胀。

（二）护理评估

1. 健康史

（1）评估患者有无相关的全身性疾病，如糖尿病、高血压等。

（2）评估患者有无反复呼吸道感染史。

（3）评估患者曾经工作环境、生活习惯，尤其吸烟情况、经济状况及生活环境条件等。

（4）评估患者有无感染、气候寒冷、刺激性气体等诱发急性发作的因素。

2. 身心状况　肺气肿发病缓，病程漫长，稳定期和加重期交替。

（1）躯体表现

1）症状：主要表现为咳嗽、咳痰、气促，于急性感染期可有间断发热，体格检查肺内可闻及干、湿啰音，有典型肺气肿的体征。其中以气促为主要表现者为气肿型，以炎症缺氧为主要表现者为支气管型。

老年肺气肿患者的特点为：①呼吸困难更突出：老年人随着气道阻力的增加，呼吸功能发展为失代偿，轻度活动，甚至静态时即有胸闷、气促发作。②机体反应能力差，典型症状弱化或缺如：在炎症急性发作时体温不升，白细胞不高，咳嗽不重，气促不显著。可表现为厌食、胸闷、少尿等，体格检查可见精神委靡、颜面发绀、呼吸音低或肺内啰音密集等。③易反复感染，并发症多：老年人气道屏障功能和免疫功能减退，体质下降，故易反复感染，且肺源性心脏病、休克、电解质紊乱、呼吸性酸中毒、肺性脑病、DIC等并发症的发生率增高。

2）体征：早期多无异常，严重者可见"桶状胸"。老年肺气肿由于发病年龄较晚，此时肋软骨已钙化，所以老年肺气肿患者中典型的桶状胸并不多见，常见的体征有：①视诊：肋间隙增宽。②触诊：胸部双侧语颤减弱或消失。③叩诊：呈过清音，肝浊音界下移，心浊音界缩小或消失。④听诊：呼吸音和语音减弱，呼气延长，有时肺底可闻干湿啰音，心音低远。⑤合并有呼吸衰竭者还可见血压升高、发绀、球结膜水肿、眼球震颤、两侧瞳孔大小不一、手扑翼样震颤等。⑥合并有右心衰竭者还可见发绀、颈静脉怒张、肺动脉瓣第2心音亢进或分裂、肝大、肝-颈静脉回流征阳性、下肢凹陷性水肿等。

3）并发症：可并发慢性呼吸衰竭、自发性气胸、慢性肺源性心脏病。

4）分期：肺气肿依据其临床表现分为稳定期与加重期。①急性加重期：患者因气候等诱因使病情急剧加重，咳嗽、咳痰、气促加重，痰量增加，痰变脓性，可伴有发热、肺部可闻密集的干湿啰音、白细胞总数或中性白细胞比例增高、发绀等，甚至出现心慌、颈静脉怒张、肝大、下肢水肿及（或）神志-意识障碍、球结膜水肿、手扑翼样震颤等心力及（或）呼吸衰竭的表现。②稳定期：患者病情稳定，痰为白黏痰，肺部湿啰音少或无，没有发热和白细胞总数或中性白细胞比例增高，没有心肺功能衰竭征象。

（2）心理-社会状况：本病因病程长，反复发作，迁延不愈，逐渐加重，影响老年人的生活自理及社交活动，加重老年人的经济负担，给患者及其家庭带来较重的经济负担及心理压力。患者常伴随焦虑、抑郁等情绪。

3. 实验室及其他检查

（1）呼吸功能测定：最典型的改变是用力呼气流速的持续减低，RV/TLC＞40%，FEV_1/FVC＜60%，呈阻塞型通气功能障碍，并伴有换气功能障碍。

（2）相关检查：X线胸片、支气管镜检查，动脉血气分析、支气管碘油造影等。

（三）救治与护理

1. 救治原则　改善老年患者的呼吸功能，降低抑郁程度，减少急性发作及并发症的发生。去除病因、诱因，加强呼吸功能锻炼，如步行、太极拳、蹬梯等力所能及的运动，并持之以恒。锻炼不但可使心率、呼吸频率和每分通气量改善，肺功能也可得到改善。

2. 主要护理问题

（1）气体交换受损　与呼吸道阻塞、肺组织弹性降低、通气/血流比例失调致通气和换气功能障碍有关。

（2）活动无耐力　与肺功能下降引起慢性缺氧、活动时供氧不足有关。

（3）营养失调：低于机体需要量　与呼吸道感染致消耗增加而摄入不足有关。

（4）潜在并发症：慢性肺源性心脏病、自发性气胸、慢性呼吸衰竭。

3. 护理措施

（1）一般护理

1）休息与体位：视病情严重程度安排活动与休息，稳定期患者应坚持力所能及的活动，尽可能生活自理。急性加重期应采取舒适的体位休息，呼吸困难明显者卧位时取半坐或端坐位，坐位时可通过支撑患者手臂和上身扩张胸廓，站立位时手臂或后背部要有支撑点减轻胸廓对胸腔的压力，以增加肺活量。安排适当活动，以不感到疲劳、不加重症状为宜。

2）饮食护理：呼吸困难可使热量和蛋白质消耗增多，应给予患者高热量、高蛋白、高维生素的饮食，避免进食汽水、啤酒、豆类、马铃薯等产气食物，以免产气影响膈肌运动。鼓励患者进食，指导餐前漱口，进餐时提供舒适的环境和喜爱的食物，餐后避免平卧，以增加食欲，利于消化。指导患者餐前至少休息 30 分钟，每日正餐应安排在患者最饥饿、休息最好的时间。餐前和进餐时避免过多饮水，以免过早出现饱胀感。腹胀者应进软食，少食多餐，细嚼慢咽。

3）氧疗的护理：呼吸困难伴低氧血症者，应予低流量、低浓度持续给氧，氧流量 1～2L/min，氧浓度 28%～30%。对慢性呼吸衰竭者提倡进行长期家庭氧疗，一般每日给予低流量鼻导管吸氧 10～15 小时，使患者在静息状态下达到 $PaO_2 \geq 60mmHg$ 和（或）SaO_2 升至 90%。长期氧疗（LTOT）指征：①$PaO_2 \leq 55mmHg$ 或 $SaO_2 \leq 88\%$，有或没有高碳酸血症。②PaO_2 55～60mmHg，或 $SaO_2 < 89\%$，并有肺动脉高压、心力衰竭水肿或红细胞增多症（血细胞比容>0.55）。LTOT 对血流动力学、运动耐力、肺生理和精神状态均可产生有益的影响，从而改善患者的生活质量，提高生存率。

4）呼吸功能锻炼：①缩唇呼吸：是在呼气时将口唇缩成吹笛子状，气体经缩窄的口唇缓慢呼出，其目的是提高呼气期肺泡内压力，防止呼气时小气道过早闭合，有利于肺泡内气体的排出。方法为：指导患者闭嘴经鼻吸气，缩拢口唇似吹口哨状，持续缓慢呼气，呼气与吸气时间比为 2：1 或 3：1。缩唇大小程度与呼气流量以能使距口唇 15～20cm 处的蜡烛火焰随气流倾斜又不至于熄灭为宜。②腹式呼吸：患者取立位，体弱者可取半坐卧位或坐位，两手分别放于胸部和腹部，全身肌肉放松。指导患者用鼻缓慢吸气，尽量挺腹，胸部不动；随后，用口缓慢呼气，同时收缩腹肌。每分钟呼吸 7～8 次，每次练习 10～20 分钟，每日 2 次，逐渐增加练习使成为呼吸的习惯形式。另外，可以在腹部放置小枕头、杂志或书锻炼腹式呼吸。吸气时物体上升，则表明是腹式呼吸。腹式呼吸需要增加能量消耗，因此，只能指导患者在疾病恢复期进行训练。

（2）病情观察：观察咳嗽、咳痰和呼吸困难进行性加重的程度；注意动脉血气分析和水、电解质、酸碱平衡情况；监测生命体征，有无自发性气胸、慢性呼吸衰竭、慢性肺源性心脏病等并发症发生。

（3）配合治疗护理：遵医嘱应用抗生素、支气管舒张药、祛痰药和糖皮质激素，注意观察疗效及不良反应。对痰液较多或年老体弱、无力咳痰者，以祛痰为主，按医嘱给予祛痰药或雾化吸入，雾化后和协助患者翻身后，应进行背部叩击，以促进排痰。药物的不良反应参考慢性支气管炎内容。

（4）心理护理：老年人随着年龄的增大，呼吸功能逐渐减退，气促、呼吸困难逐渐加重，最终会导致失去自理能力及伴随焦虑、抑郁等症状。因此，首先予以心理支持，让患者及其家属对本病有一个积极态度；患者在参与治疗、护理过程中能积极配合，主动进行呼吸功能锻炼时，予以肯定和鼓励；动员老年患者家庭中一切支持系统，协助老年人生活自理，从而增强信心，减少焦虑或抑郁情绪。

（5）健康指导

1）指导老年人注意防寒保暖，保持居室空气新鲜而湿润，积极防治呼吸道感染。

2）劝诫老年人戒烟、戒酒，生活规律。

3）改善老年人环境卫生，避免生活中烟雾、油烟、粉尘、刺激性气体的刺激。

4）指导老年人坚持呼吸功能锻炼和全身有氧运动，活动时做到有序、有恒、有度。

5）指导老年人避免活动时屏气、大笑、剧烈阵咳等情况，以免诱发自发性气胸。

6）指导老年人及家属使用"家用制氧器"等氧疗设备，强调使用的注意事项，使老年人得到家人和医护人员的良好照料。

7）指导老年人的家属注意老年人身心状况，防止各种并发症的发生。

目 标 检 测

单选题

【A₁ 型题】

1. 老年人慢性支气管炎发展为阻塞性肺气肿突出的症状为（　　）
   A. 反复咳嗽，进行性加剧
   B. 发热、咳嗽、咳脓痰
   C. 咳大量脓痰
   D. 反复感染、咯血
   E. 逐渐加重的呼吸困难

2. 与老年人慢性阻塞型肺疾病无关的病因是（　　）
   A. 吸烟　　　　　B. 感染
   C. 药物因素　　　D. 大气污染
   E. 气候

3. 慢性支气管炎老年患者发生气喘时，应采取的体位是（　　）
   A. 平卧位　　　　B. 左侧卧位
   C. 半坐卧位　　　D. 头高脚低位
   E. 头低脚高位

4. 促进慢性支气管炎老年人呼吸道通畅的正确照料措施是（　　）
   A. 调节室内相对湿度为 30%～40%
   B. 每日饮水不少于 800ml
   C. 痰液黏稠者向鼻咽部滴生理盐水
   D. 给卧床老年人经常翻身叩背
   E. 每日口服祛痰药

5. 老年肺气肿患者进行缩唇呼吸的重要性是（　　）
   A. 加强呼吸运动　　B. 减少呼吸困难
   C. 减少小气道塌陷　D. 减轻呼吸肌劳累
   E. 减少胸痛

【A₂ 型题】

6. 患者，男性，66 岁，患慢性阻塞性肺疾病、肺部感染住院治疗，经吸氧抗炎平喘治疗后，患者拟近日出院，护士对其进行腹式呼吸指导，其中正确的是（　　）
   A. 呼与吸时间比为 2：1～3：1

   B. 呼与吸时间比为 2：1～1：1
   C. 呼与吸时间比为 1：3～1：2
   D. 呼与吸时间比为 3：1～1：1
   E. 呼与吸时间比为 1：2～1：1

7. 患者，女性，69 岁，诊断为慢性阻塞性肺疾病，经治疗后，病情好转予以出院，出院时，护理人员在进行健康指导时，指导腹式呼吸训练方法正确的是（　　）
   A. 深呼缓吸　　　　B. 取俯卧屈膝位
   C. 用鼻吸气用口呼气　D. 吸气时尽力收腹
   E. 呼气时尽力挺腹

8. 患者，女性，65 岁，被人用轮椅推入医院，接诊护士看见其面色发绀，呼吸困难，询问病史得知其有慢性阻塞性肺疾病史，给予吸氧流量应是（　　）
   A. 1～2 L/min　　　　B. 2～4 L/min
   C. 4～6 L/min　　　　D. 6～8 L/min
   E. 8～10 L/min

9. 患者，男性，67 岁。慢性肺气肿病史 30 多年，2 周前患感冒，后出现发热、咳嗽，咳大量黏液脓痰，近 3 日来咳嗽无力，痰不易咳出，气急、发绀。不可采取的护理措施是（　　）
   A. 湿化呼吸道　　　　B. 胸部叩击
   C. 体位引流　　　　　D. 指导有效咳嗽
   E. 按医嘱用祛痰药

10. 患者，男性，80 岁。有慢性支气管炎病史 20 年。一周前受凉后再次出现咳嗽、咳痰，痰白质黏，伴有呼吸困难、胸闷、乏力。以"慢性支气管炎合并慢性阻塞性肺气肿"入院治疗。患者最主要的护理问题是（　　）
    A. 体液过多
    B. 清理呼吸道无效
    C. 生活自理能力缺陷
    D. 营养失调：低于机体需要量
    E. 肺脓肿

第九章　老年人循环系统疾病的护理

教 学 目 标

1. 掌握：老年高血压、老年冠心病的临床特征及护理评估要点。
2. 熟悉：老年高血压、老年冠心病的病因及辅助检查。
3. 了解：老年人循环系统的生理变化。

第一节　老年人循环系统的生理变化

（一）心脏

随着老化进程，心肌逐渐萎缩，心脏变得肥厚硬化，弹性降低，这些变化使得心脏收缩能力减弱，不仅心跳频率减慢，心脏每次搏动输出的血量也会减少。心排血量随年龄增长而减少，到 80 岁时其功能减退约为 35%。心排血量降低，输送到各器官的血流量也就减少了，供血不足则会影响各器官功能的发挥。

（1）心脏增大，左心室肥厚，心肌细胞纤维化，脂褐素沉积，胶原增多，淀粉样变，重量增加。

（2）心肌的兴奋性、自律性、传导性均降低，心瓣膜退行性变和钙化，窦房结 P 细胞减少，纤维增多，房室结、房室束和束支都有不同程度的纤维化，导致心脏传导障碍。

（3）心肌收缩能力下降，心排血量减少，易致各脏器缺血。

（二）血管

（1）随着年龄增加，动脉内膜增厚，中层胶原纤维增加，管壁变硬，弹性减退，外周阻力增加。

（2）收缩压高，舒张压低，脉压增大。

（3）动脉粥样硬化，冠心病。动脉硬化是心血管系统老化的重要特征。随着年龄增长，动脉弹性降低，动脉硬化逐渐加重，从而使机体主要器官——心、脑、肾的血管对该器官的供血不足，导致相应功能障碍。如果是冠状动脉硬化，供给心肌的血液不足时，就会引发冠心病，其主要表现是心绞痛、心律失常或心肌梗死等。动脉硬化还会引发高血压。因此，在老年人群中，心血管系统最常见的疾病就是冠心病和高血压。

第二节　老年高血压

案例9-1

心血管内科病房内，患者，男性，55 岁，某单位副局长，高血压 10 年。最近因血压控制不好，头晕、头痛来医院就诊。

问题：1. 老年人患此病的特点是什么？

2. 该病容易产生哪些急症和并发症？

3. 健康指导的重点是什么？

（一）概述

老年高血压指的是年龄在 60 岁以上人群中，根据世界卫生组织标准，在休息状态下，收缩压≥140mmHg 和（或）舒张压≥90mmHg。老年原发性高血压是指除了血压升高，还伴有心、脑、肾等脏器的损害，且排除假性或继发性高血压的全身性疾病。老年原发性高血压是导致老年人脑卒中、冠心病、充血性心力衰竭、肾衰竭和主动脉瘤发病率和死亡率升高的主要危险因素之一。原发性高血压是老年人最常见的心血管疾病之一，经人群调查，我国 60 岁以上原发性高血压的患病率达 38.2%。心脑血管并发症率高且病情严重，据统计 2/3 心肌梗死患者、3/4 脑卒中患者有原发性高血压。

1. 病因　老年高血压是内、外因素共同作用的结果。

（1）内在因素：包括大动脉粥样硬化、总外周阻力升高、肾脏排钠能力减退、α受体功能亢进、血小板释放功能增强及压力感受器功能减退与失衡等。

（2）外在因素：主要指不良的生活方式，如缺乏体育锻炼、超重、中度以上饮酒、高盐饮食等。

2. 病理生理　老年人以原发性高血压为多，主要以收缩压增高多见。其机制是机体老化使主动脉和周围动脉中层纤维化，使心脏射血时主动脉不能充分膨胀，动脉系统内的血容量得不到缓解，因而使收缩压增高。同时又因动脉硬化回缩的作用减弱，心脏舒张时显舒张压相对变低。

（二）护理评估

1. 健康史

（1）评估患者有无高血压发病的危险因素，如年龄、有无高脂血症、有无糖尿病、体型有无肥胖，饮食习惯、烟酒嗜好、服药情况、生活方式等。

（2）有无家族性的循环系统疾病史，如心肌梗死、脑卒中、冠心病等。

2. 身心状况

（1）躯体表现

1）缓进型：缓进型高血压起病隐匿、缓慢（常达 10～20 年以上），早期一般很少有症状；部分高血压老年患者早期有头痛、头晕、睡眠不好、乏力、烦闷、健忘、耳鸣等。尤其是头痛比较常见，一般发生在额部或枕部，呈搏动样疼痛或胀痛。由于长期高血压，常能严重地损害心、脑与肾等重要器官。

2）急进型高血压：又称恶性高血压，可由缓进型发展而来，也可起病即为急进型。其症状主要表现为：①高血压危象：短期内血压急剧升高达 250/120mmHg，伴有剧烈头痛、恶心呕吐，甚至视物模糊、烦躁不安等。②急性左心衰竭：随着血压骤然增高，往往出现心悸、气短、口唇发绀、大汗淋漓，严重时可咳白色或粉红色泡沫痰等。③脑血管意外（脑卒中或中风）：除血压迅速增高外，患者常突然剧烈头痛、呕吐，甚或晕倒、昏迷、肢体瘫痪、鼾声大作、面色苍白、大小便失禁等。

（2）临床特点：老年原发性高血压的表现与中青年有所不同，具体见于以下几方面。①收缩期高血压多：收缩期高血压占老年高血压患者的 46%～65%。老年人各器官都呈退行性变化，尤其是心血管系统，动脉硬化明显。心脏射血时主动脉不能完全膨胀，动脉内骤增的血容量得不到缓冲，导致收缩期血压增高，而舒张压相对较低，导致脉压增大。②血压波动性大：表现活动时增高，安静时较低；冬季偏高，夏季偏低，而且血压越高，其季节性波动越明显。在 24 小时以内，以及在一个较长时期都有较大波动，容易发生直立性低血压。这与老年人的压力感受器官调节血压的敏感性减退有关。③并发症与合并症多：老年人由于生理功能减退，常有冠心病、糖尿病、高尿酸血症、高脂血症、肥胖症等，患高血压后容易引起心、脑、肾的合并症，如心绞痛、心肌梗死、脑卒中、肾功能不全等。④恶性高血压罕见：老年人的高血压以良性高血压居多，恶性高血压极少。表现为起病缓慢，进展慢，症状多不典型或无明显自觉症状，常在体检中或并发脑血管病时才被发现。

（3）心理-社会状况：高血压老年人由于血压波动很大，导致患者的情绪也随着血压的波动而变化，表现为情绪不稳，容易激动、发脾气。情绪的波动会进一步加重病情。

3. 实验室及其他检查　相关检查有助于发现老年高血压相关的危险因素、病情程度和靶器官损害。

（1）尿常规：可出现尿蛋白增多及尿常规异常。

（2）血生化检查：血糖、血脂、肾功能、血尿酸、血电解质。部分患者可伴有血清总胆固醇、三酰甘油、低密度脂蛋白胆固醇的增高和高密度脂蛋白胆固醇的降低，亦常有血糖或尿酸水平增高。

（3）胸部 X 线：主动脉弓迂曲延长、左心室增大。

（4）眼底检查：眼底动脉变细、扭曲、反光增强、交叉压迫；视网膜出血、渗出、视神经乳头水肿。

（5）心电图：可有左心室肥大、心肌缺血性改变或心律失常。

（三）救治与护理

1. 救治原则　使血压下降、接近或达到正常范围，最大限度地降低心血管病死亡和致残的总危险，提高老年高血压患者的生活质量。

2. 主要护理问题

（1）疼痛　与高血压脑血管痉挛有关。

（2）活动无耐力　与并发心力衰竭有关。

（3）有受伤的危险　与直立性低血压有关。

（4）潜在并发症：心力衰竭、脑血管意外、肾衰竭。

（5）知识缺乏：缺乏高血压疾病的相关知识。

3. 护理措施

（1）一般护理

1）饮食指导：老年人忌暴饮暴食，宜少量多餐。控制钠盐的摄入，一般成人摄入食盐5～6g/d，少食腌制食品，限制含咖啡因饮料。避免进食牛、羊、猪油和富含胆固醇的鱼子、蟹黄及动物内脏。宜食用脱脂或低脂牛奶，少吃蛋黄。肉类以禽类、瘦肉、鱼肉和其他水产品为主，宜食用黄豆制品如豆浆、豆腐等，食用油宜用豆油，避免油炸食品。多食富含钾的食物，如蔬菜和水果。

2）运动指导：增加体力活动，如散步、气功、太极拳、跳舞等。运动量要适度，不要在短时间内大运动量锻炼，不要在运动时出现气喘吁吁，容易发生意外。

3）戒烟戒酒指导：吸烟和饮酒均影响降压治疗效果，发生脑卒中概率更高，帮助老年人认识吸烟与饮酒的危害性，制订戒烟戒酒计划，尽量使老年人成功戒烟戒酒。

（2）病情观察：教会老年人和家属正确测量血压，建议老年人刚开始服降压药物时和刚调整降压药时每天测量血压三次，剂量与血压调整到位并平稳后，改成每周测三天，每天测两次。应急情况或不舒适时随时测量血压，以便采取对策。测量血压时，测量肢体和身体不能动；连接袖带的橡皮管不能弯曲；活动后休息 15 分钟再测，因为这几个因素可明显影响血压数值。

（3）配合治疗护理：早期高血压患者，合理安排生活、饮食，限制食盐的摄入量。肥胖者控制饮食，减轻体重，保持足够睡眠，参加适当体育活动，如打太极拳、散步、做广播体操等。非药物治疗无效者，可考虑用降压药。老年人高血压大多是收缩压升高，宜选用利尿剂。钙通道阻滞剂能抑制血管平滑肌及心肌细胞钙离子内流，从而使血管平滑肌松弛，心肌收缩力降低，使血压下降，如硝苯地平、尼莫地平等。

（4）高血压用药护理应注意以下几点：①60岁以上的老年人，均有不同程度的动脉硬化，正常偏高些的血压，有利于心、脑、肾等脏器的血液供应。如果不顾年龄及患者的具体情况，而一味要求降压到"正常"低值，势必影响上述脏器的功能，反而得不偿失。正确的做法是根据患者的年龄、脏器的功能情况，将血压降到140/90～120/80mmHg即可。②老年人心血管调节功能减退，降压药物应尽可能口服，小剂量开始，根据血压对药物的反应逐渐增加剂量，防止血压骤降而产生心、脑、肾的供血不足，发生眩晕或诱发胸闷或心绞痛。③坚持长期用药，如果突然停药，在劳累、激动等情况下，可能出现高血压危象、高血压脑病等高血压急症，威胁患者生命。④告知老年人药物的作用及不良反应，当出现不良反应时应及时报告医生，调整用药。⑤在应用降压药物过程中，老年患者坐起、站起时，动作应尽量缓慢。⑥尽量避免在晚上22:00到早上6:00服药，以免血压过低，甚至引起脑血栓形成。

心理护理：一切不良情绪的刺激可使血中儿茶酚胺等血管活性物质分泌增多，血压升高，因此高血压患者要保持心情舒畅和心态平衡，遇事豁达。避免情绪激动及过度紧张、焦虑。老年人心理脆弱，易将高血压与卒中、心肌梗死等紧紧联系在一起，心情易处于恶劣状态。因此应该针对患者的心理状态，予以必要的解释和安慰，帮助其树立战胜疾病的信心。

（5）健康指导

1）合理膳食，控制体重：低盐、低脂、低热量、低胆固醇饮食，避免进食腌制食品及动物内脏，每日食盐不超过6g。素食为主，可食淡水鱼类。多食纤维素类食物。

2）戒烟，少饮酒，不饮咖啡。

3）生活规律，劳逸结合，情绪稳定，睡眠充足。

4）选择适宜的运动和放松疗法，如慢跑、散步、打太极拳、听音乐等。

5）做好用药指导，用药过程中每半年查血糖、血脂、心电图及肾功能。突发血压升高时，应静卧休息，全身放松，舌下含服或口服降压药物，并及时就诊。

第三节 老年冠心病

案例9-2

患者，男性，68岁。因心前区疼痛伴胸闷1小时入院。心电图示：V_1～V_5导联出现Q波，且ST段弓背向上抬高，诊断为急性心肌梗死。

问题：1. 老年人患此病的特点是什么？
2. 主要的护理诊断是什么？
3. 健康指导的重点是什么？

（一）概述

冠心病是冠状动脉粥样硬化性心脏病的简称，是指冠状动脉粥样硬化使血管腔狭窄或阻塞，和（或）因冠状动脉功能性改变（痉挛）导致心肌缺血缺氧或坏死而引起的心脏病。老龄为冠心病患病重要危险因素，男性≥45岁、女性≥55岁可作为冠心病的危险因子。大于60岁者患病率男性为212.7/10万，女性为302.7/10万。

1. 病因与分类

（1）病因

1）内在因素：老年血脂代谢紊乱、高血压、糖尿病等；老年女性冠心病的增多还与雌激素水平下降有关等。

2）外在因素：主要指不良的生活方式，如吸烟、缺乏体育锻炼、超重、精神紧张等。

（2）分类

1）无症状性心肌缺血。

2）心绞痛型冠心病。

3）心肌梗死。

4）心律失常和心力衰竭型。

5）猝死。

2. 病理生理

（1）冠状动脉粥样硬化性狭窄加重：90%以上的冠心病患者均有严重的冠状动脉硬化性狭窄，这是由于斑块的不断进展及逐渐增大之故，至少有一支主要的冠状动脉有一处或多处超过75%的管腔狭窄区域。老年冠状动脉病变程度严重，多支血管病变，复杂病变、弥漫病变、钙化病变多。在这些情况下，冠状动脉代偿性扩张能力下降，心肌需求增加，血供便难以保证，会出现各种临床表现。严重的斑块可以位于冠状动脉三条主干的任何部位，但以前降支、左旋支起始部的前2cm及右冠状动脉近端1/3和远端1/3最多见。

（2）斑块的出血、破裂及溃疡：有些斑块尽管狭窄不重（只有50%～70%），但由于斑块偏心、纤维帽薄，含有大量的脂质及坏死组织核心，特别容易发生继发改变，如内膜下出血、斑皮裂开或脱落形成溃疡。溃疡基础上还可发生血栓形成。这些患者平时可无症状或症状轻微，一旦发病，后果严重，常可造成不稳定型心绞痛、心肌梗死甚至猝死。斑块内出血主要发生于斑块基部的小血管，由于坏死组织的侵蚀及血管搏动的影响，这些小血管常发生破裂出血。血液积聚于斑块内，使斑块表面的纤维膜隆起，造成管腔狭窄。斑块内出血还可以导致斑块破裂。另一些情况下，即使没有斑块内出血，一些其他因素如斑块钙化、高脂血症、血管痉挛、血流动力学因素等也可引起斑块自发裂伤，多在斑块表面薄弱处或偏心性斑块的基部与正常动脉壁交界处发生。斑块裂伤后，易于在损伤处形成血栓，裂伤较大处可以发生脱落形成溃疡。溃疡基础上更易形成血栓。

（3）冠状动脉血栓形成：在粗糙的粥样斑块及溃疡基础上，极易形成血栓。血栓可以是附壁的，可以导致不同程度的管腔狭窄，引起不稳定型心绞痛，并进一步导致梗死、猝死。研究表明，不稳定型心绞痛患者胸痛发作时，其心脏中的TAX2和其他的血小板成分也相应增加，表明了血小板的活化、分泌和聚集。斑块破裂处TAX2及其他调节因子的增加可以进一步引起血小板的聚集及血管痉挛。此外，血小板可以释放促增殖因子，促进斑块的发展。用血管内镜可以直接看到冠状动脉内的血栓，有时在心肌内的小冠状动脉内，还可以见到血栓物质的碎片形成的栓塞，并伴有相应的微小梗死灶。

（4）冠状动脉痉挛：在斑块破裂及血栓形成的基础上，常有短暂的血管痉挛发生。血管痉挛一般发生在无斑块一侧的动脉壁上，常常是由于血管收缩物质过多及内皮受损后血管舒张因子减少所致。严重的血管痉挛也可造成心肌的明显缺血，甚至心肌梗死。

（二）护理评估

1. 健康史

（1）评估患者有无冠心病发病的危险因素，如年龄、有无高脂血症、有无糖尿病、体型有无肥胖，饮食习惯、烟酒嗜好、生活方式等。

（2）有无家族性的循环系统疾病史，如脑卒中、高血压等。

2. 身心状况

（1）躯体表现

1）首发症状：老年人冠心病患者的症状有的很不典型，以多种临床表现为首发症状，表现为胸闷、心前区疼痛、呼吸困难、心力衰竭、心律失常、乏力、头昏、肩背痛、上腹痛、牙痛，有的无任何症状，往往因其他病检查时发现。老年冠心病极易与心外疾病相混淆，容易发生误、漏诊，故对以心外症状就诊的老年人，首先应排除心脏疾患。

2）临床特点：①无疼痛型冠心病多：随年龄增长，老年冠心病患者感知心前区疼痛减少，原因是老年人由于疼痛敏感性降低，痛阈增高，往往被泵衰竭、休克、消化道症状掩盖。②心绞痛疼痛部位不典型者多：老年冠心病疼痛可出现在腹背部、颈部、左前臂、腕部、手指、牙床、咽喉，甚至下肢，虽疼痛部位各异，但诱因多是劳累、激动等，且呈阵发性，服用硝酸甘油能缓解。③非疼痛症状多：胃部不适较常见，是一种憋闷、胀满感觉，有时还伴有钝痛、灼热、烧心及恶心呕吐感。胸闷、呼吸困难也较常见，还有无任何原因可解释的疲倦、精力不足、出汗等现象。④心律失常检出率高：由于心脏传导系统及心肌缺血、缺氧，老年冠心病患者易出现各种心律失常，以心房扑动或心房颤动、室性期前收缩、房性期前收缩、室内传导阻滞、房室传导阻滞多见。⑤易合并心功能不全：老年人因心脏储备能力低下、心肌收缩力减弱、梗死面积大等原因，老年冠心病患者易出现心功能不全症状，有的甚至以心功能不全为首发症状或主要表现。⑥非 Q 波型心肌梗死发生率高：部分老年心肌梗死患者胸痛症状不典型，心电图无 Q 波出现，多需结合心肌酶检测结果才能诊断。⑦并存其他疾病多：老年人多数在发生冠心病前存在各种疾病，如合并有高血压、高血脂、慢性阻塞性肺病、糖尿病、脑血管疾病、慢性肺源性心脏病等疾病，这些疾病相互作用、相互影响、互为因果，导致老年冠心病患者的治疗棘手和死亡率较高。⑧误诊和漏诊多：老年人无症状、症状不典型、多病同时发作使病情复杂，误诊和漏诊率高。⑨病死率高：有研究显示，年龄每增加 10 岁，病死率增加 1%。影响死亡的主要因素有左冠状动脉主干病变、左室功能、糖尿病、肾功能、肺脏疾病及脑血管疾病。高龄本身是一个独立危险因素。

（2）心理-社会状况：老年冠心病患者患病后由于活动范围、社交圈子缩小，丧失了一定的生活能力，并需要耗费一定的医疗费用，再加上病痛的折磨，部分老年人会出现情绪低落、灰心丧气、孤独、焦虑、失望等心理反应，表现出唉声叹气，或过多的自责，或怨天尤人。也有的老年人无明显症状，认为医护人员危言耸听、夸大其词，表现得满不在乎。前者的心理反应会使交感神经兴奋性增加，儿茶酚胺等血管活性物质释放增高，心率加快，心肌耗氧量增加，心脏负担加重，诱发病情加重。后者容易忽视病情变化，延误抢救时机。

3. 实验室及其他检查

（1）心电图：老年急性心肌梗死患者的心电图可仅有 ST-T 改变，而无病理性 Q 波。

（2）心肌酶：老年急性心肌梗死患者的心肌酶可显示不同于中青年的特点，肌酸激酶（CK）、天冬氨酸氨基转移酶（AST）及乳酸脱氢酶（LDH）峰值延迟出现。CK 和 AST 峰值持续时间长，CK 峰值低。

（三）救治与护理

1. 救治原则　老年人心绞痛的救治原则是控制心绞痛的发作，提高运动耐量，延缓冠状动脉粥样硬化的进展，改善生活质量。老年人急性心肌梗死的救治原则是挽救濒死的心肌，防止梗死扩大，保护和维持心脏功能，减少并发症的危害，使老年人度过急性期后保存尽可能多的有功能的心肌。

2. 主要护理问题

（1）疼痛：胸痛　与冠状动脉供血不足导致心肌缺血、缺氧有关。

（2）活动无耐力　与心肌氧的供需失衡有关。

（3）知识缺乏：缺乏预防发作及预防性用药的知识。

（4）有便秘的危险　与进食少、活动少、排便方式改变有关。

（5）潜在并发症：心律失常、心力衰竭、心源性休克、猝死。

3. 护理措施

（1）一般护理

1）饮食指导：①适当选用水产鱼，轮换用豆类及豆制品，保证优质蛋白质和均衡蛋白质供给。②控制脂肪摄入的质与量，摄入量不应超过总热量的30%，其中饱和脂肪酸应控制在占总热量10%以内。尽量少用动物脂肪，交替选用多种植物油，满足不饱和脂肪酸与多不饱和脂肪酸的需求。胆固醇的摄入量不超过300mg/d，少食动物油、高脂奶制品及蛋黄、动物内脏等食品。③碘能抑制胆固醇被肠道吸收，降低胆固醇在血管壁上的沉着，故能减缓或阻止动脉粥样硬化的发展，常食海带、紫菜等含碘丰富的海产品，可降低冠心病发病率。④提供丰富维生素C能促进胆固醇生成胆酸，从而有降低血胆固醇的作用；还能改善冠状循环，保护血管壁。烟酸能扩张末梢血管，防止血栓形成；还能降低血中三酰甘油的水平。维生素E具有抗氧化作用，能阻止不饱和脂肪酸过氧化，保护心肌并改善心肌缺氧，预防血栓发生。⑤适当增加膳食纤维摄入。膳食纤维能吸附胆固醇，阻止胆固醇被人体吸收，并能促进胆酸从粪便中排出，减少胆固醇的体内生成，故能降低血胆固醇。⑥戒烟少酒。不饮或少饮酒，每日乙醇摄入量不超过30g。

2）活动与休息指导：冠心病老年人在急性期应绝对卧床休息，恢复期根据老年人的体质、病情按医生护士指导进行适当运动，以不感疲劳为宜。对于打牌、下棋等竞争性较强的文娱活动，一定要控制时间不能过长，强度不能过大。老年人晚饭后到户外散步半小时左右，睡前应用热水泡脚，有条件时按摩足底，或喝半杯热牛奶，保持老年人休息环境安静舒适，空气流通。

3）避免诱因：气候寒冷时，注意保暖。加强对患者平时防止呼吸道感染及饮食卫生教育，防止上呼吸道感染及急性胃肠炎的发生，对降低突发事件的发生具有重要意义。

4）防治便秘：注意便秘的预防和护理。老年人易发生便秘，与老年人长期卧床、进食少、消化功能减退有关，也与老年人不习惯使用便器有关。大便用力时产生深吸气后屏气，可诱发心律失常、心肌梗死，已经心肌梗死患者大便用力可促使心脏破裂。因此，督促老年人每天进食膳食纤维，即多吃蔬菜瓜果，每天锻炼运动或散步活动，不能自主活动者给予每天腹部顺时针按摩，便秘时不要屏气用力，可给予开塞露塞肛。

（2）病情观察：重视老年人陈述的异常疲乏、胸闷胸痛、怕冷、无其他原因的牙痛、耳垂痛、手指痛、肩痛、上腹痛等疼痛，食欲不振和莫名心烦等症状，临床症状不典型的必须认真鉴别，有可疑情况需做心电图检查增强诊断的准确性。老年人病情变化时，可行24小时持续心电监护，定期床边心电图及心肌酶学检查，出现心律失常立即报告医生及时给予处理。对心力衰竭患者还应特别加强夜间巡视，若发现阵发性呼吸困难、端坐呼吸、发绀、烦躁、咳粉红色泡沫痰等急性左心衰竭症状，护士应协助医生争分夺秒进行抢救。观察有无上呼吸道感染引起的发热、咳嗽，有无下呼吸道感染所致呼吸困难；心率加快，直接加重了心肌缺氧；腹泻使体内血循环量下降，引致血液浓缩亦均可诱发突然事件的发生。

（3）配合治疗护理：药物治疗是促使本病康复的重要手段，但是老年冠心病患者均有不同程度的肝肾功能减退。药物代谢能力减缓而易在体内蓄积，故需严格掌握药物适应证和剂量，注意不良反应：①心绞痛、急性心肌梗死患者需静脉滴注硝酸甘油时，开始剂量应较成人量小，使用输液泵控制滴速，逐渐增加剂量至胸痛缓解，密切观察血压的变化。②老年人合并心力衰竭时，洋地黄剂量约为成人的 2/3，必须动态观察有无洋地黄中毒倾向。③硝酸异山梨酯、硝酸甘油、硝普钠、卡托普利等药物常可引起一系列不良反应，如头痛、头晕、直立性低血压、面红、恶心、腹痛、心律失常、皮疹、皮肤瘙痒等症状，应严密监测血压、脉搏的变化，使收缩压维持在 90mmHg 以上，起床、起立动作宜慢，避免直立性低血压。教会患者自测脉搏，出现眼花、黑矇等症状及时报告。嘱患者勿抓挠皮肤，以免皮肤破溃、感染，并保持局部清洁干燥，随时更换污染的被服，必要时局部涂擦药物止痒。④肠溶阿司匹林，该类药物对胃肠道刺激较大，故宜饭后顿服；阿司匹林可引起皮下瘀斑、瘀点，消化道的便血、呕血，应严密观察有无出血倾向，用药前后正确采取血标本检测各项出凝血指标，如凝血酶原时间、凝血时间、出血时间、纤维蛋白原等。嘱患者尽可能少做剧烈活动，避免意外损伤而加重出血。

（4）心理护理：护理人员必须随时了解老年人的心理状态、性格特征、嗜好等，采用不同方式将冠心病的知识介绍给老年人，让老年人认识情绪与健康和疾病的关系，指出良好的情绪和坚强的意志有利于疾病向好的方向转归。让老年人暂不考虑工作、家庭繁杂事务，使心情完全放松，安心养病。同时以乐观的老年人为例多鼓励抑郁的老年人，帮助其消除各种原因所致的负面情绪。

（5）健康指导

1）生活要有规律，避免精神过度紧张和情绪波动。

2）少食动物脂肪和胆固醇含量高的食物，如蛋黄、鱼子、动物内脏等，多吃鱼、蔬菜、水果，豆类及其制品。糖类食品应适当控制。

3）参加适当的体力劳动和体育活动，如散步、打太极拳、做广播操等。

4）肥胖者要逐步减轻体重。

5）治疗高血压、糖尿病、高脂血症等与冠心病有关的疾病。

6）戒烟限酒。

7）限制食盐，每日 5g 以下。

8）随身携带急救药物和病历卡：患有严重冠心病的老年人不宜独自外出，外出时最好有人陪同。寒冷的季节应减少外出。随身携带急救药物和病历卡，填好老年人的姓名、年龄、诊断、常用药品、家庭或所住地的住址、联系电话等。对有心绞痛患者，要指导老年患者及其家属对心绞痛发生时的急救方法，让老年患者立即停止活动，卧床休息或靠在椅子上，保持安静，并可根据医嘱，舌下含服硝酸甘油。若持续疼痛或服药不能缓解，应立即送医院急诊。

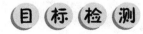

目　标　检　测

单选题

【A₁ 型题】

1. 老年人高血压以下哪种血压升高常见（　　）

　　A. 舒张压`　　　　　B. 舒张压和收缩压

　　C. 收缩压　　　　　D. 脉压

　　E. 舒张压和脉压

2. 老年人高血压每日食盐量不超过（　　）

　　A. 2g　　B. 3g　　C. 4g　　D. 5g　　E. 6g

3. 关于老年人急性心肌梗死的临床表现，描述错误的是（　　）

　　A. 症状常不典型，可出现无痛性心肌梗死

　　B. 多数患者表现为难以忍受的压榨样疼痛，伴大汗、烦躁、濒死感

　　C. 个别可表现为晕厥

　　D. 可出现上腹部疼痛伴恶心、呕吐、咽部发紧

　　E. 心律失常极常见，尤以前 24 小时为最多见

4. 护理原发性高血压的老年患者,下列哪项措施不正确（　　）
A. 改变体位动作宜缓慢
B. 协助用药尽快将血压降至较低水平
C. 沐浴时水温不宜过高
D. 头晕、恶心时协助其平卧并抬高下肢
E. 保持大便通畅

5. 下面对于心绞痛老年患者的用药指导,不妥的是（　　）
A. 坚持服用预防心绞痛发作的药
B. 运动和情绪激动前含服硝酸甘油,预防心绞痛发作
C. 随身携带硝酸甘油片
D. 硝酸甘油应保存在透明玻璃瓶内,放置在固定地点,便于随时能取到
E. 心绞痛发作时立即就地休息,舌下含服硝酸甘油片

【A₂型题】

6. 患者,女性,65 岁,患高血压 5 年,护士指导患者使用降压药时应注意（　　）
A. 一周测量血压一次
B. 最好睡前服用
C. 从小剂量开始
D. 血压正常后及时停药
E. 短期内将血压降至正常

7. 患者,男性,60 岁,高血压。吸烟史 20 年,肥胖,目前血压 160/95mmHg,下列健康教育内容中错误的是（　　）
A. 保持情绪稳定
B. 适量运动
C. 高热量、高维生素饮食
D. 戒烟

E. 不用过热的水洗澡

【A₃型题】

（8、9 题共用题干）

患者,女性,70 岁,急性广泛前壁心肌梗死,现血压正常,呼吸平稳,窦性心律 70 次/分,未发现并发症。

8. 该患者 12 小时内的护理措施中正确的是（　　）
A. 室内缓步移动
B. 由护理人员协助满足患者的各种需要
C. 酒精湿化给氧
D. 大小便由护理人员扶至厕所
E. 高热量高蛋白饮食

9. 针对该患者的护理措施,错误的是（　　）
A. 饮食少量多餐
B. 尽量避免移动
C. 第一周内限制探视
D. 静脉输液速度宜慢
E. 如有便秘立即灌肠

（10、11 题共用题）

患者,男性,68 岁,离退休。既往有心绞痛发作史。4 小时前因体育锻炼后出现心前区剧烈疼痛,含服硝酸甘油无效,急诊入院。

10. 患者入院后应先做下列哪项检查（　　）
A. 心脏 X 线检查　　B. 心电图
C. 心肌酶学检查　　D. 血压
E. 超声心动图

11. 针对该患者的护理措施,错误的是（　　）
A. 持续吸氧　　　　B. 给哌替啶止痛
C. 给镇静剂　　　　D. 鼓励患者下床活动
E. 抗凝治疗

第十章　老年人消化系统疾病的护理

教　学　目　标

1. 掌握：老年口腔黏膜干燥症、老年性便秘、食管裂孔疝与反流性食管炎的临床特征及护理评估要点。

2. 熟悉：老年口腔黏膜干燥症、老年性便秘、食管裂孔疝与反流性食管炎的病因及辅助检查。

3. 了解：老年人消化系统的生理变化。

第一节　老年人消化系统的生理变化

老年人消化系统的生理变化包括口腔和胃肠的功能变化。

一、口　　腔

1. 齿　老年人齿龈萎缩，齿根外露，牙釉质丧失，牙齿组织老化，牙易磨损，容易松动脱落，造成咀嚼不完善，影响食物消化。

2. 舌　舌肌发生萎缩、体积减小，舌的运动能力减弱，舌和咬肌萎缩，咀嚼无力，使食物咀嚼时难以搅拌均匀。

3. 口腔　口腔内的唾液分泌减少，使牙齿对食物的咀嚼能力下降，碎食不全，加重下消化道负担。口腔干燥，说话不畅，易感染和损伤。

二、胃　　肠

1. 食管　由于食管退化，食物在食管内的蠕动幅度减低而使吞咽缓慢。肌肉萎缩，收缩力减弱，食管颤动变小，食物通过时间延长。

2. 胃　消化酶分泌的减少，导致消化能力减弱，引起消化不良，老年人易患胃炎。据统计，60 岁以上老年人约 1/3 有胃酸偏低或无胃酸。胃液分泌功能降低，胃酸分泌减少，消化功能下降；胃排空时间延长，平滑肌的萎缩使胃蠕动减弱，排空延迟，是引发便秘的原因；胃液分泌减少，造成胃黏膜的机械损伤，黏液碳酸氢盐屏障的形成障碍，加之内因子分泌功能部分或全部丧失，吸收维生素 B_{12} 的能力下降，致巨幼红细胞性贫血和造血障碍。

3. 小肠和结肠　肠道萎缩使其对食物的消化吸收功能减退、蠕动无力，可导致便秘发生。小肠绒毛增宽变短，平滑肌层变薄，收缩蠕动无力，吸收功能差，小肠分泌减少，各种消化酶水平下降，致小肠消化功能大大减退。结肠黏膜萎缩，肠蠕动缓慢无力，对水分的吸收无力，大肠充盈不足，不能引起扩张感觉等，造成便秘。

三、肝　　脏

（1）肝细胞数目减少、变性、结缔组织增加，易造成肝纤维化和硬化。

（2）肝功能减退，合成蛋白能力下降，解毒功能下降，易引起药物性肝损害。

（3）由于老年人消化吸收功能差，易引起蛋白质等营养缺乏，导致肝脂肪沉积。胆囊及胆管变厚、弹性减低，因含大量胆固醇，易发生胆囊炎、胆石症。

第二节　老年口腔黏膜干燥症

案例10-1

　　张某，女性，63岁，主诉：近1个月来口干、牙龈出血、牙齿摇动。食欲欠佳，吃干食感觉吞咽困难，靠喝汤帮助咽下。体格检查：舌体、颊黏膜共3处溃疡，牙龈萎缩，口唇和口腔黏膜干燥，轻度营养不良外貌。

问题：1. 问诊还需了解哪些问题？老年人可能患有哪种疾病？
　　　2. 主要的护理诊断有哪些？
　　　3. 健康指导要教会老年人哪些内容？

一、概　　述

　　因唾液腺分泌减少造成口腔黏膜干燥，称口腔黏膜干燥症。口腔黏膜干燥症在老年人中很常见。健康老年人中约有40%诉说口腔干燥，而较为严重的是主要侵袭绝经期妇女的自身免疫性疾病——干燥综合征。由于唾液分泌的减少，可影响口腔黏膜的完整和口腔的自洁、味觉、牙列的保持和食物的吞咽。

　　1. 病因

　　（1）局部因素：机体老化，抗胆碱药、抗组胺药、利尿药和治疗帕金森药等药物的影响，头颈部放射治疗，口腔呼吸。

　　（2）全身因素：干燥综合征侵害了唾液腺，绝经期女性多见。

　　（3）精神心理因素：心理和社会压力。

　　2. 病理生理　因机体老化等各种原因唾液腺分泌减少，使得口腔黏膜干燥。

二、护理评估

　　1. 健康史

　　（1）评估老年人的口腔干燥情况：有无吞咽困难、牙过敏、龋齿、口臭；是否患有糖尿病、神经衰弱；日常刷牙和义齿的护理方法；家族中有无干燥综合征患者。

　　（2）评估老年人治疗情况：是否正在服用使唾液分泌减少的药物，如降血压药、抗胆碱药、抗抑郁药、抗组胺药、利尿剂及具有温补性中药等；是否因头颈部肿瘤而曾接受照射治疗。

　　2. 身心状况

　　（1）躯体表现

　　1）症状：表现为口干，并有口腔灼热感、疼痛、敏感性降低、厌食干硬食物，吞咽困难。

　　2）体征：表现为口腔缺乏光泽润滑感，唾液减少，舌运动受阻影响说话、进食和吞咽，舌苔干燥、唇干脱屑、口角皲裂。

　　3）并发症：主要并发症为牙齿的龋坏。

　　（2）心理-社会状况：口腔干燥老年人常伴有口臭，常使老年人羞于走近他人，难以进行沟通，容易产生孤独感和自卑心理。

3. 实验室及其他检查

（1）腺体的分泌量测定：采用含糖法。

（2）X 线造影：逆行涎管造影以明确有无炎症或阻塞性病变。主要唾液腺的 CT 和 MRI 可帮助检出炎性疾病、阻塞和肿瘤。

（3）实验室检查：怀疑干燥综合征，要做唾液腺活检和泪腺功能检查。

三、救治与护理

1. 救治原则　治疗原发病，使其食欲和正常的进食不受到影响；老年人能够通过定期的牙科检查、治疗和自我保健，保持口腔的清洁、湿润和牙列、黏膜的健康完整。

2. 主要护理问题

（1）有感染的危险　与唾液分泌减少所致的口腔自洁能力下降、口腔黏膜溃疡有关。

（2）营养失调：低于机体需要量　与唾液分泌减少所致的龋齿、牙列缺失、吞咽困难有关。

3. 护理措施

（1）一般护理

1）促进唾液腺的分泌：多食用滋阴清热生津的食物，如豆豉、丝瓜、芹菜、红梗菜、黄花菜、枸杞头、淡菜、甲鱼等清凉食物。水果如西瓜、甜橙、鲜梨、鲜藕等，也可甘寒生津。口舌干燥者可以常含话梅、藏青果等，或常饮酸梅汁、柠檬汁等生津解渴饮料。应避免进食辛辣火热的饮料和食物，以防助燥伤津，加重病情。忌食辛辣、香燥、温热之品，如酒、茶、咖啡、各类油炸食物、羊肉、狗肉、鹿肉，以及姜、葱、蒜、辣椒、胡椒、花椒、茴香等，并严禁吸烟。

2）保持口腔清洁：早晚正确刷牙、餐后漱口。晚上临睡前刷牙更加重要，养成餐后使用牙线的习惯，在口腔发生溃疡时，可用银花甘草煎水漱口或用金银花、白菊花或乌梅甘草汤等代茶频服；也可漱洗口腔以清热解毒，同时涂华素片、冰硼散、锡类散等，每日数次，以利于溃疡愈合。避免使用阿托品、山莨菪碱等抑制唾液腺分泌的抗胆碱能药物的治疗。

3）重视对牙齿、牙龈的保健：养成每日叩齿、按摩牙龈的习惯，以促进局部血液循环，增强牙周组织的功能和抵抗力，保持牙齿的稳固。每年做 1～2 次牙科检查，及时治疗口腔疾病，修复缺损牙列，做 1～2 次洁齿治疗，促进牙龈的健康。少食甜食，睡前不食糖果、糕点。义齿与基牙间易引起细菌附着，故餐后及夜间在清洁口腔的同时，要取出义齿并刷洗。

（2）病情观察：每日观察口腔黏膜的颜色、性质、完整性，注意有无新的溃疡，溃疡的大小颜色、有无出血等情况。当溃疡发展到出血、颈部淋巴结肿大、发音不清晰时，有可能转化为口腔癌。因此，发现这种症状时应及早报告医生。

（3）配合治疗护理：目前尚无特殊治疗方法，主要是缓解症状和预防并发症，包括针对病因治疗、刺激唾液腺分泌治疗、人工唾液、口腔含漱液润滑口腔、针灸治疗及对免疫功能失调者应用免疫调节剂。护理人员应做好老年人健康指导，使老年人能够定期的做牙科检查、自我保健，保持口腔的清洁、湿润及黏膜的完整。

（4）心理护理：由于本病病程较长，患者往往情绪低落，因此在做好基础护理的同时做好患者的心理辅导，改善其忧虑情绪，消除悲观心理和精神负担，以积极态度对待疾病。此外对患者进行健康教育也十分重要，倡导健康的生活和学习自我护理知识是提高患者生活质量的重要因素之一。

（5）健康指导

1）多食用滋阴清热生津食物。

2）忌食辛辣、香燥、温热食品：如酒、茶、咖啡、油炸食物、羊肉、狗肉、鹿肉，以及姜、葱、蒜、辣椒、胡椒、花椒、茴香。

　　3）保持口腔清洁卫生。

第三节　老年性便秘

　　社区居民王老伯，61岁，独居（共同生活38年的老伴上个月因脑卒中去世）。自诉最近感到排便困难，从过去的每天1次到现在的每周2～3次。

　　问题：1. 根据获得的资料，还需进一步询问老年人哪些情况或采取哪些检查？

　　　　　2. 这位老年人便秘最可能的相关因素有哪些？

　　　　　3. 健康指导的重点是什么？

　　便秘（constipation）是指排便困难、排便次数减少（每周少于3次）且粪便干硬，便后无舒畅感。便秘可导致腹部不适，食欲降低及恶心。全身症状有头晕、头痛、乏力、焦虑、坐卧不安等。便秘是老年人的常见症状，约1/3的老年人会出现便秘，以功能性多见。生理、心理、社会等多种因素均会影响正常的排便。老年人便秘的主要并发症是粪便嵌塞，这会导致肠梗阻、结肠溃疡、溢出性大便失禁或矛盾性腹泻。

一、概　　述

　　1. 病因

　　（1）生理因素：感觉减退和肌力减弱。随着增龄，老年人对一些内脏的感觉有减退的趋势，常未能察觉每天结肠发出数次的蠕动信号，错过了排便的时机。而各部分的肌群，包括横膈、腹壁、盆底横纹肌和结肠平滑肌的收缩力均减弱，增加了排便的难度。

　　（2）饮食因素：过于精细的饮食、热能摄入过少和饮水量不足。

　　（3）活动减少：久病卧床或活动量过少，使肠壁肌间神经丛兴奋性低下，肠壁张力减弱，肠内容物通过迟缓，粪便的水分吸收过度。

　　（4）精神、心理因素：精神抑郁可使条件反射障碍或高级中枢对副交感神经抑制加强，使分布在肠壁的交感神经作用加强，抑制排便。

　　（5）社会文化因素：个体的排便在需他人协助时，可能会压抑便意，形成便秘。

　　（6）药物因素：服用了易导致便秘的药物如止痛剂（非类固醇抗炎药、阿片类）、麻醉药、抗酸药、抗胆碱能药、抗抑郁药、抗组胺药、抗精神病药、解痉药、抗惊厥药、抗高血压药（钙通道阻滞剂、可乐定）、抗帕金森病药、钙剂、利尿剂、铁剂、单胺氧化酶抑制剂、吩噻嗪。

　　（7）疾病因素：结肠、直肠阻塞性疾病，如直肠肿瘤、憩室炎、肠缺血；神经性疾病，如脊髓病变、帕金森病、脑血管意外、痴呆症；内分泌疾病如甲状腺功能减退。

　　2. 病理生理　　便秘的发生是由于神经系统异常或肠道平滑肌病变所致。老年人结肠运动缓慢，肛门周围的感受器的敏感性和反应性均有下降，脑血管硬化容易产生大脑皮质抑制，胃结肠反射减弱，以及药物等其他因素的影响，故容易发生便秘。

二、护理评估

　　1. 健康史

　　（1）评估老年人便秘开始的时间、大便的频率、性状、用药情况，有无伴随症状。

（2）评估老年人日常饮食、活动。

2. 身心状况

（1）躯体表现

1）症状：排便次数减少，每周少于 3 次，严重者长达 2～4 周才排便 1 次。部分患者可表现为排便困难，排便时间可长达 30 分钟以上，或每天排便多次但排出困难，粪便硬结如羊粪状，且数量很少。此外有腹胀、食纳减少及服用泻药不当引起排便前腹痛。

2）并发症：老年人过分用力排便时，可导致冠状动脉和脑血流量的改变，由于脑血流量的降低，排便时可发生晕厥，冠状动脉供血不足者可能发生心绞痛、心肌梗死，高血压者可引起脑血管意外，还可引起动脉瘤或室壁瘤的破裂、心脏附壁血栓脱落、心律失常甚至发生猝死。由于结肠肌层张力低下，可发生巨结肠症，用力排便时腹腔内压升高可引起或加重痔疮，强行排便时损伤肛管可引起肛裂等其他肛周疾病。粪便嵌塞后会产生肠梗阻、粪性溃疡、尿潴留及大便失禁，还有结肠自发性穿孔或乙状结肠扭转的报道。

（2）心理-社会状况：便秘老年人过分注意排便次数，偶尔未按规律排便即精神急躁、焦急、甚至精神抑郁，从而加重便秘。

3. 实验室及其他检查

（1）腹部 X 线平片：能显示肠腔扩张及粪便存留和气液平面，可确定器质性病变如结肠癌、狭窄引起的便秘。

（2）钡灌肠：可了解结肠、直肠肠腔的结构。

（3）结肠镜及纤维乙状结肠镜：可观察肠腔黏膜及腔内有无病变和狭窄，还可发现结肠黑变病。

（4）肛管直肠压力测定：可以帮助判断有无直肠、盆底功能异常或直肠感觉阈值异常。

（5）球囊逼出试验：助于判断直肠及盆底肌的功能有无异常。

（6）盆底肌电图检查：可判断有无肌源性或神经源性病变。

（7）结肠传输功能实验：了解结肠传输功能。

（8）排粪造影：有助于盆底疝及直肠内套叠的诊断。

三、救治与护理

1. 救治原则　针对引起便秘的因素，调整饮食结构，适度的活动锻炼。对顽固性便秘，要用药物治疗和灌肠以解除症状。

2. 主要护理问题

（1）便秘　与肠蠕动减少有关（继发于饮食中纤维素过少、水分不足、不能活动或缺乏锻炼、排便感觉降低、排便相关肌力减弱、精神抑郁、缺乏排便时的独处环境等。）

（2）便秘　与药物的不良反应有关。

3. 护理措施

（1）一般护理

1）调整饮食结构：饮食调整是治疗便秘的基础。保证每天的饮水量在 1500～2000ml。食用富含纤维素的食品。

2）适量运动：改变静止的生活方式，每天有 30～60 分钟活动和锻炼。在促进肠蠕动的同时，也改善了情绪。在固定时间（早晨或饭后）排便，重建良好的排便习惯。卧床或坐轮椅的老年人可通过转动身体、挥动手臂等方式进行锻炼。

3）腹部自我按摩：在清晨和晚间解尿后取卧位用双手示、中、环指相叠，沿结肠走向，自右下腹向上到右上腹，横行至左上腹，再向下至左下腹，沿耻骨上回到右下腹做腹部按摩，促进肠蠕动。轻重及速度以自觉舒适为宜，开始每次 10 圈，以后可逐步增加，在按摩同时可做肛门收缩动作。

满足老年人私人空间需求：房间内居住两人以上者，可在床单位间设置屏风或窗帘，便于老年人的排泄等需要。照顾老年人排泄时，只协助其无力完成部分，不要一直在旁守候，以免老年人紧张而影响排便。更不要催促，令老年人精神紧张，不愿麻烦照顾者而憋便，导致便秘或失禁。

（2）病情观察：观察老年人的大便频率、性状及大便时的伴随症状。防止过度用力排便造成心脑血管意外发生。

（3）配合治疗护理

1）开塞露通便法：详见《基础护理技术》。

2）人工取便法：详见《基础护理技术》。

3）生理盐水灌肠：采用边灌边更换卧位法。肛管插入长度约 10cm，液体量 500ml。嘱老年人先采取左侧卧位，灌入 100ml 液体后改为平卧，继续灌入 100ml，再右侧卧位灌入 200ml，最后是左侧卧位灌入 100ml。嘱其忍受数分钟再排便，如未排清可再行一次。

4）药物治疗：饮食与行为调整无效的慢性便秘应用药物治疗。温和的渗透性泻药有乳果糖、山梨醇。通过阻止肠腔水分吸收，使肠内容物体积增大，促进肠蠕动。容积性泻药如甲基纤维素适用于饮食过于精细者，在通便的同时还起到控制血糖、血脂、降低结直肠癌和乳腺癌发生率的作用。润滑性泻药石蜡油又称大便软化剂，主要起润滑作用，适宜于心肌梗死或肛周手术后的患者。

5）其他：对于功能损伤或不活动的老年人应限制富含纤维素的食物，每周灌肠 1~2 次。例如，巨结肠症和结肠扩张者，应改用泻药和灌肠。由原发病引起的便秘应积极治疗原发病。

（4）心理护理：在有思想矛盾、精神负担、精神创伤、恐病心理、过度精神疲劳、紧张失眠等情况下容易加重便秘。对排便次数要采取任其自然的态度，就是偶然出现未按时排便也不必介意。对已有服泻药习惯的老年人，应尽量减量服药，乃至最终停药。要树立信心，配合医生共同制订治疗方案，直到完全治愈。对工作、生活节奏过分紧张的老年人，要切实注意劳逸结合、动静结合。对精神过分紧张、忧虑、失眠的老年人，必要时少量服用镇静药物，使睡眠改善、精神松弛，有利于便秘的治疗。

（5）健康指导

1）恰当选用有助于润肠通便的食物：晨起可服一杯淡盐水，上午和傍晚各饮一杯温热的蜂蜜水，以助通便。水果中香蕉、李子、西瓜的润肠通便效果很好，可根据季节适量食用。富含油脂又有利健康的食物核桃、芝麻、松子也有利通便。少饮浓茶或含咖啡因的饮料如可乐。

2）重建良好的排便习惯：让老年人懂得保持大便通畅的重要性，制定时间表，安排有足够的时间排便，避免他人干扰。防止意识性地抑制便意，有便意时不要忽视。

3）保证有良好的排便环境：便器应清洁而温暖。体质虚弱的老年人可使用便器椅，或在老年人面前放置椅背，提供排便坐姿的依托，减轻排便不适感，保证安全。指导老年人在坐位时把脚踩在小凳子上，身体前倾；心情放松，先深呼吸，后闭住声门，向肛门部位用力解便。

4）通便药物使用指导：渗透性泻药的缺点，有些药物服用后在细菌作用下发酵产生气体，引起腹胀等不适感，服用一段时间后会逐步适应。容积性泻药服药的同时需饮水 250ml。润滑性泻药长期服用会影响脂溶性维生素的吸收。温和的口服泻药多在 6~10 小时后发挥作用，宜在睡前 1 小时服用，多在晨起后排便。通便药物对人体有一定的不良反应，不宜长期服用。个体对药物的敏感程度不同，不要因短时间内未排便而追加剂量，引起腹泻，危害健康。

5）避免药物不良反应性便秘：在治疗原发病中，因药物的不良反应导致便秘时，应及时就诊，请医生调整药物。

第四节　食管裂孔疝与反流性食管炎

案例10-3

　　吴某，男性，62岁，身高166cm，体重71kg。经常出现烧心、反胃、胸骨后疼痛等症状。嗜辣，抽烟、饮酒。初步考虑为反流性食管炎。
问题：1. 为进一步了解病情，这位老年人还应做哪些检查？
　　　 2. 提出护理诊断和医护合作性问题，应采用哪些有效的护理措施？
　　　 3. 健康指导的重点是什么？

　　食管裂孔疝（esophageus hiatus hernia）是指部分胃囊经膈食管裂孔进入胸腔。随着年龄的增长，膈食管膜、食管周围韧带松弛和腹腔内压力升高的疾病因素，使老年人该病的发病率增高，以后天性多见，男性多于女性。食管裂孔疝中85%～90%为滑动性裂孔疝。

　　反流性食管炎（reflux esophagitis）系指因胃和（或）十二指肠内容物反流入食管，引起食管黏膜的炎症、糜烂、溃疡和纤维化等病变，属于胃食管反流病（gastroesophageal reflux disease，GERD）。肥胖、老年慢性支气管炎等疾患增加了腹腔内压力，是该病的诱发因素。

一、概　　述

1. 病因

（1）先天因素：膈肌食管裂孔的发育不良和先天性短食管等。

（2）后天因素：机体老化使食管周围韧带松弛、肥胖、老年慢性支气管炎、老年性便秘等使腹压增加、心理和社会压力等。

（3）其他：胃上部或贲门部手术后裂孔疝、创伤性裂孔疝等。

2. 病理生理　膈食管裂孔的扩大，环绕食管的膈肌脚薄弱等，致使腹段食管、贲门或胃底随腹压增高，经宽大的裂孔而进入纵隔，进而引起胃食管反流、食管炎等一系列病理改变。食管裂孔疝系解剖基础所致的食管反流，可造成反流性食管炎，而食管炎又促使食管纵肌收缩，导致牵引性食管裂孔疝，二者互为因果、相互促进。反流性食管炎病理改变为食管黏膜充血、水肿，脆而易出血。急性食管炎时黏膜上皮坏死脱落，形成糜烂和浅表溃疡。严重者整个上皮层均可脱落，但一般不超过黏膜肌层。慢性食管炎时，黏膜糜烂后可发生纤维化，并可越过黏膜肌层而累及整个食管壁。食管黏膜糜烂、溃疡和纤维化的反复形成，则可发生食管瘢痕性狭窄。显微镜下可见鳞状上皮的基底细胞增生，延伸至上皮的表面层，并伴有血管增生，固有层有中性粒细胞浸润。在食管狭窄者，黏膜下层或肌层均可有瘢痕形成。严重食管炎者，则可见黏膜上皮的基层被破坏，且因溃疡过大，溃疡边缘的鳞状上皮细胞无法通过再上皮化修复溃疡，柱状上皮化生，称为Barrett食管。发生于Barrett上皮的溃疡称为Barrett溃疡。

二、护理评估

1. 健康史

（1）评估老年人有无吞咽困难、胃部烧灼感及发生的时间，与饮食、饮料种类、体位的关系。

（2）有无老年慢性支气管炎等肺部慢性疾病，大小便情况。

2. 身心状况

（1）躯体表现

1）胸骨后烧灼感和反胃：常在餐后、弯腰、运动、平卧时诱发加重。

2）间歇性吞咽困难和呕吐：瘢痕造成狭窄时，吞咽困难呈持续性。

3）胸痛：疼痛部位在胸骨后，上腹部或剑突下，可放射至颈、肩背、耳部和上肢，由反流物刺激食管引起。常与心绞痛难以区别，应予重视。

4）食管糜烂出血：食管炎严重者，多见少量慢性出血。

5）误吸：胃液反流可引起。

6）Barrett 食管：系长期胃食管反流引起的食管黏膜上皮肠化生。

（2）心理-社会状况：反流性食管炎老年人因胃液反流常伴口臭，易产生紧张、恐惧、自卑心理。

3. 实验室及其他检查

（1）X 线钡餐检查：是食管裂孔疝诊断的首选方法。X 线检查还能发现裂孔疝的一些并发症，如食管炎、食管溃疡、食管狭窄等。

（2）内镜检查：内镜是诊断食管裂孔疝仅次于放射学检查的方法，也是评价内膜损伤的最佳方法，并可同时检查胃和十二指肠，以排除引起胃压升高的因素。按 Kahrilas 分型，内镜下反流性食管炎分为 4 级。

1 级：一至数个充血渗出的非融合性病变；

2 级：充血、糜烂、渗出、融合但未环周一圈；

3 级：环周一圈；

4 级：食管病变可为溃疡、狭窄、Barrett 食管，局部组织增生，息肉形成。

（3）食管功能检查：包括食管测压、标准酸反流检查、利用 pH 电极放在食管内做酸清除试验和酸灌注试验。

（4）超声波检查：检查食管、胃贲门部，测量食管腹段的长度，对诊断较小的裂孔疝，较之钡餐 X 线检查更为有效。

三、救治与护理

1. 救治原则 食管裂孔疝与反流性食管炎的治疗，应根据食管裂孔疝的类型和食管炎的严重程度而决定。症状较轻微的滑动型食管裂孔疝、反流性食管炎未侵及环周的患者可采用保守疗法。反流性食管炎伴严重狭窄影响进食时，应做内镜扩张治疗。食管旁疝、混合型裂孔疝采用创伤较小的手术——腹腔镜下行胃底折叠术治疗，解剖复位、纠正食管反流，以避免并发胃梗阻和狭窄。护理上使老年人能理解食管反流的病因，积极控制体重，改变生活方式、避免胃内容物的反流的诱因。

2. 主要护理问题

（1）舒适的改变：胃烧灼痛 与反酸和嗳气有关。

（2）有处理治疗方案不当/无效的危险 与知识缺乏有关，如对病情、饮食管理、饮酒和烟草的危害、饭后的体位、药物治疗、减轻体重等知识缺乏。

（3）营养失调：低于机体需要量 与厌食、胃烧灼感和吞咽困难有关。

（4）潜在并发症：出血。

3. 护理措施

（1）一般护理

1）改变生活方式，避免诱因：餐后取直立位或散步，利用重力促使胃的排空。睡眠时取高枕位，少食多餐，避免过饱，忌烟酒、脂肪、酸食、咖啡和巧克力。避免餐后仰卧、增加腹压的因素，裤带不宜过紧。肥胖者控制体重。

2）避免使用减低胃食管动力的药物：如抗胆碱能药、三环类抗抑郁药、多巴胺受体激动剂、钙离子拮抗剂、茶碱、β_2-肾上腺素能受体激动剂等。避免服用非类固醇类抗炎药、氯化钾、四环素类、阿仑膦酸盐、硫酸亚铁。

（2）病情观察：观察老年人的呕吐物、大便及吞咽、呼吸情况，防止发生出血、食管狭窄甚至吸入性肺炎等并发症。

（3）配合治疗护理

1）药物治疗：①制酸剂：H_2受体拮抗剂，如雷尼替丁、西咪替丁。于餐中、餐后即刻或睡前服用，若同时服用碱性抗酸药物，两药之间应间隔1小时以上，静脉给药需控制滴速，以免滴速过快引起低血压或心律失常。用药过程中应注意乏力、头痛、头晕、腹泻和嗜睡等不良反应。②质子泵抑制剂：如奥美拉唑和兰索拉唑。奥美拉唑有头晕等不良反应，兰索拉唑有头痛、腹泻等不良反应。③黏膜保护剂：如硫糖铝。硫糖铝在餐前半小时服用。④促动力药：如西沙必利。西沙比利在餐前1小时与睡前服用。

2）内镜检查治疗前的护理：介绍内镜检查的治疗过程，消除老年人的紧张情绪。询问老年人有无严重的心肺疾患。胃、十二指肠镜检查，于治疗前禁食8小时，禁水4小时。术前取下义齿，遵医嘱给予阿托品。

3）手术治疗前后的护理：手术前改善老年人的营养状态，矫正水、电解质失衡。应用抗生素，术前插鼻胃管持续吸引。手术后保持胃肠减压管的通畅。避免给予吗啡，以防老年人术后早期呕吐。患者术后易出现胃无张力，需胃肠减压1周。当肠蠕动恢复及肛门排气后，可进食清流质，避免给予易产气的食物，如牛奶、含碳酸饮料等，1周后，逐步过渡到软食。

4）钡餐检查的护理：术后遵医嘱给予缓泻剂。评估有无腹胀、肠蠕动音，观察排便情况。

（4）心理护理：由于本病病程较长，患者往往情绪低落，长期反复胃酸反流造成口臭，常使老年人羞于走近他人，难以进行沟通，容易产生孤独感和自卑心理。需对患者进行心理疏导及健康教育，减少食管反流的诱因，做好口腔护理，减轻患者的精神负担。

（5）健康指导

1）指导老年人遵医嘱用药，减少不良反应的发生。

2）指导老年人避免腹压增加和食管反流的诱因。餐后直立，避免负重和穿紧身衣；睡眠时抬高床头10~15cm或用楔状海绵垫肩背。少量多次进低脂肪高蛋白食品，如豆类、奶类、瘦肉和鸡蛋。避免过饱，睡前3小时勿进食。肥胖者应减轻体重。不进食咖啡、芥末、葱、姜、蒜、辣椒等刺激性食物。

3）观察并发症的发生：如出现呕血，甚至由咖啡转化为鲜红色，便血次数增加，大便变稀，或出现头晕、眼花、出冷汗等，都是出血征象，要及时就诊。

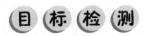

目标检测

单选题

【A_1型题】

1.老年人保持口腔牙齿健康的正确措施为（　　）

A. 早晚正确刷牙、餐后漱口

B. 每日叩齿、按摩牙龈

C. 餐前使用牙线

D. 每年做 1～2 次牙科检查

E. 每年做 1～2 次洁齿治疗

2．以下哪种食物不利于口腔干燥的老年人食用
（　　）

    A. 甲鱼　　B. 枸杞　　　C. 莲藕　　　D. 芹菜

    E. 羊肉

3．老年人便秘主要受下列哪项因素影响（　　）

    A. 生理因素　　　　　B. 饮食因素

    C. 活动减少　　　　　D. 精神、心理因素

    E .各种因素的综合

4．有助于润肠通便的食品不包括（　　）

    A. 浓茶　　B. 核桃　　　C. 西瓜

    D. 芝麻　　E. 香蕉

5．以下哪项不是老年人口腔黏膜干燥的原因
（　　）

    A. 机体老化　　　　　B. 抗胆碱药

    C. 绝经期女性　　　　D. 精神、心理因素

    E. 进食甲鱼

【A₂型题】

（6、7 题共用题干）

    患者，男性，65 岁，胸骨后烧灼感伴反胃、胸痛半年余，常在餐后、弯腰、运动、平卧时诱发加重。X 线钡餐、内镜检查结果示食管裂孔疝、反流性食管炎。

6．以下针对该患者的护理措施哪项不妥（　　）

    A. 餐后取直立位或散步

    B. 少食多餐，避免过饱

C. 控制体重

D. 使用抗胆碱能药物解除胃肠道痉挛

E. 睡眠采取高枕卧位

7．当患者出现呕血，甚至由咖啡转化为鲜红色，便血次数增加，大便变稀，出现头晕、眼花、出冷汗等，可能发生了（　　）

    A. 上消化道出血　　　　B. 胃穿孔

    C. 幽门梗阻　　　　　　D. 癌变

    E. 消化性溃疡

（8、9 题共用题干）

    患者，女性，65 岁，近 1 个月以来排便次数减少并排便困难，每周少于 3 次，粪便硬结如羊粪状，体检示左下腹有存粪的肠襻，肛门指诊有粪块。临床诊断为老年性便秘。

8．以下危险因素与该病不相关的是（　　）

    A. 胃肠蠕动减慢

    B. 消化道分泌液增多

    C. 喜好久坐而且活动少

    D. 服用了麻醉类止痛剂

    E. 饮食中水分少

9．针对此患者的健康指导错误的是（　　）

    A. 细粮要粗做以便咀嚼

    B. 每日饮水 1500ml 左右

    C. 根茎叶类的食物难以吞咽可少吃

    D. 无论是否有便意都要定时如厕

    E. 避免服用钙剂、铁剂等药物

第十一章 老年人泌尿生殖系统疾病的护理

教 学 目 标
1. 掌握：老年慢性肾盂肾炎、前列腺增生症的临床特征及护理评估要点。
2. 熟悉：老年慢性肾盂肾炎、前列腺增生症的病因及辅助检查。
3. 了解：老年人泌尿系统的生理变化。

第一节 老年人泌尿系统的生理变化

（一）肾

（1）肾结构改变：重量减轻。

（2）肾血管：血管硬化、弹性下降，肾血流量减少。

（3）肾小球：数量减少，且玻璃样变、硬化，基膜增厚，甚至闭锁。

（4）肾小管：细胞脂肪变性，内膜增厚，透明变性，肾远端小管憩室数随年龄而增加，可扩大成肾囊肿。

（5）肾功能衰减，出现少尿，肌酐清除率下降。

（6）肾血流量减少，滤过率下降。

（7）肾浓缩、稀释功能降低，昼夜排尿规律紊乱，夜尿增多，尿渗透压下降等。

（8）肾调节酸碱平衡能力下降，肾的内分泌功能减退。

（二）输尿管

输尿管肌层变薄，支配肌肉活动的神经减少，输尿管收缩力降低，使泵入膀胱的速度变慢，且易反流。

（三）膀胱

膀胱肌肉萎缩，纤维组织增生，易发生憩室，膀胱缩小，容量减少，残余尿增多，随增龄膀胱括约肌萎缩，支配膀胱的自主神经系统功能障碍，致排尿反射减弱，缺乏随意控制能力，常出现尿频或尿意延迟，甚至尿失禁。

（四）尿道

尿道肌萎缩，纤维化变硬，尿流变慢，排尿无力，致较多残余尿，尿失禁，男性前列腺增生，前列腺液分泌减少，使尿道感染的发生率增高。

第二节 老年慢性肾盂肾炎

尿路感染是老年人常见的疾病，其中以肾盂肾炎最为常见。肾盂肾炎是由细菌（极少数为真菌、病毒、原虫等）直接引起的肾盂、肾盏和肾实质的感染性炎症，肾盂肾炎根据临床病程及症状可分为急性和慢性肾盂肾炎。急性期若不积极治疗，容易成为慢性。慢性肾盂肾炎呈慢性多次发作或病情迁延不愈，病程达 6 个月以上且不易控制，可发展为肾衰竭。

（一）概述

1. 病因

（1）老年人免疫功能下降，抵抗感染能力不足。

（2）老年人常有各种慢性病，使慢性肾盂肾炎发生率增加。例如，神经系统疾病导致个人卫生不良，糖尿病使抵抗力下降，前列腺增生、尿路结石、膀胱肿瘤等使尿路阻塞而引起感染。

（3）老年人生理性渴感减退，饮水减少。同时老年人又常因病滥用止痛药、非固醇类消炎药等，易导致慢性肾盂肾炎及慢性间质性肾炎。

2. 病理生理　慢性肾盂肾炎为细菌直接引起的感染性肾脏病变，近年也有认为细菌抗原激起的免疫反应，可能参与慢性肾盂肾炎的发生和发展过程。致病菌以大肠杆菌、变形杆菌最多，其次为副大肠杆菌、葡萄球菌、粪链球菌、产碱杆菌、铜绿假单胞菌，偶见厌氧菌、真菌、病毒和原虫感染。感染途径有上行感染、血行感染、淋巴管感染或直接由相邻器官侵犯。其中以上行感染最为常见。慢性肾盂肾炎时，肾外形缩小，表面有粗糙的瘢痕形成以致凹凸不平，皮质和髓质变薄，肾盂、肾盏和乳头部均有瘢痕形成，以及因瘢痕收缩而造成的肾盂、肾盏变形、狭窄，肾实质内有炎性病灶和纤维组织增生。镜下可见肾小管上皮细胞萎缩、退化，肾小管周围也有不同程度纤维增生。随着炎症发展，纤维组织增多，肾实质损害加重，最终成为"肾盂肾炎固缩肾"，临床出现慢性肾功能不全。

（二）护理评估

1. 健康史

（1）评估老年患者排尿情况：如尿液颜色改变、有无浑浊、夜尿增多、尿液排不出及尿液有无特殊气味等。

（2）评估老年患者有无腰部疼痛，疼痛持续的时间、性质、诱因。

（3）评估老年患者有无血尿，血尿发生的时间，是全程血尿还是终末血尿，以判断老年患者有否泌尿感染或泌尿系肿瘤。

2. 身心状况

（1）躯体表现

1）症状：老年人的慢性肾盂肾炎临床表现多不典型，常复杂多样。重者急性发病时可表现为与急性肾盂肾炎相似的症候群。本病可有明显的全身感染症状。较常见的症状有全身不适、体重减轻、低热、尿失禁、排尿困难、尿潴留、多尿、夜尿等。少数患者表现为腰痛、腹部隐痛或肾绞痛。轻者可无症状，仅有尿液改变。个别患者仅有高血压。有尿流梗阻、留置导尿或神经源性膀胱患者出现慢性菌尿时应怀疑有慢性肾盂肾炎，常见的有下列 5 型：①复发型：常多以急性发作，发病时可有全身感染症状，尿路局部表现及尿液变化等均类似急性肾盂肾炎。②低热型：以长期低热为主要表现，可伴乏力、腰酸、食欲不振和体重减轻等。③血尿型：可以血尿为主要表现，呈镜下或肉眼血尿，发病时伴腰痛、腰酸和尿路刺激症状。④隐匿型：无任何全身或局部症状，仅有尿液变化，尿菌培养可阳性，又称无症状性菌尿。⑤高血压型：在病程中出现高血压，偶可发展为急进性高血压，常伴贫血，但无明显蛋白尿和水肿等。

2）并发症：贫血、电解质紊乱、晚期肾小球硬化、肾衰竭等。

（2）心理-社会状况：慢性肾盂肾炎疾病病程长，症状反复，老年人容易出现急躁、挑剔甚至悲观绝望心理。

3. 实验室及其他检查

（1）尿常规：镜检白细胞增多，若见白细胞（或脓细胞）管型，则提示病变在上尿路。

红细胞也可增多，血尿型者甚至为肉眼血尿。尿蛋白可增多，但一般<2.0g/d，多为小分子蛋白，肾小管功能受损时，可出现尿比重降低，晨尿 pH 增高。

（2）尿细菌检查：有意义菌尿是指直接取得（膀胱穿刺）的膀胱尿证实有细菌繁殖（不管计数多少）或取中段尿培养计数大于 10^5/ml。

（3）尿细胞计数：常用于本病慢性期，尤其尿常规无明显异常，多次尿培养无阳性结果，又无特异临床表现者。

（4）血常规检查：急性期血白细胞计数和中性粒细胞可增高，慢性期红细胞计数和血红蛋白可轻度降低。

（5）肾功能检查：慢性期可出现持续性功能损害如内生肌酐清除率降低，血尿素氮、肌酐增高等。

（6）X 线检查：对慢性或久治不愈者，视需要分别可做尿路平片、静脉肾盂造影、逆行肾盂造影、排尿时膀胱输尿管造影，以检查有无梗阻、结石、输尿管狭窄或受压、肾下垂、泌尿系先天性畸形及膀胱输尿管反流现象等。

（三）救治与护理

1. 救治原则　去除易患因素，合理使用抗生素，在未有药物敏感试验结果时，应选用对革兰阴性杆菌有效的抗菌药物，获得尿培养结果后，根据药敏试验选择药物。

2. 主要护理问题

（1）体温过高　与慢性肾盂肾炎发作有关。

（2）排尿型态异常，尿频、尿急、尿痛　与炎症刺激膀胱有关。

（3）焦虑　与膀胱刺激征引起的不适、病症反复发作及担心预后有关。

（4）潜在并发症：贫血、电解质紊乱、晚期肾小球硬化、肾衰竭。

3. 护理措施

（1）一般护理

1）环境与休息：保持环境清洁、安静、光线柔和，维持病室合适的温度和湿度，使患者能充分休息。嘱患者于急性发作期尽量卧床休息。

2）饮食护理：在无禁忌证的情形下，嘱患者尽量多饮水。同时应摄入清淡、易消化、营养丰富的食物。

3）皮肤护理：要及时换洗衣物和床铺。内衣裤应为吸汗且透气性好的棉质，且应宽松、干净。定期做好会阴部的清洁。

4）尿细菌学检查的护理：向患者解释检查的意义和方法。做尿细菌定量培养时，最好用清晨第 1 次（尿液停留膀胱 6～8 小时以上）的清洁、新鲜中段尿液送检。为保证培养结果的准确性，尿细菌定量培养需注意：①在应用抗菌药之前或停用抗菌药 5 日之后留取尿标本。②留取尿液时要严格无菌操作，先充分清洁外阴、包皮，消毒尿道口，再留取中段尿液，并在 1 小时内做细菌培养，或冷藏保存。③尿标本中勿混入消毒药液，女性患者留尿时注意勿混入白带。

（2）病情观察：监测尿液颜色改变、有无浑浊、夜尿增多、尿液排不出及尿液有无特殊气味及体温的变化，了解尿路感染控制的情况。如出现少尿、肾功能损害则可能发生了肾衰竭。

（3）配合治疗护理：向患者解释有关药物的作用、用法、疗程及其不良反应；强调必须按时、按量用药，不可擅自换、减、停药；交代患者口服磺胺药物期间要注意多饮水和同时服用碳酸氢钠，以增强疗效、减少磺胺结晶的形成。

（4）心理护理：理解患者的心理反应，向患者介绍同种疾病患者的治疗情况，消除患者的紧张、恐惧心理。指导患者多饮水，勤排尿，增加营养等方法配合治疗，当病情出现好转时给予患者充分肯定。使其看到疾病治愈的希望，以良好的心境促使疾病向好的方向转化。

（5）健康指导

1）多喝水，饮食宜清淡，忌肥腻香燥、辛辣之品。注意会阴部卫生，注意适当休息，忌憋尿、纵欲、过劳，要增强体质，提高机体的防御能力。

2）每年做1次尿常规、尿培养、肾脏超声检查。

3）对已经发生的慢性肾盂肾炎应积极治疗，阻止其向慢性肾衰竭发展。对常再发者，可采用低剂量长期抑菌治疗。

4）积极寻找并去除炎性病灶，如男性的前列腺炎，女性的阴道炎及宫颈炎。减少不必要的导尿及泌尿道器械操作，如必须保留导尿应预防性应用抗菌药物。

5）女性再发与性生活有关者，应于性生活后即排尿，并内服1片复方磺胺甲基异噁唑。更年期阴道内用尼尔雌醇1～2mg，1～2次/天，以增强局部抵抗力。

6）膀胱-输尿管反流患者，要养成2次排尿习惯。即每1次排尿后数分钟，再重复排尿一次，消除各种诱因如糖尿病，解除尿流不畅、尿路梗阻，纠正肾和尿路畸形。

第三节　前列腺增生症

案例11-1

患者，男性，70岁。尿频、尿急，夜尿增多2年，近日因饮酒后上述症状加重，夜尿3～4次，尿频、尿急，有尿不尽感、尿后滴沥。查体：直肠指检示前列腺如鸡蛋大小，中央沟变浅消失，上极触不到，左右极边界不清，硬度中等。彩超：前列腺前后径4cm，形态尚规则，内腺增大，外腺变薄，橘皮征（+），回声低。诊断：老年前列腺增生症。

问题：1. 此老年人留置导尿后的护理措施有哪些？
2. 该病主要的护理诊断是什么？
3. 健康指导的重点是什么？

（一）概述

前列腺增生症是老年男性常见疾病，其病因是由于前列腺的逐渐增大对尿道及膀胱出口产生压迫作用，临床上表现为尿频、尿急、夜间尿次增加和排尿费力，并能导致泌尿系统感染、膀胱结石和血尿等并发症，对老年男性的生活质量产生严重影响，因此需要积极治疗，部分患者甚至需要手术治疗。

1. 病因　尚未完全明确。目前公认老龄和有功能的睾丸是发病的基础。上皮和基质的相互影响，各种生长因子的作用，随年龄增长而出现的睾酮、双氢睾酮及雌激素水平的改变和失去平衡是前列腺增生的重要因素。

2. 病理生理　前列腺腺体的中间有尿道穿过，可以这样说，前列腺扼守着尿道，所以，前列腺有病，排尿首先受影响。增生的前列腺使前列腺的体积逐渐增加，压迫尿道和膀胱颈，使膀胱排空尿液受阻。膀胱为克服颈部阻力而加强收缩使膀胱壁的肌肉发生代偿性肥厚，呈小梁状突起。膀胱腔内压增高，膀胱黏膜可自肌束间薄弱处向外膨起，形成憩室。膀胱颈部梗阻继续加重，每次排尿时，膀胱都不能将尿液完全排空，排尿后膀胱内还残留一部分尿液，残余尿的存在是发生泌尿系统感染和继发结石的基础。如果不积极治疗，前列腺增生进一步发展，尿道受到的压迫将逐渐加重，膀胱排尿能力将进一步下降，膀胱内残余尿液的逐渐增多，膀胱内的压力升高，使膀胱内尿液便逆流至输尿管和肾盂，引起两侧上尿路积水，肾盂内压增高，使肾实质缺血性萎缩，引起肾功能减退。

（二）护理评估

1. 健康史

（1）评估患者吸烟、饮食、饮酒和性生活等情况。患者平时饮水习惯，是否有足够的液体摄入和尿量。

（2）评估患者排尿困难程度及夜尿次数，有无尿潴留情况、血尿及尿路刺激症状、有无憋尿习惯。有无并发疝、痔、脱肛等情况。

（3）评估患者有无高血压、糖尿病史等。

2. 身心状况

（1）躯体表现

1）膀胱刺激症状：尿频、尿急、夜尿增多及急迫性尿失禁。尿频是前列腺增生的早期信号，尤其夜尿次数增多更有临床意义。一般来说，夜尿次数的多少往往与前列腺增生的程度平行。原来不起夜的老年人出现夜间1~2次的排尿，常常反映早期梗阻的来临，而从每夜2次发展至每夜4~5次甚至更多，则说明了病变的发展和加重。

2）排尿无力、尿线变细和尿滴沥：由于增生前列腺的阻塞，患者排尿要使用更大的力量克服阻力，以至排尿费力；增生前列腺将尿道压瘪致尿线变细；随着病情的发展，还可能出现排尿中断，排尿后滴沥不尽等症状。

3）尿潴留：前列腺增生较重的晚期患者，梗阻严重时可因受凉、饮酒、憋尿时间过长或感染等原因导致尿液无法排出而发生急性尿潴留。

4）其他：前列腺增生时因局部出血可出现无痛性血尿。若并发感染或结石，有尿急、尿痛等膀胱刺激症状。少数患者在后期可出现肾积水和肾功能不全表现。长期排尿困难者可并发疝、痔或脱肛。

（2）心理-社会状况：前列腺增生是一种症状性逐渐加重的疾病。尿频，特别是夜尿次数的增多将严重影响患者的休息与睡眠；排尿困难，甚至尿潴留、血尿等症状可造成患者极大的痛苦和精神压力，留置尿管又给患者带来很多生活的不便；患者多希望能尽快得到治疗及护士能给予更多的照顾，帮助其解决手术前后生理及心理的问题。

3. 实验室及其他检查

（1）B超检查：可测量前列腺体积，内部结构组织是否突入膀胱。经直肠超声检查更为精准，经腹腔超声可测量膀胱残余尿量。

（2）尿流动力学检查：尿流率测定可初步判断梗阻的程度。若最大尿流率<15ml/s，提示排尿不畅；<10ml/s提示梗阻严重。评估最大尿流率时，尿量必须超过150ml才有诊断意义。应用尿动力测定压力-流率等可鉴别神经源性膀胱功能障碍，逼尿肌和尿道括约肌功能失调及不稳定膀胱逼尿肌引起的排尿困难。

（3）血清前列腺特异抗原（PSA）测定：前列腺体积较大。有结节或较硬时，应测定血清PSA以排除合并前列腺癌的可能。

（三）救治与护理

1. 救治原则　目前，前列腺增生的治疗方式有等待观察、药物治疗、手术治疗和微创治疗等。如果前列腺增生对患者的生活质量影响较小且无明显苦恼，患者可以选择等待观察，并指导患者正确的生活方式。当患者出现病情进展时，需要积极进行干预。

2. 主要护理问题

（1）睡眠型态紊乱　与夜尿次数增多有关。

（2）疼痛　与手术后膀胱痉挛有关。

（3）生活自理能力缺陷　与术后持续膀胱冲洗，不能下床有关。

（4）潜在并发症：感染、出血。

（5）知识缺乏：缺乏前列腺增生的治疗、护理及预防并发症的知识。

3. 护理措施

（1）术前护理

1）饮食：宜选粗纤维易消化的食物，以防便秘；忌饮酒及辛辣食物；鼓励患者多饮水、勤排尿。

2）引流尿液：残余尿量多或有尿潴留致肾功能不良者，应留置导尿持续引流，改善膀胱逼尿肌和肾功能。

（2）术后护理

1）密切观察病情：意识、生命体征、重要器官功能状况、呼吸及泌尿系统感染的征象、各引流管的引流情况等。

2）气囊尿管牵引的护理：平卧位，尿管牵引并固定在患者一侧大腿内侧，牵引压迫时间为 8～10 小时。

3）做好膀胱冲洗的护理：生理盐水持续冲洗膀胱 3～7 日。①速度调节，尿色深则快、浅则慢。②确保冲洗管道通畅：不通则高压冲洗、抽吸血块。③准确记录尿量、冲洗量、排出量：尿量 = 排出量−冲洗量。④保持伤口和各引流管的清洁，避免污染。遵医嘱使用抗生素。⑤预防感染：预防尿路感染和精道感染。

4）并发症的预防与护理：①出血：加强观察。指导患者在术后 1 周逐渐离床活动。避免腹压增高及便秘，禁止灌肠或肛管排气，防止前列腺窝出血。②TUR 综合征护理：观察有无 TUR 综合征是指术中大量的冲洗液被吸收使血容量急剧增加，形成稀释性低钠血症，患者可在几小时内出现烦躁、恶心、呕吐、抽搐、昏迷，严重者出现肺水肿、脑水肿、心力衰竭。一旦出现，遵医嘱给予利尿剂、脱水剂，减慢输液速度，对症处理。③尿频、尿失禁：为减轻拔管后出现的尿频、尿失禁现象，一般在术后 2～3 天嘱患者练习收缩腹肌、臀肌及肛门括约肌；也可辅以针灸或理疗。尿频、尿失禁现象一般在术后 1～2 周内可缓解。

5）饮食：术后 6 小时无恶心、呕吐者，可进流食，1～2 天后无腹胀即可恢复正常饮食。鼓励患者多饮水、进食富含纤维的食物，以免便秘。

（3）心理护理：理解患者的心理反应，向患者介绍同种疾病患者的治疗情况，消除患者的紧张、恐惧心理。指导患者多饮水，勤排尿，增加营养等方法配合治疗，当病情出现好转时给予患者充分肯定。使其看到疾病治愈的希望，以良好的心境促使疾病向好的方向转化。

（4）健康指导

1）生活指导：①采用非手术治疗的患者，应避免受凉、劳累、饮酒、便秘而引起的急性尿潴留。②预防出血：术后 1～2 个月内避免剧烈运动，如跑步、骑自行车、性生活等，防止继发性出血。

2）康复指导：①排尿功能训练：若有溢尿现象，患者应有意识地经常锻炼肛提肌，以尽快恢复尿道括约肌功能。②自我观察：TURP 患者术后有可能发生尿道狭窄。术后若尿线逐渐变细，甚至出现排尿困难，应及时到医院检查及处理。有狭窄者，定期行尿道扩张，效果较满意。附睾炎常在术后 1～4 周发生，故出院后若出现阴囊肿大、疼痛、发热等症状应及时去医院就诊。术后前列腺窝的修复需 3～6 个月，因此，术后可能仍会有排尿异常现象，应多饮水。③定期门诊随访。

3）心理和性生活指导：①前列腺经尿道切除术后1个月、经膀胱切除术2个月后，原则上可以恢复性生活。②前列腺切除术后常会出现逆行射精，不影响性交。少数患者可出现阳痿，可先采取心理治疗；同时查明原因，再进行针对性治疗。

目 标 检 测

单选题

【A₁型题】

1. 老年人肾盂肾炎的主要感染途径为（ ）
   A. 血行感染　　　　B. 淋巴道感染
   C. 上行感染　　　　D. 直接感染
   E. 下行感染

2. 老年人肾盂肾炎最常见的致病菌是（ ）
   A. 葡萄球菌　　　　B. 真菌
   C. 厌氧菌　　　　　D. 大肠杆菌
   E. 链球菌

3. 尿常规中对老年肾盂肾炎最有诊断价值的是（ ）
   A. 红细胞管形　　　B. 白细胞管形
   C. 透明管形　　　　D. 蜡样管形
   E. 颗粒管形

4. 关于老年肾盂肾炎患者的治疗原则，正确的是（ ）
   A. 限制饮水
   B. 应在使用抗菌药物之前留取尿标本
   C. 急性肾盂肾炎疗程为症状完全消失即可
   D. 不可用碳酸氢钠
   E. 慢性肾盂肾炎总疗程为2～3周

5. 老年前列腺增生最早出现的症状是（ ）
   A. 尿潴留　　　　　B. 血尿
   C. 尿急　　　　　　D. 尿频
   E. 尿痛

6. 老年前列腺增生患者术后用生理盐水持续膀胱冲洗的时间（ ）
   A. 1～2日　　　　　B. 1～3日
   C. 1～5日　　　　　D. 3～7日
   E. 3～5日

【A₂型题】

7. 患者，男性，65岁。患前列腺增生2年，因饮酒后出现急性尿潴留，已16小时未排尿。目

前解除尿潴留的首选方法是（ ）
   A. 按摩腹部　　　　B. 留置导尿管
   C. 针刺、诱导排尿　D. 耻骨上膀胱造口
   E. 肌内注射卡巴胆碱

8. 患者，男性，72岁，患前列腺增生。入院后经尿道行前列腺电切术，术后护理中发现患者血钠较低，其主要原因是（ ）
   A. 输液量过多
   B. 输液速度过快
   C. 引流不畅造成膀胱充盈、膀胱痉挛
   D. 膀胱痉挛引起阵发性剧痛、诱发出血
   E. 术中大量的冲洗液被吸收，形成稀释性低钠血症

【A₃型题】

（9～11题共用题干）

患者，男性，66岁，进行性排尿困难1年，夜尿3～5次，直肠指诊见前列腺明显肿大，中央沟消失，无压痛。

9. 最有可能的诊断是（ ）
   A. 膀胱炎　　　　　B. 尿道狭窄
   C. 膀胱癌　　　　　D. 前列腺增生
   E. 膀胱结石

10. 该患者夜间睡眠时有尿液从尿道流出，此为（ ）
    A. 真性尿失禁　　　B. 充溢性尿失禁
    C. 压力性尿失禁　　D. 急迫性尿失禁
    E. 尿瘘

11. 此患者若发生急性尿潴留，应选择的处理方法是（ ）
    A. 留置导尿管
    B. 耻骨上膀胱穿刺抽吸尿液
    C. 诱导排尿
    D. 膀胱造瘘
    E. 开放手术

第十二章 老年人代谢、内分泌系统疾病的护理

教 学 目 标

1. 掌握：痛风、糖尿病的临床特征及护理评估要点。
2. 熟悉：痛风、糖尿病的病因及辅助检查。
3. 了解：老年人内分泌系统的生理变化。

第一节 老年人内分泌系统的生理变化

老年人内分泌系统的生理变化包括脑垂体、甲状腺、肾上腺、性腺和胰岛等内分泌组织的功能变化。老年人内分泌器官的重量随年龄增加而减少。一般到高龄时，脑垂体的重量可减轻 20%，供血也相应减少。另一方面，内分泌腺体发生组织结构的改变，尤其是肾上腺、甲状腺、性腺、胰岛等激素分泌减少，可引起不同程度的内分泌系统的紊乱。例如，胰岛素分泌的减少使老年人易患上糖尿病，性腺萎缩常导致老年人更年期综合征的出现。

下丘脑是体内自主神经中枢。一些学者认为"老化钟"位于下丘脑，其功能衰退，使各种促激素释放激素分泌减少或作用减低，接受下丘脑调节的垂体及下属靶腺的功能也随之发生全面减退，从而引起衰老的发生与发展。

甲状腺：老年人甲状腺重量减轻，滤泡变小，同化碘的能力减弱，T_3 水平降低，使机体代谢率降低，对寒冷天气适应力变差，易出现怕冷、皮肤干燥、心率减慢等。

甲状旁腺细胞减少，结缔组织和脂肪细胞增厚，血管狭窄，PTH 的活性下降，Ca^{2+} 转运减慢，血清总钙和离子钙均比年轻人低。老年妇女由于缺乏能抑制 PTH 的雌激素，可引起骨代谢障碍。

老年人肾上腺的皮、髓质细胞均减少，不论性别，随着年龄增加，肾上腺皮质的雄激素分泌皆直线下降，使老年人保持内环境稳定的能力与应激能力降低。对外伤、感染、缺氧、手术等应激反应能力下降。

男性 50 岁以上，其睾丸间质细胞的睾酮分泌下降，受体数目减少，或其敏感性降低，致使性功能渐减退，女性 35～40 岁雌激素急剧减少，60 岁降到最低水平，60 岁以后稳定于低水平。随着年龄增加，胰岛功能减退，胰岛素分泌减少，糖尿病发生率增高。

第二节 痛 风

案例12-1

夏某，60 岁，退休干部。无诱因出现手指、足趾关节肿痛 5 年，夜间尤为明显，右手指关节僵硬破溃 2 年。患者平时喜饮酒，进油腻食物，且经常出差。每于饮酒或劳累、受凉之后，疼痛便会加剧，右手指关节及左侧拇指内侧肿痛尤甚，以夜间痛为剧。查体：右手示指、中指肿痛破溃，且有痛风石结节。血尿酸 714μmol/L。入院诊断：痛风。

问题： 1. 引起患者痛风的可能原因是什么？
　　　　2. 该如何护理？

（一）概述

痛风是由于嘌呤生物合成代谢增加，尿酸产生过多或因尿酸排泄不良而致血中尿酸升高引起的一组疾病。临床上以高尿酸血症、急性关节炎反复发作、痛风石的形成为特征。男性在中年后发病，占 95%，妇女在绝经后发病，占 5%。疾病晚期常出现关节腔狭窄、关节强直，肾尿酸结石和痛风性肾实质病变，可严重影响老年人的自理能力。痛风的发病与经济条件、生活水平及方式、疾病状况和遗传因素等有着密切的联系。

1. 病因

（1）肥胖：肥胖者，其发生率明显增加，约一半以上痛风患者患有肥胖症，且肥胖者减轻体重后，尿酸的水平亦下降。

（2）高嘌呤食物：摄入大量富含嘌呤的食物，如动物肝、肾、脑、瘦肉、鱼子、沙丁鱼、豆类、硬壳果（如花生、腰果之类）和酵母等。

（3）饮酒：长期饮酒，尤其是啤酒可造成血尿酸和血乳酸升高，引起嘌呤升高，从而诱发痛风。

（4）服用影响尿酸排泄的药物：如噻嗪类利尿剂会干扰尿酸自近曲小管的分泌，对有痛风病史者，可引起痛风发作。另外，水杨酸类解热镇痛药，可影响其他排尿酸药的作用而使血尿酸升高，诱发痛风。

2. 病理生理　血液中尿酸长期增高是痛风发生的关键原因。人体尿酸主要来源于两个方面：第一，人体细胞内蛋白质分解代谢产生的核酸和其他嘌呤类化合物，经一些酶的作用而生成内源性尿酸。第二，食物中所含的嘌呤类化合物、核酸及核蛋白成分，经过消化与吸收后，经一些酶的作用生成外源性尿酸。

尿酸的生成是一个很复杂的过程，需要一些酶的参与。这些酶大致可分为两类：促进尿酸合成的酶，主要为 5-磷酸核酸-1-焦磷酸合成酶、腺嘌呤磷酸核苷酸转移酶、磷酸核糖焦磷酸酰胺转移酶和黄嘌呤氧化酶；抑制尿酸合成的酶，主要是次黄嘌呤-鸟嘌呤核苷转移酶。痛风就是由于各种原因导致这些酶的活性异常，即促进尿酸合成酶的活性增强，或抑制尿酸合成酶的活性减弱等，从而导致尿酸生成过多。或者由于各种因素导致肾脏排泌尿酸发生障碍，使尿酸在血液中聚积，产生高尿酸血症。

（二）护理评估

1. 健康史

（1）评估患者骨骼关节的形态、功能及身体的比例等。

（2）询问患者有无高血脂、肥胖、高血压、动脉硬化和冠心病史，有无家族史。

2. 身心状况

（1）躯体表现：无症状期，仅有血尿酸持续或波动性增高，持续时间可长达数年至数十年。炎症性关节炎首次急性发作时，常侵及单侧关节，以趾关节多见，其次为其他趾关节和跗、踝、膝、指、腕、肘等关节，受累关节活动受限。全身症状常见有畏寒、发热、多尿和肝大。数天至数周后消退，关节功能亦恢复正常。间歇期无临床症状。随病情进展和发作时间延长、累及关节增多，且转为慢性。尿酸盐沉积形成痛风石，以外耳的耳郭、跖趾、指间和掌指关节部位多见。疾病晚期关节腔狭窄、关节强直，肾尿酸结石和痛风性肾实质病变，严重影响自理能力。

（2）心理-社会状况：评估患者及家属对疾病的了解情况，情绪反应，应对情况。

3. 实验室及其他检查

（1）血、尿酸测定：水平升高可支持痛风诊断，但无特异性。采用尿酸酶法测定，特异性和准确性较好。

（2）滑囊液检查：在急性痛风性关节炎时有典型的炎症变化，在旋光显微镜下可见针形尿酸盐结晶。

（3）肾功能检测：在慢性期有蛋白尿和血尿素氮升高。

（4）X线检查：可观察关节及临近软组织、骨骼内的痛风石征象。

（三）救治与护理

1. 救治原则　积极预防是避免老年痛风发生的最佳方法。老年痛风的治疗为防治结合，控制高尿酸血症，延缓病情，减少复发，防止并发症的发生。

2. 主要护理问题

（1）疼痛　与高血尿酸钠沉淀于骨关节引起急性关节炎有关。

（2）躯体移动障碍　与关节疼痛、僵硬和畸形有关。

（3）知识缺乏　与对治疗方法、诱发痛风症的危险因素等知识缺乏有关。

3. 护理措施

（1）一般护理

1）休息与活动：应注意休息，避免劳累。急性关节炎期，患者常有发热，应绝对卧床休息，抬高患肢，避免受累关节负重。也可在病床上安放支架支托盖被，减少患部受压。待关节疼痛缓解72小时后，方可恢复活动。

2）饮食

A. 严格忌酒：乙醇对痛风的影响比膳食严重得多，尤其是在饥饿状态下大量饮酒的同时还进食高蛋白、高嘌呤食物，常可引起痛风性关节炎的急性发作。同时还要注意不饮用浓茶、咖啡等饮料。

B. 限制总热量：热量应限制在 5020～6276kJ/d；蛋白质控制在 1g/（kg·d），糖类占总热量的 50%～60%。

C. 注意食物成分：限制高嘌呤性食物，如动物内脏（肝、肠、肾、脑）、海产品（鲍鱼、蟹、龙虾等）、贝壳食物、肉类、黄豆食物、扁豆、芦笋等。现将食物按嘌呤含量的不同进行分类，以指导饮食。增加碱性食物的摄入，如牛奶、鸡蛋、马铃薯、柑橘类水果、各类蔬菜，使尿液的 pH 在 7.0 或以上，减少尿酸盐结晶的沉积。

D. 多饮水：使每日尿量保持在 2000ml 以上，促进尿酸排泄，预防尿路结石的发生。

（2）皮肤护理：应注意患处皮肤的护理，维持患处皮肤的清洁，避免摩擦、损伤，防止溃疡的发生。可在受累关节给予冰敷或 25%硫酸镁溶液湿敷。

（3）病情观察：观察患者疼痛情况；了解发病时有无诱发因素；观察有无痛风石体征；观察患者的体温变化，有无发热；定期监测血、尿尿酸水平。

（4）用药护理：秋水仙碱对于控制炎症、疼痛有特效，一般口服，但常有胃肠道反应。若患者一口服即出现恶心、呕吐、水样腹泻等严重胃肠道反应，可采取静脉用药，但可产生严重不良反应，如肝损害、骨髓抑制、肾衰竭、癫痫样发作甚至死亡。故用药一定要慎重，必须严密观察。一旦出现不良反应，应及时停药并立即处理。治疗无效者，不可再重复用药。使用丙磺舒、苯溴马隆、磺吡酮者，可有皮疹、发热、胃肠道反应等不良反应。使用期间嘱患者多饮水，口服碳酸氢钠等碱性药。使用糖皮质激素，密切注意有无症状的"反弹"现象，若同时服用秋水仙碱，可预防症状"反弹"。使用别嘌醇者除有皮疹、发热、胃肠道反应外，还可有肝损害、骨髓抑制等，肾功能不全者，宜减半量应用。应用非甾体抗炎药者，注意有无活动性消化性溃疡或消化道出血发生。

（5）心理护理：向患者宣教痛风的有关知识，讲解饮食与疾病的关系，并给予精神上的安慰和鼓励。

（6）健康指导

1）知识宣教：痛风症属慢性病，是无法治愈的疾病，需告诉患者疾病的发生机制，预防和治疗方法，使患者能积极主动配合治疗，达到最佳治疗效果。

2）饮食指导：严格控制饮食，避免进食高嘌呤和高蛋白的食物，戒烟、戒酒，禁吃酸性食物，如咖啡、煎炸食物、高脂食物。

3）避免诱发因素：尽量避免各种诱发因素，如酗酒、外科手术、创伤、感染、受寒、过度疲劳、精神紧张、服用某些药物（噻嗪类利尿药、水杨酸类药物及降尿酸药物使用之初）等。

4）运动指导：①运动后疼痛超过 1～2 小时，则应暂时停止此项运动；②尽量使用大肌群，如能用肩部负重不用手提，能用手臂者不要用手指；③轻、重不同的工作应交替进行，不要长时间持续进行重体力工作；④经常变换姿势，保持受累关节舒适，如有局部温热和肿胀，应尽可能避免受累关节的活动；⑤穿鞋要舒适，勿使关节受损。

5）自我监测病情：严格遵医嘱服药，注意药物的不良反应，平时用手触摸耳轮及手足关节处，检查是否产生痛风石。定期到门诊随访，复查血尿酸。

第三节　糖　尿　病

案例12-2

　　杜某，65 岁，男性，有多饮、多尿，无多食及体重减轻。体重 75kg，身高 170cm，空腹血糖为 8.7mmol/L，餐后 2 小时血糖为 12.7mmol/L。

问题： 1. 该患者的诊断是什么？为什么？

　　　　 2. 是否应进行治疗？如果治疗应采取何种治疗措施？

　　　　 3. 如何对该患者进行健康指导？

（一）概述

糖尿病是由胰岛素分泌不足和（或）作用缺陷引起的以慢性血糖升高为特征的代谢紊乱性疾病。糖尿病病因尚未完全阐明。目前公认糖尿病并非单一病因所致，而是与遗传、自身免疫、环境因素有关的一种综合征。老年人糖尿病多属 2 型糖尿病，以超重及肥胖者为多。糖尿病患病率随年龄增加而上升，我国老年人的患病率约为 16%。随着人口老龄化，老年糖尿病的患病率也将明显上升，而老年糖尿病患者的并发症较为常见，发病率和死亡率较高。故应重视其临床特点，及早防治。

1. 病因　老年糖尿病的发病因素主要有：遗传、环境因素和生理性老化等引起胰岛素抵抗和胰岛素作用不足。

（1）遗传：多数学者认为，糖尿病属多基因-多因子遗传性疾病。据国外研究发现，2 型糖尿病患者的姐妹兄弟如果能活到 80 岁，大约有 40% 会发展为糖尿病，一级亲属中发展为糖尿病的比例为 5%～10%，发展为糖耐量降低的比例为 15%～25%。

（2）环境：环境因素在老年糖尿病的发病中也有重要作用，如老年人进食过多或运动不足容易发胖，而肥胖者细胞膜上的胰岛素受体数目减少，加重胰岛素抵抗，可使葡萄糖的利用降低，肝糖的生成增加，导致高血糖。高血糖可使 B 细胞胰岛素分泌增加，久而久之，可造成 B 细胞对葡萄糖刺激的代偿功能减退，最终发生 2 型糖尿病。

（3）年龄：随增龄的改变，老年人空腹和餐后血糖水平均有不同程度的上升，每增龄 10 岁，空腹血糖平均上升 0.05～0.112mmol/L，餐后 2 小时血糖平均上升 1.67～2.78mmol/L。老年人对糖刺激后胰岛素分泌的上升延迟，第一时相低平甚至消失。

（4）胰岛素原：当人衰老时，机体内有活性的胰岛素原增加，胰岛素原与胰岛素的比例增加，使体内胰岛素的作用活性下降，这也是老年糖尿病增多的因素之一。

2. 病理生理　老年人胰岛结构在显微镜直观下可见胰岛 B 细胞量减少，A 细胞增多，D 细胞相对增多，纤维组织增生。上述变化可引起老年人葡萄糖耐量降低，糖代谢水平下降，老年期胰岛素释放延缓。除此之外，老年人全身代谢低，能量需要量小，特别是糖类的需要量小，使葡萄糖耐量进一步降低。随着人的衰老基础代谢率也逐渐降低，机体代谢葡萄糖能力和（或）葡萄糖在周围组织的利用都明显下降，肝糖的生成增加，导致高血糖。高血糖可使 B 细胞胰岛素分泌增加，长此以往，可造成 B 细胞对葡萄糖刺激的代偿功能减退，最终发生 2 型糖尿病。

（二）护理评估

1. 健康史

（1）评估老年人是否有多饮、多尿、多食及体重减轻的症状，有无并发皮肤及呼吸、消化、泌尿生殖等各系统的感染。

（2）了解老年人是否有糖尿病家族史，以及既往用药情况等。

（3）了解老年患者现在和过去的健康状况，既往的饮食习惯、饮食结构及患病后的饮食情况，每日的摄入量和排出量。

2. 身心状况

（1）躯体表现：老年人糖尿病的临床特点主要表现为以下几方面。

1）症状不典型：老年糖尿病患者早期常无明显症状，有的仅表现为葡萄糖耐量降低或出现餐后血糖升高及尿糖阳性。仅有不到 40% 的老年患者有多饮、多尿、多食及体重减轻的症状，多数患者是在查体或治疗其他疾病时发现有糖尿病的。这也提醒老年人家属，特别是临床医师，老年人中只要出现乏力、体重下降，不管有无"三多一少"症状，均应想到糖尿病的可能，应及时做空腹血糖及餐后 2 小时血糖检查，以确定诊断。

2）并发症多：后期常出现各种急、慢性并发症，如常并发皮肤、呼吸、消化、泌尿生殖等各系统的感染，且常作为疾病的首发症状出现。此外，老年糖尿病患者更易发生高渗性非酮症糖尿病昏迷和糖尿病酮症酸中毒，其中糖尿病酮症酸中毒的常见诱因是急性感染，苯乙双胍的过量使用亦可引起乳酸堆积，导致酸中毒。老年糖尿病患者还易并发各种大血管或微血管疾病，如冠心病、高血压、脑卒中、糖尿病视网膜病变、糖尿病肾脏病变、皮肤瘙痒等。

3）多种老年病并存：常并存各种慢性非感染性疾病，如心脑血管病、白内障、缺血性肾病等。

4）易发生低血糖：老年人自我保健能力下降及服药依从性差，可引起血糖控制不良或用药不当，造成低血糖的发生。

（2）心理-社会状况：老年糖尿病患者的注意力、对新知识的回忆能力和想象力均比同年龄组非糖尿病患者差。

3. 实验室及其他检查

（1）尿糖测定：是诊断糖尿病的重要依据。

（2）血糖测定：血糖升高是诊断糖尿病最主要的依据，同时也是判断糖尿病病情及治疗效果的主要指标。诊断标准为：出现糖尿病症状且空腹血糖≥7.0mmol/L（126mg/dl）；或随机血糖≥11.1mmol/L（200mg/dl）；或OGTT 2 小时血糖≥11.1mmol/L（200mg/dl）。

（3）口服葡萄糖耐量试验（OGTT）：75g 葡萄糖溶水后口服，0.5 小时、1 小时、2 小时测血糖。本法适用于空腹血糖高出正常范围，但又还未达到诊断糖尿病标准的患者。

（4）糖化血红蛋白 A1（GHbA1）和糖化血浆白蛋白（FA）测定：为糖尿病病情监测的重要指标。GHbA1 测定反映糖尿病患者近 4～12 周内血糖的总水平；FA 测定则反映最近 2～3 周内血糖的总水平。

（5）血浆胰岛素和 C-肽水平测定：反应 B 细胞的分泌功能及储备功能，1 型糖尿病常降低。

（6）其他：胆固醇和三酰甘油增高，高密度脂蛋白通常降低，并发肾脏病变者可有肾功能改变。

（三）救治与护理

1. 救治原则 治疗包括严格控制饮食，适当进行体育活动，合理应用降糖药物及胰岛素。应避免使用经肾排出、半衰期长的降糖药物。加用胰岛素时，宜从小剂量开始，逐步增加。空腹血糖宜控制在 9mmol/L 以下，餐后 2 小时血糖在 12.2mmol/L 以下。因老年人低血糖的危险性高于高血糖，故血糖的控制不必过于严格。

2. 主要护理问题

（1）营养失调：低于机体需要量 与胰岛素分泌不足或作用缺陷引起糖、蛋白质、脂肪代谢紊乱有关。

（2）有感染的危险 与糖、蛋白质、脂肪代谢紊乱所致机体免疫功能下降及微循环障碍有关。

（3）活动无耐力 与神经、肌肉能量供应不足有关。

（4）潜在并发症 糖尿病酮症酸中毒、高渗性昏迷。

（5）焦虑 与疾病的慢性进程及病情反复有关。

（6）知识缺乏：缺乏糖尿病的预防、治疗、护理知识。

3. 护理措施

（1）饮食护理：糖尿病治疗的基本措施就是控制饮食，应严格并长期执行。合理饮食可减轻胰岛 B 细胞的负担，降低血糖。轻症糖尿病患者通过单纯饮食控制即可使血糖下降。低糖饮食可促进胰岛腺体释放胰岛素，对 2 型糖尿病患者有一定的治疗作用。因此，首先要让患者了解饮食治疗的意义，自觉遵守饮食原则，不吃制定食谱以外的食物，尤其是甜食，每日总热量的控制同一般正常人，给予高蛋白、低糖、低脂、富含维生素和纤维素饮食。应做到分餐、定量，并有计划地更换食品。热量的摄入应按照患者的理想体重、身高、年龄、性别及工作性质统一计算，公式如下：理想体重（kg）=身高（cm）-105；总热量=理想体重×按需热量数；休息状态下，每日每千克理想体重（kg）104～125J；轻体力劳动，每日每千克理想体重（kg）125～146J；中体力劳动，每日每千克理想体重（kg）146～167J；重体力劳动，每日每千克理想体重（kg）>167J；糖类、蛋白质、脂肪在饮食热量中的分配要合理。糖类提倡用粗粮、面，还应搭配一定量的杂粮，占总热量的 50%～60%。蛋白质的来源应保证至少 1/3 来自于动物蛋白，以保证必需氨基酸的供给，约占总热量的 15%。脂肪应以饱和脂肪酸和不饱和脂肪酸 1∶1 的比例供应，占总热量的 30%。

（2）运动指导：喜欢静坐或肥胖都是糖尿病的常见病因。而运动能改善糖耐量，降低机体对胰岛素的依赖，减少胰岛素需要量，降低血糖和血脂，同时运动可消除和防止肥胖，改善器官的功能状态。故无论是老年糖尿病患者，还是肥胖患者，都应参加一些适当的运动。运动要从短时间、小运动量开始，遵循循序渐进的原则。

1）运动计划：运动疗法的效果与运动计划的合理性及可行性直接相关。要根据患者具体情况，如患者的年龄、性别、体型、饮食习惯，平时活动量时血糖水平，有无接受药物治疗及其剂量，有无慢性并发症等，进行综合分析，从而制订科学的运动计划。

2）运动项目：患原发性高血压、冠心病、骨质疏松症的糖尿病患者以低强度运动为主，如散步、打太极拳、家务劳动等。健康状况良好的老年人以强度运动为主，如游泳、打乒乓球、骑自行车、跳老年迪斯科。

3）运动次数：单纯饮食治疗的老年糖尿病患者每周至少运动 4 次。接受胰岛素或口服降糖药治疗者最好每日定时参加运动，肥胖患者还需增加每日运动次数。

（3）皮肤护理：教会患者正确的洗浴方法，春、秋、冬季可每隔 3～5 天洗 1 次澡，用中性肥皂和温水洗浴，避免皮肤抓伤、刺伤和其他伤害。指导患者进行足部保健，不论在室内还是在室外切勿赤脚行走，以防异物损伤足部皮肤。袜子要选择透气性、吸水性好，松软、舒适的纯棉或纯毛织品。袜口不能过紧，以免影响血液循环。

（4）用药护理：老年人应尽量避免使用经肾脏排出、且半衰期长的降糖药物，加用胰岛素时，应从小剂量开始，逐步增加。血糖控制不必过分严格，空腹血糖应控制在 9mmol/L 以下，餐后 2 小时血糖不超过 12.2mmol/L 即可。

（5）心理护理：老年糖尿病属慢性疾病，病情经常反复，迁延不愈，甚至可能出现各种并发症，老年人常存在焦虑心理，应对其表示充分理解并鼓励患者建立治疗信心，积极配合医护人员治疗和护理工作。还应加强家属及社会支持系统对患者生活、情感上的支持，让患者有一个强大的支持系统。

（6）健康指导：增强老年人的自护能力是糖尿病患者提高生活质量的关键。由于老年人记忆力减退、理解力差，应尽量使用通俗易懂的语言并耐心细致地讲解，还可配合各种教学辅助工具，教会老年人及家属正确的自我护理方法。

1）指导患者定期检查牙齿，保持口腔卫生，避免口腔感染。

2）指导患者正确洗澡和足部护理的方法。

3）指导患者戒烟，吸烟能使血管变窄，可引起血液循环不良。

4）指导糖尿病患者正确使用血糖仪自测血糖、注射胰岛素。

5）指导患者学会自我病情监测，病情反复或加重时及时就诊。

目 标 检 测

单选题

【A₁型题】

1. 下列不属于糖尿病慢性并发症的是（　　）

    A. 神经病变　　　　　B. 冠心病

    C. 视网膜病变　　　　D. 贫血

    E. 肾病

2. 老年糖尿病的特点不包括（　　）

    A. 症状不典型或完全无症状

    B. 在某些应激情况下，可突发严重高渗性非酮症糖尿病昏迷

    C. 多为 1 型糖尿病

    D. 易为伴随疾病掩盖症状

    E. 易并发大血管病变，是致残、致死的重要原因

3. 2 型糖尿病患者最主要的死亡原因是（　　）

    A. 感染　　　　　　　B. 低血糖

    C. 糖尿病肾病　　　　D. 酮症酸中毒

    E. 心脑血管意外

4. 可作为糖尿病老年人首发症状的并发症为（　　）

    A. 感染

    B. 高渗性非酮症糖尿病昏迷

　　C. 乳酸性酸中毒

　　D. 肾脏病变

　　E. 视网膜病变

5. 痛风患者饮食上最需要注意的是（　　）

　　A. 低盐饮食　　　　　B. 低糖饮食

　　C. 低胆固醇饮食　　　D. 低糖类饮食

　　E. 低嘌呤饮食

【A₂型题】

6. 陈先生，68 岁，诊断为糖尿病 2 年，因发热、腹泻 2 日，突发抽搐、昏迷。血糖 56.6mmol/L，血钠 156.6mmol/L，血浆渗透压 356mmol/L，尿糖（+++），尿酮（+）。诊断考虑（　　）

　　A. 感染性昏迷　　B. 应激性高血糖

　　C. 脑血管意外　　　D. 糖尿病酮症酸中毒

　　E. 高渗性非酮症糖尿病昏迷

7. 施先生，69 岁，糖尿病 5 年，在口服 1000ml 可口可乐后突发昏迷，检查血糖 42mmol/L，血钠 156mmol/L，血浆渗透压为 400mmol/L，尿糖强阳性，尿酮阴性。此患者最可能的诊断是（　　）

　　A. 应激性高血糖

　　B. 高渗性非酮症糖尿病昏迷

　　C. 糖尿病酮症酸中毒

　　D. 糖尿病乳酸性酸中毒

　　E. 糖尿病合并脑血管意外

第十三章　老年人精神、神经系统疾病的护理

教学目标

1. 掌握：老年期痴呆、帕金森病、脑血管意外的临床特征及护理评估要点。
2. 熟悉：老年期痴呆、帕金森病、脑血管意外的病因及辅助检查。
3. 了解：老年人神经系统的生理变化。

第一节　老年人神经系统的生理变化

老年人神经系统的生理变化包括大脑和神经的功能变化。进入老年期后，人的大脑逐渐萎缩，脑重量减轻，脑细胞数相应减少20%~50%。老年人易患脑动脉硬化，其血流量可减少近1/5。另外，老年人神经传导功能下降，对刺激的反应时间延长，大多数感觉减退、迟钝甚至消失。这些改变标志着老年人的脑力劳动能力减弱，只能从事节律较慢的活动、负荷较轻的工作。由于神经中枢功能衰退，老年人变得容易疲劳、睡眠欠佳、睡眠时间减少。此外，由于脑功能失调而出现的智力衰退还易引发老年痴呆症。

随年龄增长脑组织萎缩，脑细胞数减少。60岁时大脑皮质神经和细胞数减少20%~25%，小脑皮质神经细胞减少25%。70岁以上老年人神经细胞总数减少可达45%。

脑室扩大，脑膜增厚，脂褐素沉积增多，脑动脉硬化，脑供血减少，耗氧量降低，致脑软化，约半数65岁以上的正常老年人的脑部都可发现缺血性病灶。

多种神经递质的能力皆有所下降，导致老年人健忘，智力减退，注意力不集中，睡眠不佳，性格改变，动作迟缓，运动震颤，痴呆等，脑神经突触数量减少发生退行性变，神经传导速度减慢，导致老年人对外界事物反应迟钝，动作协调能力下降。

第二节　老年期痴呆

案例13-1

万某，男性，70岁，既往从未有过脑血管病发作。近3年来逐渐出现记忆力减退，起初主要表现为新近发生的事容易遗忘，如经常丢失物品，经常找不到刚用过的东西，看书读报后回忆不起其中的内容等。症状进行性加重，近半年来开始出现忘记自己亲人的名字，把自己的媳妇当做自己的女儿，出门不认识回家的路。且言语功能障碍明显，讲话无序，无法叫出家中某些常用物品的名字。常有情绪不稳和吵闹行为，个人生活不能自理。体格检查未发现神经系统定位体征，CT提示轻度脑萎缩。

问题：1. 该患者最可能的诊断是什么？为什么？
　　　2. 主要护理诊断/问题有哪些？
　　　3. 请列出护理措施要点。

（一）概述

老年期痴呆是指大脑皮质高级功能广泛受损而引起的获得性智能障碍综合征。痴呆即人在清醒的状态下，发生的高级智能活动如分析、判断、思维、记忆、情感等全面紊乱。老年期痴呆是神经系统的常见疾病，现已成为 21 世纪严重影响老年人生活质量并极大增加家庭社会负担的疾病。据中国阿尔茨海默病协会 2011 年公布的调查结果显示，全球约有 3650 万老年期痴呆患者，每 7 秒就有 1 个人患上此病，患者平均生存期只有 5.9 年，是威胁老年人健康的"四大杀手"之一。在中国，65 岁以上的老年人老年期痴呆患病率高达 6.6%以上，年龄每增加 5 岁，患病率就增长 1 倍，3 个 85 岁以上的老年人中就有 1 个是老年期痴呆，保守估计全国老年期痴呆患病人数超过 800 万。

1. 病因和分类

（1）病因：阿尔茨海默病（AD，亦称老年性痴呆）发病的可能致病因素有以下几种。

1）遗传因素：早发家族性 AD（FAD）与第 1、14、21 号染色体存在基因异常有关，65%～75%散发 AD 及晚发 FAD 与第 19 号染色体载脂蛋白 ε4 基因有关。

2）神经递质乙酰胆碱减少，乙酰胆碱酯酶和胆碱乙酰转移酶活性降低，可影响记忆和认知功能。

3）免疫系统功能障碍：老年斑中淀粉样蛋白原纤维中发现有免疫球蛋白的存在。

4）慢性病毒感染。

5）铝的蓄积：铝可引起神经元变性、神经纤维缠结。

6）高龄。

7）文化程度低。

（2）分类：老年期痴呆主要包括以下几类。

1）阿尔茨海默病（AD）：是一组病因未明的原发性退行性脑变性疾病。AD 起病可在老年前期（早老性痴呆），但老年期发病率更高。在神经细胞之间形成大量以沉积的 β 淀粉样蛋白为核心的老年斑和神经细胞内存在神经元纤维缠结是 AD 最显著的组织病理学特征。

2）血管性痴呆（VD）：是指由各种脑血管病导致脑循环障碍后引发的脑功能障碍所致的痴呆。血管性痴呆大都在 70 岁以后发病，在男性、高血压和（或）糖尿病患者、吸烟过度者中较为多见。如能戒烟、控制血压和血糖等，在一定程度上能减慢进展性血管性痴呆的发展。

3）混合性痴呆：即阿尔茨海默病合并血管性痴呆。

4）其他类型痴呆，如帕金森病、酒精依赖、外伤、颅内血肿等引起的痴呆。

其中以阿尔茨海默病和血管性痴呆为主，占全部痴呆的 70%～80%。本章节主要介绍阿尔茨海默病。

2. 病理生理　阿尔茨海默病的神经病理改变主要有大脑皮层弥漫性萎缩、沟回增宽、脑室扩大。组织病理学改变除额、颞叶皮层细胞大量死亡以外，尚有以下显著特征：细胞外老年斑或轴突斑，细胞内神经元纤维缠结和颗粒空泡变性，称为三联病理改变。

（二）护理评估

1. 健康史

（1）评估老年人的认知能力，性格与爱好，以及社会支持系统。

（2）了解老年人有无脑外伤、心脑血管疾病、糖尿病、吸烟史等。

2. 身心状况

（1）临床表现：阿尔茨海默病根据病情演变，一般可分为三期。

第一期，遗忘期，早期：①首发症状为记忆减退，以近期记忆为主，不能学习和保留新信息；②语言能力下降，常找不出合适的词汇表达思维内容甚至出现孤立性失语；③空间定向力下降，常迷路；④情绪不稳定，情感幼稚，或呈儿童样欣快，偏执、急躁、易激惹，缺乏耐心、易怒等；⑤抽象思维和判断能力受损；⑥人格改变，如主动性减少、活动减少、对周围环境兴趣减少、对人缺乏热情，孤僻、自私、敏感多疑。病程持续一般1~3年。

第二期，混乱期，中期：①完全失去学习和回忆新信息的能力，但远事记忆力未完全丧失；②注意力不集中；③时空定向力逐步丧失，常去向不明或迷路，并出现失语、失认、失用、失写、失计算；④自理能力下降明显，如进食、洗漱、梳头、穿衣及大小便等需人协助；⑤人格严重改变，如待人冷漠，甚至对亲人也漠不关心，无故打骂家人，兴趣更加狭窄，言语粗俗，缺乏羞耻感和伦理感，行为不顾社会规范，不知整洁，不修边幅，将他人之物占为己有，似孩童般争吃抢喝，随地大小便，甚至出现本能活动亢进，当众裸体，甚至发生违法犯罪行为；⑥行为紊乱，如精神恍惚，无目的地翻箱倒柜，视废物为珍宝藏起来，生怕被盗窃，无目的徘徊、出现攻击行为等，也有动作日渐减少、端坐一隅、呆若木鸡者。本期是本病护理照顾中最为困难的时期，该期多在起病后的2~10年。

第三期，极度痴呆期，晚期：①生活完全不能自理，二便失禁；②智能几乎完全丧失；③无自主运动，缄默不语，成为植物人状态。常因吸入性肺炎、泌尿系感染、压疮等并发症而死亡。该期多在发病后的8~12年。

（2）心理-社会状况：老年期痴呆患者大多数时间被限制在家里，常感到孤独、寂寞、抑郁，甚至可出现自杀行为。痴呆患者患病时间长，且有自理能力缺陷、人格障碍，家人需付出大量的时间和精力来照顾老年人，常给家庭带来很大的烦恼和负担，尤其当病情继续恶化时，有些家属会失去信心，甚至开始冷落、嫌弃老年人。

3. 实验室及其他检查

（1）CT或MRI：显示有脑萎缩，且进行性加重。

（2）正电子发射体层摄影（PET）：可测得大脑的血流灌注和葡萄糖利用在某些区域（在疾病早期阶段的顶叶和颞叶，以及后期阶段的额前区皮质）有所降低。

（3）心理学检查：简易智力状态检查量表（MMSE），长谷川痴呆量表。MMSE评分每年下降3分左右，可诊断为阿尔茨海默病。

（三）救治与护理

1. 救治原则　阿尔茨海默病目前仅限于对症治疗，尚无有效的病因治疗。对于兴奋和焦虑的患者可给予抗焦虑剂和抗精神病药物；对失眠者给予作用缓和、易耐受的药物，如地西泮等。老年期痴呆患者治疗目标为：最大限度地保持记忆力和沟通能力，发挥残存功能，提高日常生活自理能力，提高生活质量，家庭能应对照顾痴呆老年人。

2. 主要护理问题

（1）记忆受损　与大脑功能呈进行性下降有关。

（2）自理缺陷　与认知行为出现障碍有关。

（3）思维过程紊乱　与大脑功能进行性下降引起思维障碍有关。

（4）语言沟通障碍　与脑功能进行性下降引起思维障碍有关。

（5）照顾者角色紧张　与老年人病情严重和病程的不可预测、不可逆转及照顾者照料知识欠缺、身心疲惫有关。

3. 护理措施

（1）日常生活护理

1）穿着：①衣服叠放按其穿着的先后顺序进行；②衣服避免有太多纽扣，尽量以拉链取代纽扣，以弹性裤腰取代皮带；③选择不用系鞋带的鞋子；④选择宽松的内裤，女性胸衣选用前扣式；⑤对穿着有分歧时，尽量不要与之争执，可耐心给予引导鼓励，说服患者接受合适的衣着，如告诉患者这件衣服很适合她，穿着既得体又大方，待其接受后再告知穿着的步骤。

2）进食：①定时进餐，最好与其他人一起；②如果老年人不停地想吃东西，可以把用过的餐具放入洗涤盆，以提醒患者在不久前才刚进餐完毕；③老年人如果偏食，需注意热量和营养素是否充足；④可允许老年人用手拿取食物，进餐前协助洗手，亦可使用一些特别设计的碗筷，以减低患者使用的困难；⑤食物要简单、软滑，最好切成小块；⑥逐一解释进食的步骤，并作示范，必要时予以喂食；⑦进食时，将固体和液体食物分开摄入，以免老年人不加咀嚼就吞下食物而导致窒息；⑧义齿必须正确佩带并每天清洗；⑨每天定时定量喝水，并注意水温。

3）睡眠：①睡觉前让老年人先上卫生间，避免起夜；②可给予轻声安慰，有助于老年人入睡；③如老年人以为是日间，切勿与之争执，可陪伴患者一段时间，再劝说其入睡；④避免让老年人在白天睡得过多。

（2）自我照顾能力的训练：对于轻、中度痴呆患者，应尽可能给予自我照顾的机会，并进行生活技能训练，如反复练习洗漱、穿脱衣服、如厕、用餐等，以维持老年人基本的自尊。应理解老年人的动手困难，鼓励并表扬其自理行为。

（3）完全不能自理时则应专人护理：注意定时翻身和营养的补充，防止感染等并发症的发生。

（4）智能康复训练：勤于动脑，以延缓大脑老化。有研究显示，常用脑，常做有趣的事，可保持头脑灵敏，锻炼脑细胞反应敏捷度，整日无所事事的人患痴呆症的比例高。

1）记忆训练：鼓励老年人多回忆过去的生活经历，并帮助其认识现在生活中的人和事，以恢复记忆并减少错误判断；鼓励老年人经常参加一些力所能及的社交活动，通过语言、动作、声音、图像等刺激，提高记忆力。对于记忆障碍严重者，可通过编写日常生活活动安排表、制订作息计划、挂放日历等，帮助记忆。对容易忘记的事或经常出错的程序，设立醒目的提醒标记，以帮助记忆。

2）智力锻炼：如进行拼图游戏，对一些图片、实物、单词做归纳和分类，进行由易到难的数字和计算能力训练等。

3）理解和表达能力训练：在讲述一件事情后，提问让老年人回答，或让其解释一些词语或句子的含义；也可给一个主题让老年人用自己的语言去描述。

4）社会适应能力的训练：结合日常生活，训练老年人自行解决日常生活中遇到的问题。

（5）用药护理：老年期痴呆的治疗常常用到一些药物，并以口服为主，胆碱酯酶抑制剂多奈哌齐（donepezil）等在疾病的早期阶段可暂时改善记忆功能，银杏叶浸出物可改善阿尔茨海默病或血管性痴呆患者的记忆丧失与其他症状，积极治疗脑血管疾病以预防和缓解 VD 症状。照料老年痴呆患者服药应注意以下几点：

1）全程陪伴：痴呆老年人常忘记吃药、重复吃药，或吃错药，所以老年人服药时必须有人在旁，帮助患者将药全部服下，以免遗忘或错服。痴呆老年人常不承认自己有病，或因幻觉、多疑而认为是毒药，所以拒绝服药。需要耐心向老年人解释，可以将药研碎后拌在饭中吃下，对拒绝服药的患者，一定要看着患者把药吃下，并让患者张开嘴，检查是否咽下，防止患者在无人时将药吐掉。

2）重症老年人服药：吞咽困难的老年人不宜吞服药片，最好研碎后溶于水中服用；昏迷老年人可由胃管注入。

3）观察不良反应：痴呆老年人服药后常无法表述，要细心观察老年人有无不良反应，并及时报告医生，调整治疗方案。

4）药品管理：对伴有幻觉、抑郁症和自杀倾向的痴呆老年人，一定要把药品管理好，防止出现意外。

（6）安全护理

1）提供稳定的生活环境：应尽量避免搬家，看护者也不宜经常更换。当老年人外出活动、散步或者要去一个新地方时，应有家人陪同，直至老年人完全熟悉环境和路途。

2）佩带标志：老年人外出时最好有人陪同或佩带写有老年人及其监护人的名字、家庭住址、电话号码等信息的卡片，并教给照顾者预防走失的方法。

3）防意外发生：老年期痴呆老年人常发生跌倒、误服、烫伤、烧伤、自伤或伤人等意外，居室要宽敞，设施简单，应将老年人的日常生活用品放在其看得见且找得着的地方，减少室内物品位置的变动，室内无障碍，地面防滑，以防跌伤、骨折。老年人洗澡、喝水时注意水温不能太高，热水瓶应放在不易碰撞之处，以防烫伤。刀、药品、杀虫剂等要收藏好，煤气、电源等开关要有安全装置，最好使患者不能随意打开，以防痴呆老年人因不愿给家人增加负担或在抑郁、幻觉或妄想的支配下发生自我伤害或伤人。当老年人出现暴力行为时，不要以暴还暴，应保持镇定，尝试引开老年人的注意，找出导致暴力的原因，针对原因采取措施，防止类似事件再发生。如果暴力表现频繁，应与医生商量，给予药物控制。

（7）心理护理

1）陪伴关心老年人：鼓励家人多陪伴老年人，给予老年人各方面必要的帮助，多陪老年人外散步，或参加一些学习和力所能及的社会、家庭活动，感受家庭的温馨和生活的快乐，有助于消除孤独、寂寞感。

2）维护老年人的自尊：注意尊重老年人的人格；对话时使用简单、直接、形象的语言，语速要缓慢，要和颜悦色，专心倾听；多鼓励、赞扬患者在自理和适应方面做出的努力。切忌使用刺激性语言，避免使用呆傻、愚笨等词语形容老年人。

（8）照顾者的支持指导：教会家属和照顾者自我放松的方法，合理休息，寻求家庭与社会的支持，适当利用家政服务机构和社区卫生服务机构及医院和专门机构的资源，组织有痴呆患者的家庭相互交流，相互支持。

（9）健康指导

1）尽早发现痴呆：大力普及有关老年期痴呆的预防知识和痴呆的早期症状，即轻度记忆障碍和认知障碍知识。做到全社会共同参与防治痴呆，让公众掌握痴呆早期症状的识别。重视对痴呆前期的及时发现，鼓励凡有记忆减退主诉的老年人应及早就医，以利于及时发现介于正常老化和早期痴呆之间的轻度认知损伤（MCI），对老年期痴呆做到真正意义上的早期诊断和干预。

2）早期预防痴呆：①老年期痴呆的预防应从中年期开始；②培养广泛的兴趣爱好和乐观开朗的性格；③积极用脑、劳逸结合，保证充足睡眠，保护大脑，注意体力与脑力活动相互结合；④培养良好的饮食习惯，多吃富含锌、锰、硒、锗类的健脑食物，如海产品、贝壳类、乳类、豆类、鱼类、坚果类等，适当补充维生素E，中医的补肾食疗有助于增强记忆力；⑤戒烟限酒；⑥尽量避免使用铝制炊具；⑦积极防治高血压、糖尿病、脑血管病等慢性疾病；⑧按摩或针灸任脉的神阙、关元、气海，督脉的命门、大椎、肾俞、膏肓、志室，胃经的足三里穴（双），均有补肾填精助阳、防止衰老和预防痴呆的效果；⑨许多药物能引起中枢神经系统不良反应，应尽可能避免使用，包括镇静剂如苯二氮草类药物，抗胆碱能药物，如某些三环类抗抑郁药，抗组胺制剂，抗精神病药物及苯甲托品。

第三节　帕金森病

（一）概述

帕金森病（PD），也称为震颤麻痹，是指因黑质和纹状体的神经介质多巴胺（DA）减少引起的锥体外系慢性退行性病变。帕金森病是常见的中老年人神经系统变性疾病，以静止性震颤、肌强直、运动迟缓和姿势步态异常为主要临床特征。据统计，帕金森病的发病率随年龄的增长而增高，在我国，50 岁以上者发病率为 500/10 万，60 岁及以上者明显增加，为 1000/10 万，男性稍多于女性。

1. 病因　引起帕金森病的可能原因包括以下几种。

（1）年龄老化：黑质 DA 神经元、纹状体 DA，随年龄增长逐年减少。但老年人发病者仅为少数，故老化只是帕金森病发病的促发因素。

（2）环境因素：有机磷农药、一氧化碳、除草剂、鱼藤酮、重金属中毒，饮水中钙、镁的含量异常等。

（3）遗传因素：约 10%的帕金森病患者有家族史，呈不完全外显率常染色体显性遗传。

2. 病理生理　主要病理改变是黑质多巴胺神经元丧失，纹状体多巴胺含量显著减少，两者变化通常与临床症状的严重程度成正比。多巴胺与乙酰胆碱是纹状体中两种重要的神经递质，功能相互拮抗、维持平衡。当黑质纹状体多巴胺能神经元变性，可引起纹状体内多巴胺减少，乙酰胆碱则相对增加，导致机体肌张力增高，运动减少，震颤。

（二）护理评估

1. 健康史

（1）评估老年人是否有躯体症状，如头痛、头昏、乏力，全身部位不确定性不适感，失眠、便秘等。

（2）了解老年人有无慢性疾病，如高血压、冠心病、糖尿病及癌症等，或有躯体功能障碍；了解用药史。

（3）了解老年人病前个性特征、有无应激事件、应付挫折与压力的方式及效果、社会支持系统。

2. 身心状况

（1）躯体表现：患者起病缓慢，呈进行性发展，患者就诊前病期可长达数月、数年之久。动作不灵活和震颤为疾病早期的首发症状，后可出现典型症状，主要表现为肢体震颤、肌肉强直、活动减少和姿势障碍，其中震颤和强直为本病的重要特征。

1）静止性震颤：最早期的表现，是一种幅度小，每秒 3～7 次的肢体远端的不自主运动，多在静止时出现，通常从某一侧上肢远端开始，以拇指、示指及中指为主，表现为手指像在"搓丸子"或"数钞票"一样的运动。后可累及下颌、口唇、舌和头部。

2）肌肉强直：主要特征之一。患者最开始为感觉肢体不灵活、乏力发硬，屈肌与伸肌张力同时增高，关节被动运动时始终保持阻力增高，称为"铅管样强直"。若伴有震颤，活动状态则呈"齿轮样"运转。

3）活动减少：表现为患者一切动作缓慢，自发或自动的运动减少，而且运动幅度减小，常呆立或呆坐，甚至终日卧床，但并无真正的瘫痪。手精细运动差，书写困难，"小字症"，生活不能自理，常不能起立、翻身、进食、沐浴、刷牙、解系鞋带、扣纽扣。"面具脸"：面部表情少，不眨眼，瞬目少，凝视。言语障碍：语音低沉，言语不畅，吐字不清，难听懂。口咽运动障碍：讲话缓慢、流涎、发噎、呛食等。此外，还有患者出现便秘、排尿困难、流涎、多汗等症状。

4）姿势障碍：肌肉强直可累及全身各处，形成特殊姿势，站立时头向前屈，膝关节屈曲；行走时起步困难，小碎步越走越快，前冲步态，呈急速小步状，不能及时止步或转弯，易摔倒，称为"慌张步态"。

（2）心理-社会状况：肢体震颤，动作迟缓而笨拙，表情淡漠、刻板而呈"面具脸"，语调单一、谈吐断续，常使老年人有自卑感，不愿到公共场合，回避人际交往，并感到孤独，产生焦急、忧虑等情绪。了解到本病的预后，老年人常产生恐惧或绝望心理。到疾病后期阶段，老年人生活不能自理，可产生悲观失望或厌世轻生的心理。

3. 实验室及其他检查

（1）脑脊液：多巴胺的代谢产物高香草酸降低，但无特异性。

（2）CT、MRI：少数可见黑质变薄或消失。

（三）救治与护理

1. 救治原则　帕金森病的治疗较为困难。目前以药物治疗为主，辅以心理治疗和理疗。治疗药物常用抗乙酰胆碱药和多巴胺类药。抗乙酰胆碱药对肌肉强直效果好，可减轻震颤，对缓解流涎、多汗也有帮助。多巴胺类，如左旋多巴、多巴丝肼（美多巴），多巴胺释放促进剂金刚烷胺也有效。心理治疗可缓解患者精神紧张，改善症状。理疗可松弛肌肉，减少关节疼痛、挛缩。近年来，主体定向手术通过破坏视丘腹外侧核，对消除震颤与强直也有较好的效果。

2. 主要护理问题

（1）躯体移动障碍　与黑质病变，锥体外系功能障碍有关。

（2）自尊紊乱　与自体形象改变和生活依赖别人有关。

（3）营养失调：低于机体需要量　与舌、腭及咽部肌肉运动障碍致进食减少和肌强直、震颤致机体消耗量增加有关。

（4）自理缺陷　与黑质病变、锥体外系功能障碍有关。

3. 护理措施

（1）一般护理

1）饮食：高热量、高维生素、高纤维素、低盐、低脂、适量优质蛋白易消化饮食；忌高蛋白饮食、槟榔，因两者都会降低药物疗效。早、中餐低蛋白饮食，以糖类为主，晚餐可适当摄取蛋白质，睡前一杯牛奶或酸奶；多吃谷类和新鲜瓜果蔬菜；尽量不吃肥肉、荤油和动物内脏；每天喝 6~8 杯水。对于吞咽困难的老年人，准备食物的大小、浓稠度、柔软度应适宜，在进食中或进食后可饮用少量起泡性饮料（如汽水、可乐），还应避免进食太快。

2）衣、鞋的选择：衣服宜宽大，尽量减少扣子，可选用拉链、按扣或自粘胶等，布料最好选用全棉，便于吸汗；睡衣、床单和被褥都使用绸缎面，方便夜间翻身。尽量选择平底的皮鞋和布鞋，防滑性比较好；应避免胶底鞋，摩擦系数过高；不要穿拖鞋，易脱落，甚至绊倒自己；不要穿系带鞋。

3）住：座椅选择带扶手的高脚椅；门及过道的宽度应以轮椅等辅助器具能顺利通过为宜；使用拐杖者则应格外注意桌椅是否稳固；室内地板应避免有高低落差，地板材质应保证防滑，潮湿后应尽可能擦干；衣柜门的开法及柜的深度应能使老年人易接近且方便取物。床的高度应以坐位双脚能着地为宜；中晚期患者的床上应安置固定的架子，上有悬带下垂，方便患者借助吊带坐起；床的侧方绑一根宽带子，晚间可以借助手的力量独自翻身；床头灯的开关要设置在顺手的地方；楼梯、过道、厕所、浴缸边缘都应加装扶手；浴缸内或淋浴地板上铺一层防滑的橡胶垫；浴室内安放固定的高脚凳，方便坐着洗澡和穿脱衣服；如厕宜使用坐便，高度适宜便于坐下和站起；晚间可在床旁放置高脚便盆。对视力差的老年人，应在特定区域（如楼梯的防滑带或地面的高低不同处）以不同的颜色进行区分。

4）行：行走可根据老年人情况借助单脚或多脚手杖、助行器、轮椅等器具，克服肢体的功能障碍。

（2）康复护理：目的是防止和推迟关节强直与肢体挛缩。

1）疾病早期：主要表现是震颤。此期可指导患者尽量多参加有益的社交活动，尽可能继续工作；鼓励患者独立完成日常生活活动。

2）疾病中期：此期已出现行动障碍，要有目的有计划地指导锻炼，如进行面部动作锻炼、头颈部的锻炼、躯干的锻炼、腹肌锻炼、手部的锻炼等。

3）疾病晚期：此期患者大多卧床不起。主要是取舒适体位，给予被动运动和肌肉按摩。

（3）用药护理

1）左旋多巴制剂

A. 观察和识别不良反应：①早期：胃肠道症状、直立性低血压、失眠甚至有严重的精神症状如幻觉、妄想等。②长期使用：运动障碍、症状波动。

B. 应对：嘱患者进餐时服药，减轻消化道症状。嘱患者不应同时服维生素 B_6。

2）抗胆碱能药物：常见不良反应为恶心、口干、视物模糊、面红、少汗、无汗、便秘和排尿困难，严重者可出现幻觉、妄想。青光眼及前列腺增生患者禁用。

3）金刚烷胺：常见不良反应为口渴、食欲不振、头晕、失眠、视力障碍、心悸、精神症状。严重肾病者禁用。

（4）心理护理：应细心观察老年人的心理反应，鼓励其表达并注意倾听其内心感受，与老年人一起讨论身体改变所造成的影响，及时给予正确的引导；同时鼓励老年人保持过去的兴趣爱好，帮助培养和寻找新的简单易行的爱好；为其创造良好的亲情和人际关系氛围，从而减轻他们的心理压力。

（5）健康指导

1）正确服药，定期复查。

2）坚持适当的运动和体育锻炼。

3）注意安全，防止伤害事故发生。

4）保持平衡心态，避免情绪紧张、激动。

5）生活有规律，合理饮食，保证足够营养供给。

6）加强自我护理与病情观察，预防并发症。

第四节　脑血管意外

（一）概述

脑血管意外是一组由脑部血管病变导致的脑局部血液循环障碍性疾病，也称为脑卒中、脑中风。脑血管意外是老年人神经系统的常见病和多发病，发病率、病死率和致残率都很高，是目前导致人类死亡的三大原因之一。据统计我国每年发生脑血管意外患者达 200 万，发病率高达 120/10 万。现幸存脑血管意外患者 700 万，其中 450 万患者不同程度丧失劳动力和生活不能自理，致残率高达 75%；每年脑血管意外患者死亡 120 万。已得过脑血管意外的患者，还易再复发，且每复发一次，加重一次。

1. 病因和分类　脑血管意外可分为两大类，为缺血性和出血性脑血管疾病。

（1）缺血性脑血管疾病：是指因急性脑血管供血障碍引起的脑缺血性病变。

1）短暂性脑缺血（TIA）：是颈内动脉系统或椎-基底动脉系统发生一过性的供血不足而出现言语、运动、感觉障碍、局限的脑神经症状。其主要病因是动脉粥样硬化。

2）脑血栓形成：是脑部血管发生病理改变，在血管壁病变的基础上形成血栓，使血管狭窄或闭塞，导致急性脑供血不足而引起脑组织损害。最常见的病因为脑动脉粥样硬化，高血压常与动脉硬化并存；其次为各种病因所致的脑动脉炎、红细胞增多症、弥散性血管内凝血的早期等。

（2）脑出血：是出血性脑血管病之一。脑出血是指脑实质内出血，多见于 50～60 岁人群，病死率高。绝大多数脑出血的病因为高血压、脑动脉硬化。少数病例可因脑血管畸形、静脉出血、全身出血性疾病而引起。

2. 病理生理

（1）缺血性脑卒中：主要是由于供应脑部血液的动脉出现粥样硬化或血栓形成，使管腔狭窄甚至闭塞，导致局部脑组织缺血、缺氧而发生的软化坏死；也有因异常物体（固体、液体、气体）沿血液循环进入脑动脉或供应脑血液循环的颈部动脉，造成血流阻断或血流量骤减而产生相应支配区域脑组织软化坏死者。

（2）脑出血：脑实质内出血引起机体和脑组织局部一系列病理性反应，其中最重要的是脑内血肿、血肿分解产物和脑组织直接损伤释放出的血管活性物质所致的脑水肿、局部脑血流量减少、凝血纤溶系统变化及颅内压增高等。

（二）护理评估

1. 健康史

（1）询问患者过去有无出现过肢体麻木、抽搐，走路轻浮如踩棉絮感。有无原因不明的头痛、头晕、眼睛发直感、视力障碍。

（2）了解生活习惯如饮食、运动、睡眠等，有无高血压、高血脂、先天性动脉瘤、心脏病等疾病。有无服用过抗高血压药、解热镇痛药、镇静剂等。

2. 身心状况

（1）躯体表现：不同类型的脑血管意外，表现也不尽相同。

1）缺血性脑血管疾病

A. 短暂性脑缺血（TIA）：可出现言语、运动、感觉障碍、局限的脑神经症状。一般持续数秒至数小时，24 小时内可完全恢复，不留任何后遗症。

B. 脑血栓形成：常在安静状态下起病并伴有脑局灶性症状。常于夜间醒来后发现一侧肢体活动障碍、言语不清等。颈动脉系统血栓常出现同侧视觉障碍，对侧偏瘫和感觉障碍。椎-基底动脉系统血栓形成可出现脑干和小脑受损的表现。眼底检查示视网膜动脉粗细不均、反光增强。颅脑 CT 检查在起病 48～72 小时出现低密度梗死区。

2）脑出血：患者起病急骤，多数为十分钟至数小时的发展过程。患者多在精神紧张或体力活动时发病。发病时，突感心中不适、头痛、一侧肢体麻木无力，患者可突然倒地呕吐，并有进行性言语不清和昏迷，鼾声大作、小便失禁、抽搐等表现。

（2）心理-社会状况：因病程长，发病迅速，致残率高、死亡率高，患者容易出现忧郁、紧张、焦虑、烦躁，甚至轻生。

3. 实验室及其他检查

（1）头颅 CT（首选）和 MRI：可确定脑部病变的性质属于缺血性还是出血性，还可观察有无水肿、脑组织移位、脑萎缩等。并能直接显示病变部位、范围和出血量，是急性脑血管疾病的首选检查项目。

（2）脑脊液检查：可有颅内压增高，出血性脑血管疾病时脑脊液多为血性，缺血性脑血管疾病时脑脊液正常。

（3）脑血管造影：了解有无脑血管瘤、大血管移位、动静脉畸形、动脉阻塞及栓塞等。

（三）救治与护理

1. 救治原则

（1）缺血性脑血管疾病

1）短暂性脑缺血：对短暂性脑缺血发作应当积极进行抗凝治疗，降低血液黏稠度，调整血液的高凝状态，控制和维持血压在正常范围内，终止和减少短暂性脑缺血发作，预防或推迟脑梗死的发生。

2）脑血栓形成：须绝对卧床休息。病情稳定或发病初期无脑水肿的轻症病例应尽快使用扩血管药和血容量扩张剂。若患者意识障碍及瘫痪程度严重，且颅内压增高，应当进行数日的脱水降颅压处理。恢复期主要以康复治疗为主，对于瘫痪和失语的患者可采用物理疗法，如针灸、按摩、高压氧、语言训练等治疗。

（2）脑出血：急性期以止血治疗为主，减轻和控制脑水肿，改善脑缺氧，以预防并发症，控制高血压，降低颅内压。根据病情也可考虑应用外科手术消除血肿及直接止血。

2. 主要护理问题

（1）潜在并发症：脑疝　与颅内压急剧增高有关。

（2）躯体移动障碍　与肢体瘫痪有关。

（3）有皮肤完整性受损的危险　与肢体瘫痪、长期卧床皮肤受压有关。

（4）有感染的危险　与长期卧床、机体抵抗力下降有关。

（5）便秘　与长期卧床、自主神经功能紊乱有关。

（6）有废用综合征的危险　与意识障碍、瘫痪、长期卧床有关。

（7）语言沟通障碍　与语言中枢受损有关。

3. 护理措施

（1）一般护理

1）休息与活动：为患者提供安静、光线柔和、温暖舒适的环境，使患者心情平静，睡眠充足。脑出血患者应绝对卧床休息，发病 24～48 小时内避免搬动，患者侧卧位，头部稍抬高，减轻脑水肿。蛛网膜下隙出血患者应绝对卧床 4 周。脑血栓患者应取平卧位，禁止使用冰袋冷敷，以免脑血管收缩，加重缺血。

2）补充营养：指导患者进食营养丰富的低盐、低脂、低糖饮食，饮食适量，戒烟酒。脑出血患者发病 24 小时内禁食，24 小时后病情平稳可鼻饲流质饮食，量每日控制在 1500ml 左右。进食时，患者取坐位或高侧卧位（健侧在下）利于吞咽。

（2）病情观察：密切观察生命体征、意识及瞳孔的变化，观察脑出血患者是否有颅内压增高现象。有颅内压增高者，可快速滴入甘露醇，避免脑疝的形成。

（3）日常生活的护理：根据老年人具体情况，督促、协助老年人进行自我护理，如洗漱、进餐、如厕、参加力所能及的运动。

（4）言语障碍的康复护理：脑卒中患者可有各种类型的语言障碍。失语对患者生理和心理上造成不良影响，有时甚至超过运动功能障碍。因此，重建言语功能是极为重要的一环。应做到早期训练，反复示范。一般来讲语言训练越早越好。如患者不能讲话和阅读，可用一些图片，以后可逐渐采用单词或短语卡片。如患者对口语理解较差，则可采用手势或视觉信号配合 1～2 个意义明确的单词，避免用复杂的长句。每次训练都应耐心，反复示范，并尽可能采用相同的方式，必须尽力避免因开始的几次失败而放弃训练，要使患者保持积极的态度，对交流产生长久坚持的愿望。了解失语类型，分别对待，组织社会力量参与言语障碍的护理。言语训练通常需要较长时间，家属成员与患者接触时间最长，许多后续工作主要由家属承担，因此要动员家属、朋友、同事多与患者进行言语交流，为患者创造一个语言环境，使他们能够多听、多说才能使语言功能更快地恢复。语言训练与肢体康复同时进行，可取得更好的效果。

（5）肢体功能障碍的康复护理：急性脑血管意外的患者大多瘫痪在床，在抢救生命的同时，应重视肢体的功能康复，应教给患者及家属：

1）保持良好的功能位，防止或对抗痉挛姿势出现，保护肩关节及早期诱发分离运动而设计的一种治疗性体位。

2）按摩。

3）被动运动，在生命体征平衡后，无进行性脑卒中发生，除了注意肢体功能位的摆放，无论神志清楚还是昏迷患者，都应早期进行被动运动。

4）主动运动，当患者神志清楚，生命体征平稳后，可开展床上的主动训练，以利于肢体功能恢复，训练由简单到复杂，着重训练瘫痪肢体和软弱肌群。①病情稳定后应尽早协助患者下床活动，当患者第一次坐起时，先将床头摇高，支托患者患侧、背部、头部，慢慢地独自坐起。②指导患者借助平衡木练习站立，开始时宜缓慢，以防眩晕。③鼓励患者借助拐杖或助步器慢慢行走。上下楼梯时，用手扶栏杆，上楼梯时健侧肢体先上，下楼梯时患肢先下，循序渐进。

（6）心理护理：医护人员应积极主动的给予患者心理疏导，安慰患者，消除不良情绪刺激。实践证明，不良的情绪可引起大脑皮质兴奋，促使去甲肾上腺素、肾上腺素及儿茶酚胺分泌增加，以至于全身小动脉出现收缩，心跳加快，血压升高，易导致再卒中。而处于兴奋状态和良好情绪时，神经抑制解除，这时神经肌肉调节达到最佳状态，有利于肢体功能恢复。

（7）健康指导：①定期复查。②保持良好的精神状态。③忌烟酒。④合理饮食。⑤保持生活规律、持之以恒的生活锻炼。⑥及时发现并控制 TIA 的发作。

目 标 检 测

单选题

【A₁型题】

1. 关于 TIA 的描述，不正确的是（　　）
   A. 起病突然，历时短暂
   B. 可反复发作
   C. 恢复完全，不留后遗症
   D. 积极脱水、降颅压治疗
   E. 积极抗凝、抗血小板聚集治疗

2. 协助诊断急性脑血管疾病首选的检查项目为（　　）
   A. 血常规、尿常规、便常规
   B. 头颅 CT 或 MRI
   C. 心电图检查
   D. 脑脊液检查
   E. 病理反射

3. 不符合脑血栓形成临床表现特点的为（　　）
   A. 多无意识障碍
   B. 脑脊液正常
   C. 多在安静状态下发病
   D. 多在活动、情绪激动时发病
   E. 常见失语和偏瘫

4. 脑出血最常见的病因是（　　）
   A. 高血压脑动脉硬化
   B. 脑动脉炎性管壁坏死
   C. 脑动脉瘤破裂
   D. 动静脉畸形
   E. 脑瘤出血

5. 对于脑出血急性期的患者，首要的处理措施是（　　）
   A. 积极降血压至正常范围
   B. 保持呼吸道通畅
   C. 积极应用止血药
   D. 脱水、降颅压
   E. 外科手术治疗

6. 对于脑出血急性期患者，以下采取的护理措施中不妥的是（　　）
   A. 避免翻动
   B. 头部略低，防止脑缺血
   C. 头部放置冰袋，防止继续脑出血
   D. 发病 24 小时之内应禁食
   E. 注意观察颅内压增高的症状

7. 发生帕金森病的原因，是由于下列哪种神经递

质的减少（　　）

A. 乙酰胆碱　　　　　B. 多巴胺

C. 5-羟色胺　　　　　D. 肾上腺素

E. γ-氨基丁酸

8. "面具脸"常见于以下哪种疾病的患者（　　）

A. 重症肌无力　　　　B. 癫痫

C. 帕金森病　　　　　D. 脑出血

E. 脑梗死

9. 不属于帕金森病的临床表现特点的为（　　）

A. 慌张步态　　　　　B. 折刀样强直

C. 面具脸　　　　　　D. 小写症

E. 静止性震颤

10. 帕金森病患者躯体呈前倾前屈姿势，行走时上肢协同摆动动作消失或减少，起步和停下均有困难，步距缩小，这种特殊步态称为（　　）

A. 醉汉步态　　　　　B. 跨越步态

C. 划圈步态　　　　　D. 鸭步

E. 慌张步态

11. 下列为帕金森病患者提供的护理措施中，不妥的是（　　）

A. 注意环境安全，避免发生跌倒等外伤

B. 供给较硬的固体食物，锻炼咀嚼功能

C. 保证排便通畅

D. 向患者讲解药物常见不良反应，密切观察病情变化

E. 指导患者注意纠正异常姿势，以防畸形

12. 下列不属于老年性痴呆患者常见临床表现的为（　　）

A. 记忆障碍

B. 人格改变

C. 定向力障碍

D. 精神障碍，如幻觉、妄想、行为异常等

E. 肢体功能障碍

13. 老年期痴呆患者最早的特征表现是（　　）

A. 行为改变　　　　　B. 意识改变

C. 记忆力改变　　　　D. 思维改变

E. 抑郁

14. 关于老年期抑郁症的描述，下列哪项不正确（　　）

A. 多发生于 60 岁以上　　B. 表现为情绪低落

C. 可缓解　　　　　　D. 一般有人格缺损

E. 易复发

15. 为预防抑郁复发，对于大多数患者应持续服药多少年（　　）

A. 半年　　　　　　　B. 1 年

C. 1 年半　　　　　　D. 2 年

E. 2 年半

【A₂型题】

16. 患者，女性，74 岁，既往无高血压史，记忆力进行性下降 6 年。近来常因忘记关煤气而引起厨房失火，不知如何烹饪，熟悉的物品说不出名称，只会说"那样东西"。夜间定向障碍，行为紊乱。肌力正常，无共济失调，脑部 CT 示有广泛脑萎缩。考虑最可能的诊断是（　　）

A. 亨廷顿病　　　　　B. 多发梗死性痴呆

C. Creutzfeldt-Jacob 病　　D. 阿尔茨海默病

E. Wilson's 病

17. 老年人，女性，90 岁，文盲，日常生活不能自理，记忆力下降，不知道自己住在哪里；注意力不集中，答非所问；不认识自己的儿女，有时对人漠不关心，有时大吵大闹。该老年人的诊断是（　　）

A. 阿尔茨海默病第一期

B. 阿尔茨海默病第二期

C. 阿尔茨海默病第三期

D. 阿尔茨海默病第四期

E. 老年抑郁期

18. 老年人，女性，90 岁，文盲，日常生活不能自理，记忆力下降，不知道自己住在哪里；注意力不集中，答非所问；不认识自己的儿女，有时对人漠不关心，有时大吵大闹。根据患者的情况，下列护理措施哪项不正确（　　）

A. 照顾老年人的日常生活起居

B. 辅助药物治疗，观察患者的反应

C. 加强认知方面的锻炼

D. 提供相应的心理护理

E. 神经症患者

19. 老年人，女性，70 岁，丧偶 2 年，独居，不爱出门，不愿与人交往，沉默寡言，对外界动向无动于衷，有时偷偷流泪，睡眠质量差，靠催眠药维持。下列护理措施中，哪项不正确（　　）

A. 让其亲朋好友经常看望老年人

B. 保证睡眠，睡前可温水洗脚

C. 遵医嘱服药，不可乱吃药

D. 鼓励子女与老年人同住

E. 因老年人无自杀言行，不必担心自杀

第十四章 老年人运动系统疾病的护理

教 学 目 标
1. 掌握：骨质疏松症、骨性关节炎、颈椎病的临床特征及护理评估要点。
2. 熟悉：骨质疏松症、骨性关节炎、颈椎病的病因及辅助检查。
3. 了解：老年人运动系统的生理变化。

第一节 老年人运动系统的生理变化

随着年龄增长，横纹肌肌纤维的总数减少，运动神经元也减少致使全身性肌肉萎缩。临床上老年人中可见大鱼际肌萎缩和震颤，称为前角灰质软化或老年性大鱼际肌萎缩。老年人肌张力由于锥体外系老年性变化而临床上表现为精细动作变得笨拙。关节常呈轻微的半屈曲位，四肢与躯干肌被动运动时受阻，自主运动亦变得缓慢与缺乏。老年性震颤较常见，多为细微的震颤。其初发于头部、下颌及手。头部多呈点头样震颤，摇头样震颤少见。下颌呈咀嚼和吸吮运动。老年人步态异常是由于神经肌肉的控制失调、肌力减退或退行性骨关节病所引起。

高龄老年人正常直立姿势是少见的，常表现为髋、膝关节轻度屈曲，步态随年龄增加而步幅变小。老年人脑动脉硬化常呈小步态。有的老年人检查肌力，肌张力及肌腱反射均正常，但在无人协助时却不能行走。还有老年人走 2～3 步后即站立，以后再走 2～3 步又停住，这种状况被认为是失行症。

总而言之，老年人运动系统的改变主要包括肌肉、骨骼和关节的功能变化。

1. 肌肉 随着年龄增大，肌纤维变细，重量减轻，肌肉韧带萎缩，肌肉弹性降低，耗氧量减少，收缩力减弱，肌肉变得松弛，容易疲劳，因而老年人耐力减退，难以坚持长时间的运动。

2. 骨骼 骨骼中的有机物减少，无机盐增加，骨质吸收超过骨质形成，骨皮质变薄，骨密度减低，致使骨的弹性和韧性降低，骨质疏松，脆性增加，易发生骨折、骨质畸形、身高降低。

3. 关节 关节软骨、滑膜钙化、纤维化失去弹性，血管硬化，供血不足，加重变形，韧带、腱膜、关节纤维化而僵硬，使关节活动受到严重影响，引起疼痛，骨质增生形成骨刺。

第二节 骨质疏松症

案例14-1

刘大妈，68 岁，腰背部弥漫性疼痛 7 年，医院曾诊断为"骨质疏松症"，未按照正规治疗方案服药，也未在饮食上加强相应的营养，2 天前不慎摔倒导致骨盆骨折。李大妈家住农村，生活拮据，三餐均以面食为主，喜高盐饮食。

> **问题：** 1. 试分析导致刘大妈骨质疏松的原因有哪些？
>
> 2. 目前刘大妈最主要的护理诊断/问题是什么？
>
> 3. 针对刘大妈的情况，护士需做哪些健康指导？

（一）概述

骨质疏松症是一种以骨量减少、骨组织的微细结构破坏导致骨骼的强度降低或骨折危险性增加为特征的疾病。骨质疏松症多见于 60 岁以上的老年人，女性的发病率为男性的 2 倍以上。2000 年，中国老年骨质疏松症患者 6000 万～8000 万人。由于老年骨质疏松症的高发病率和易骨折性，我国已将骨质疏松症的研究列为老年疾病的攻关范畴。

1. 病因

（1）年龄、性别、遗传：女性经期后多见，男性则 65 岁之后发病较多。体形瘦小者危险性远高于其他体形的人；白种人最多见，黄种人其次，黑种人较少；家族中有患骨质疏松者，本人患此病的危险性明显增高。

（2）性激素：老年人性功能下降，抑制骨吸收和促进骨形成的性激素水平明显降低，尤其是绝经后女性。激素水平下降，骨的形成减慢，吸收加快，导致骨量下降。

（3）钙、磷摄入不足：由于老年人饮食结构和习惯的改变，钙、磷等元素摄入量相对减少，然而从大小便中排出的钙并不减少，致使血钙降低，如此机体则通过增加骨骼中钙的溶解来补充血钙，因而发生骨质疏松。

（4）维生素 D 缺乏：维生素 D 在骨骼代谢全过程中都不可或缺。维生素 D 包括外源性和内源性两类，内源性维生素 D 是通过阳光中紫外线照射皮肤合成的。老年人一般户外活动较少，尤其在寒冷冬季，出门更少，故维生素 D 合成减少，导致骨质疏松症的发生。

（5）运动量不足：骨骼在运动过程承受一定压力时其骨密度会增高，而老年人一般喜欢安静，室内活动相对较多，运动量小，运动强度不足，致使骨骼承受的压力减小，骨密度减低导致骨质疏松症。

（6）其他：如吸烟、酗酒，高蛋白、高盐饮食，大量饮用咖啡，光照减少均是骨质疏松的易发因素。

2. 病理生理　随着年龄的增长，老年人骨代谢中骨重建处于负平衡状态。其原因包括两个方面：一是破骨细胞的吸收增加，二是成骨细胞的功能衰减。

（二）护理评估

1. 健康史

（1）评估有无腰痛及疼痛、疼痛的性质等；有无骨折；有无长期服用药物等。老年人日常饮食结构、运动及体力活动方式。

（2）询问年轻时身高是多少，现在身高是多少，是否有变矮。

（3）参加体育锻炼情况，如频率、方式、持续时间、效果等。

（4）生活方式，如生活是否规律，饮食如何，每日进食多少。

2. 身心状况

（1）躯体表现

1）疼痛：是骨质疏松症最常见、最主要的症状，以腰背痛最多见，占疼痛患者中的 70%～80%。疼痛沿脊柱向两侧扩散，仰卧或坐位时减轻，直立时后伸或久立、久坐时加剧，日间轻，夜间和清晨醒来时加重，弯腰、肌肉运动、咳嗽、大便用力时加重。其次是膝关节、肩背部、手指、前　臂。一般骨量丢失 12% 以上时即可出现骨痛。

2）身长缩短、驼背：是继腰背疼痛后出现的重要体征之一。骨质疏松非常严重时，可因椎体骨密度减少而导致脊椎椎体压缩变形，每个椎体可缩短 2mm 左右，身长平均缩短 3～6cm。特别是脊椎椎体前部，几乎多为松质骨组成，而且此部位是身体的支柱，负重量大，容易压缩变形，使脊椎前倾，背曲加剧，形成驼背。随着年龄增长，骨质疏松进一步加重，驼背曲度也随之加大，致使膝关节挛拘显著。

3）骨折：这是退行性骨质疏松症最常见和最严重的并发症。骨质疏松症所致骨折在老年前期以桡骨远端骨折（Colles 骨折）多见，老年期则以后胸、腰椎和股骨上端骨折最为多见。一般骨量丢失 20% 以上时即可发生骨折。脊椎压缩性骨折有 20%～50% 的患者无明显症状。

4）呼吸系统障碍：胸、腰椎压缩性骨折，脊椎后弯，胸廓畸形，可使肺活量和最大换气量明显减少，此时，肺上叶前区小叶型肺气肿发生率可高达 40%。老年人肺功能随着增龄而下降，多数都有不同程度的肺气肿，若再加上骨质疏松症所致胸廓畸形，患者往往可出现胸闷、气短、呼吸困难等症状。

（2）心理-社会状况：除了身体的不适，驼背引起的外形改变会进一步加重老年人的心理负担，严重挫伤老年人的自尊心。一旦发生骨折，治疗和较长的护理周期给家庭和社会都会带来沉重的负担。

3. 实验室及其他检查

（1）骨密度测定：对骨质疏松症早期诊断、预测骨折危险性和评价治疗效果都有重要意义。

（2）骨代谢生化指标：可作为诊断骨质疏松症的参考。

（3）X 线片：可观察有无骨质增生、骨折。

（三）救治与护理

1. 救治原则　骨质疏松症的治疗主要以药物治疗为主，包括钙剂、维生素 D、性激素、抑制骨吸收的药物及刺激骨形成药物等。同时结合光疗、高频电疗、运动及营养疗法可进一步提高疗效，对骨折老年人则应积极进行手术治疗。

2. 主要护理问题

（1）疼痛　与骨质疏松、骨折及肌肉痉挛、疲劳有关。

（2）躯体活动障碍　与骨痛、骨折引起活动受限有关。

（3）潜在并发症：骨折　与骨质疏松引起骨密度下降有关。

（4）自我形象紊乱　与椎体压缩性骨折引起的身长缩短或驼背有关。

3. 护理措施

（1）饮食护理：与骨质疏松密切相关的元素和营养素有钙、锌、镁、维生素 D、维生素 C、维生素 E 和蛋白质，而其中关系最为密切的是钙和维生素 D。牛奶是改善膳食"贫钙"的首选食品，保证每天饮用 500ml 鲜牛奶，如喝酸奶则补钙效果更好。水产品如虾皮、泥鳅、鱼粉、海带也含有较高的钙。豆类有青豆、芸豆、黑豆、黄豆等，为人体补充钙的同时还能补充植物蛋白。性激素水平下降会影响钙和维生素 D 的吸收，引起钙元素流失，故通过饮食调节，补充适量的植物雌激素也可预防骨质疏松。植物雌激素主要存在于豆类如黄豆、豆浆、豆腐、精制豆油等和齿状植物如胡萝卜叶、雪里红及莴苣等。绿叶蔬菜含钙也十分丰富，甚至超过牛奶，且所含钙的活性更强，人体更易吸收和利用。

（2）休息与运动的护理：骨质疏松症的患者应多做户外活动和日光浴，应坚持每周 3～4 次的锻炼，每次不少于 30～60 分钟。对于疼痛较为明显的患者，急性期应卧床休息，急性期后则应根据患者的情况逐步增加活动量。

（3）疼痛的护理：保证充分的休息之外，可行理疗、热敷、红外线照射减轻疼痛，缓解肌肉痉挛，增进局部血液循环，减轻肿胀，并可增大关节活动范围。骨质疏松引起疼痛的原因主要为椎体压缩性骨折及腰背部肌肉紧张，通过卧床休息，使腰部软组织和脊柱肌群处于松弛状态，故可显著减轻疼痛。另外，睡加薄垫的木板或硬棕床，仰卧时头不可过高，在腰下垫一薄枕，也可有效减轻疼痛。必要时可使用背架、紧身衣等限制脊柱的活动度。还可通过洗热水浴、按摩、红外线照射以促进肌肉放松。同时，应用暗示疏导、音乐治疗等方法对缓解疼痛也是很有效的。对疼痛严重者可遵医嘱使用止痛剂、肌肉松弛剂等药物，而对骨折者可通过牵引或手术方法最终缓解疼痛。

（4）防止跌倒：老年人因生理功能减退，视、听力减退，平衡功能差，反射保护应变能力减退，加之骨质疏松，常易发生跌倒而导致骨折，因此，护理时应注意以下事项。

1）更换体位时，动作应缓慢，以防止直立性低血压引起跌倒。

2）居住环境应保证地面防滑，光线充足，必要时过道、浴室及厕所可安装扶手。

3）避免抬重物，下蹲取物时腰背要挺直，衣帽应合适，鞋子要合脚，以免绊倒。

4）横过马路，上、下楼梯，乘车、坐船均要小心，可使用手杖以防跌倒。

（5）用药护理

1）服用钙剂时注意增加饮水量，同时加用维生素 D。时间应在饭后 1 小时或睡前分次服用。

2）服用二磷酸盐时应空腹服用，同时饮清水 200～300ml，至少半小时内不能进食或喝饮料，也不能平卧，应采取立位或坐位，以减轻对食管的刺激。

3）性激素必须在医生指导下服用，并定期做妇科检查，监测子宫内膜、阴道及乳房的变化。

（6）心理护理：与老年人倾心交谈，鼓励其表达内心的感受，明确老年人忧虑的原因。指导老年人穿宽松的衣服掩盖形体的改变，也可穿背部有条纹或其他修饰的衣服改变视觉效果。强调老年人在资历、学识或人格方面的优势，使其认识到自己的长处，增强自信心，逐渐适应形象的改变。

（7）健康指导

1）基本知识指导：给老年人提供相关书籍、图片和影像资料，讲解骨质疏松症发生的原因、表现、辅助检查结果及治疗方法。

2）日常生活指导：每日适当的运动和户外日光照晒，对预防骨质疏松有重要意义。在日常活动中，要防止跌倒，避免过度用力，也可通过辅助工具协助完成各种活动。

3）饮食指导：与老年人一起制订每天的饮食计划，使其学会各种营养素的合理搭配，尤其要指导老年人多摄入含钙及维生素 D 丰富的食物。

4）用药指导：指导老年人选择可咀嚼的片状钙剂，且应在饭前 1 小时及睡前与维生素 D 同服。教会老年人监测各种药物的不良反应，明确各种不同药物的使用方法及疗程。

5）心理指导：鼓励老年人调节自我，逐步适应自我形象的改变。

第三节　骨性关节炎

案例14-2

黄大爷，70 岁，体型肥胖，活动或劳累后膝关节酸痛 5 年，近 1 周来疼痛加重，不能活动。查体：膝关节肿胀。黄大爷平时善于交际，社会活动参加较多，所以对目前的处境很不适应，烦躁、易怒。

问题：1. 黄大爷的主要护理/诊断问题有哪些？
　　　2. 应如何做好黄大爷的身心护理？

（一）概述

骨性关节炎又称为退行性骨关节病、老年性骨性关节炎、增生性关节炎等，是指由于关节软骨发生退行性变，引起关节软骨完整性破坏及关节边缘软骨下骨板病变，继而出现关节症状和体征的一组慢性退行性非炎症性关节疾病。其主要病变为关节软骨退行性变和继发性骨质增生。此病好发于髋、膝、脊椎等负重关节及肩、指间关节等，高龄男性髋关节受累多于女性，手骨性关节炎则以女性更为多见。本病随年龄的增大发病率也随之升高，65 岁以上的老年人患病率高达 68%。

1. 病因　临床上骨性关节炎可分为原发性和继发性，两者发生原因有所区别。

（1）原发性：发病原因可能与一般易感因素和机械因素有关。前者包括遗传因素、生理性老化、肥胖、吸烟、性激素等。后者包括长期不良姿势导致的关节形态异常、长期从事反复使用关节的职业或剧烈的文体活动引起的关节磨损等。老年人退行性骨关节病绝大部分为原发性。

（2）继发性：常见原因为关节先天性畸形、关节面的后天性不平衡、关节创伤及其他疾病等。

2. 病理生理　本病的发生通常是由多种因素联合作用的结果，主要因素包括：①软骨基质中的黏多糖含量减少，纤维成分增加，引起软骨的弹性降低；②软骨下骨板损害使软骨缓冲作用减小甚至消失；③关节内局灶性炎症。

（二）护理评估

1. 健康史

（1）评估关节有无疼痛、肿胀、僵硬的情况，注意疼痛的性质，与气候、活动的关系。评估肿胀的持续时间，与活动的关系，是否在疼痛数周后出现，如是则提示骨性关节炎。僵硬，夜间休息关节不活动时出现僵硬，适当活动后僵硬好转，提示骨性关节炎。

（2）了解生活方式与家庭生活、职业状况，如生活是否规律，饮食如何，从事什么职业、多长时间，体重状况，是肥胖还是消瘦。

2. 身心状况

（1）躯体表现

1）关节疼痛：最开始常表现为关节酸痛，程度较轻，多出现于活动或劳累后，休息后则减轻或缓解。随着病情进展，疼痛程度也加重，表现为钝痛或刺痛，最后休息时也出现疼痛。其中膝关节受累时在上下楼梯时疼痛明显，久坐或下蹲后突然起身可导致关节剧痛；髋关节病变疼痛常自腹股沟传导至膝关节前内侧、臀部及股骨大转子处，亦可向大腿后外侧放射。

2）关节僵硬：关节活动不灵活，特别在久坐或清晨起床后关节有暂时性僵硬，不能立即活动，要经过一定时间后才缓解、消失。时间较短暂，一般不超过 30 分钟，但到疾病晚期，关节将可能发展为永久性的不能活动。

3）关节内卡压现象：表现为关节疼痛、活动时有粗糙的摩擦响声且无法屈伸。当关节内有小的游离骨片时，可引起上述现象。

4）关节肿胀、畸形：膝关节肿胀多见，因局部骨性肥大或渗出性滑膜炎引起，严重者可引起关节畸形、半脱位等。

5）功能受限：各关节可因骨赘、软骨退变、关节破坏及关节周围肌肉痉挛而导致活动受限。

（2）心理-社会状况：骨性关节炎病情经常反复，甚至引起关节功能障碍和关节变形，给老年人的心理健康及日常生活带来很大的危害。疼痛常使老年人不愿意过多走动，社会交往机会减少；功能障碍使老年人产生无能为力感，容易引起自卑心理；疾病的迁延不愈则使老年人失去治疗信心，消极悲观。

3. 实验室及其他检查　本病无特异性实验室检查指标，放射学检查更具有特征性。

（1）X线平片：典型表现为受累关节间隙狭窄，软骨下骨质发生硬化及囊性变，关节边缘骨赘形成，关节内出现游离骨片。严重者关节面可出现萎缩、变形和半脱位。

（2）CT：用于检查椎间盘病变，效果明显优于X线。

（3）MRI：不仅能发现早期的软骨病变，还能观察到半月板、韧带等关节结构的异常。

（三）救治与护理

1. 救治原则　骨性关节炎的治疗原则包括减轻或消除症状，改善关节功能，延缓病情进展。症状较轻，无明显功能障碍者主要通过保守治疗，如药物、运动、理疗、关节功能保护等；而症状严重、保守治疗无效，或关节畸形影响日常生活和工作者，宜采用手术治疗。

2. 主要护理问题

（1）疼痛　与关节退行性变引起关节软骨破坏及骨板病变有关。

（2）活动无耐力　与关节肿痛及活动受限有关。

（3）有自理能力缺陷的危险　与疾病引起的活动障碍、吞咽困难、定位能力丧失及大、小便失禁有关。

（4）自卑　与病变关节活动受限甚至关节功能完全丧失有关。

3. 护理措施

（1）一般护理：患骨性关节炎的老年人宜动静结合，急性发作期应限制关节活动，缓解期则应坚持多做适宜的活动，以不负重的户外活动为主。可通过主动或被动的功能锻炼，保持病变关节的功能，防止关节粘连和活动障碍。对肥胖老年人则更应坚持运动锻炼，尽量选择运动量适宜、能增加关节活动的运动项目，如游泳、打太极拳、做操等；同时，在饮食上也应注意调节，限制高脂、高糖食品的摄入，有利于减轻体重从而达到减轻关节负重的目的。

（2）减轻疼痛：对髋关节受累者来说，减轻关节的负重和适当休息是缓解疼痛最重要的措施，可借助手杖、拐杖、助行器站立或行走。疼痛严重者，可行卧床牵引并限制关节活动。膝关节受累者除适当休息外，上下楼梯及坐位站起时都要借助扶手来减轻关节软骨承受的压力，如膝关节积液严重，应卧床休息。此外，综合使用局部理疗与按摩，对任意部位的骨关节炎引起的疼痛都可有所缓解。

（3）增强自理：对于活动受限的老年人，应根据其自身情况及受限程度，运用一些辅助器具或个性化的设计以保证或提高老年人的自理能力。例如，门及过道的宽度应以轮椅等辅助器具能顺利通过为宜；使用拐杖者则应格外注意桌椅是否稳固；室内地板应避免有高低落差，地板材质应保证防滑；楼梯、过道、厕所、浴缸边缘都应加装扶手；床的高度应以坐位双脚能着地为宜；衣柜门的开法及柜的深度应能使老年人易接近且方便取物。对视力差的老年人，应在特定区域（如楼梯的防滑带或地面的高低不同处）以不同的颜色进行区分。对定位能力缺陷的老年人，可运用醒目的提醒标志或将活动路线简单化来帮助他们。对吞咽困难的老年人，准备食物的大小、浓稠度、柔软度应适宜，在进食中或进食后可饮用少量起泡性饮料（如汽水、可乐），还应避免进食太快。对大、小便失禁的老年人，应避免一次性大量饮水，同时尽可能安排老年人睡在距厕所较近的卧室，以方便如厕。

（4）用药护理：常用药物包括①非甾体抗炎药：主要起镇痛作用。建议使用吡罗昔康、舒磷酸硫化物、双氯芬酸等镇痛药，因为这几种药副作用小，双氯芬酸、舒林酸硫化物对软骨代谢和蛋白聚合糖合成具有促进作用。要尽量避免使用阿司匹林、吲哚美辛、水杨酸等副作用大，且对关节软骨有损害的药物。②氨基葡萄糖：不但能修复损伤的软骨，还可减轻疼痛，常用药物有氨糖美辛片、硫酸氨基葡萄糖（维骨力）、氨基葡萄糖硫酸盐单体（傲骨力）

等。硫酸氨基葡萄糖最好吃饭时服用，氨糖美辛片饭后即服或临睡前服用效果较好。③抗风湿药：通过关节内注射，其润滑和减震功能对保护残存软骨有一定作用。

（5）心理护理：指导老年人使用应对技巧，学会自我控制不良情绪。鼓励老年人多与外界交流，并主动提供一些能使老年人体会到成就感的活动，增强其自信心。

（6）健康指导

1）疾病知识指导：结合老年人的特点，用通俗易懂的语言介绍本病的病因、关节的表现、药物及手术治疗的注意事项。

2）保护关节：注意防潮保暖，防止关节受凉受寒。维持正确的活动姿势，动作幅度不宜过大，不加重关节负担和劳损。尽量应用大关节，少用小关节，如用屈膝屈髋下蹲代替弓背和弯腰；用双脚移动带动身体转动代替突然扭转腰部；选用有扶手和靠背的高脚椅，就座时保持髋关节、膝关节都成直角；枕头高度不宜超过 15cm，保证肩、颈和头部同时枕于枕头上。可使用热敷、热水泡洗、桑拿等方法，促进关节血液循环，保持关节功能。避免从事可能诱发疼痛的活动，如爬山、骑车等剧烈活动，长期站立，下蹲动作等。

3）用药指导：用醒目的标记保证老年人定时、定量、准确服药，并教会老年人自我监测药物的不良反应，并及时反馈给医护人员。

第四节　颈　椎　病

（一）概述

颈椎病是指因颈椎退行性变引起颈椎管或椎间孔狭窄、变形，压迫、刺激颈部脊髓、神经根，并引起相应临床症状的临床综合征，又称为颈椎骨关节病。老年人发病率高，且男性高于女性。

1. 病因和分类

（1）病因

1）年龄：人体就像一台机器一样，随着年龄的增长，各部件的磨损也日益增加，颈椎同样会产生各种退行性变化，而椎间盘的退行性变化是颈椎病发生发展中最基本和最关键的基础。另外，小关节和各种韧带的退变也有重要的作用。

2）急、慢性劳损：是首要原因。如长时间低头工作，躺在床上看电视、看书，喜欢高枕，长时间操作电脑，剧烈地旋转颈部或头部，在行驶的车上睡觉，这些不良的姿势均会使颈部肌肉处于长期的疲劳状态，容易发生损伤。长期的局部肌肉、韧带、关节囊的损伤，可以引起局部出血水肿，发生炎症改变，在病变的部位逐渐出现炎症机化，并形成骨质增生，影响局部的神经及血管。

3）外伤：是颈椎病发生的直接因素。在外伤前，老年人颈椎往往已经有了不同程度的病变，使颈椎处于高度危险状态，而外伤一旦出现，可直接诱发症状发生。

4）颈椎的发育不良或缺陷：也是颈椎病发生不可忽视的原因之一，亚洲人种相对于欧美人来说椎管容积更小，更容易发生脊髓受压，产生症状。在单侧椎动脉缺如的患者，椎动脉型颈椎病的发生率几乎是 100%，差别只是时间早晚的问题。颅底凹陷、先天性融椎、根管狭窄、小椎管等均是先天发育异常，也是本病发生的重要原因。

5）代谢：由于各种原因所造成人体代谢失常者，尤其是钙、磷代谢和激素代谢失调者，往往容易产生颈椎病。

6）精神：从临床实践中发现，情绪不好往往会使颈椎病加重，而颈椎病加重或发作时，患者的情绪往往更不好，很容易激动和发脾气，颈椎病的症状也更为严重。

（2）分类：根据病变部位和受压的轻重程度，大致可分为以下几型。

1）神经根型：老年人多见。椎间盘发生病变，尤其是钩突关节骨质增生，压迫神经根形成炎症和水肿。

2）脊髓型：少见。颈椎间盘突出、韧带肥厚骨化或由其他原因造成颈椎椎管狭窄，脊髓受压和缺血，导致脊髓传导功能障碍。

3）椎动脉型：亦少见。钩椎关节退行性改变压迫椎动脉，造成椎-基底动脉供血不足，出现反射性头痛和脑缺血表现。

4）交感神经型：很少见。颈椎间盘退行性改变压迫交感神经纤维，引起一系列反射性症状。

5）混合型：同时出现上述两种或两种以上类型者。

2. 病理生理 颈椎病的基本病理变化之一是椎间盘的退行性变。颈椎间盘运动范围较大，故容易受到细微创伤和劳损。其主要病理改变为：早期为颈椎间盘的脱水，髓核的含水量减少和纤维环的纤维肿胀，继而发生变性，甚至破裂。颈椎间盘变性后，耐压性能及耐牵拉性能减低。可以发生局限性或广泛性向四周隆突，使椎间盘间隙变窄、关节突重叠、错位，以及椎间孔的纵径变小。椎间盘退变常会引起继发性的椎间盘不稳定，椎体间的活动度加大和使椎体有轻度滑脱，继而出现后方小关节、钩椎关节和椎板的骨质增生，黄韧带和项韧带变性，软骨化和骨化等改变。而在椎体与突出的椎间盘及韧带组织之间形成的间隙，由于有组织液积聚，再加上微细损伤所引起的出血，使这种血性液体发生机化然后钙化、骨化，于是形成了骨赘。椎体前后韧带的松弛，又使颈椎不稳定，更增加了创伤的机会，使骨赘逐渐增大。骨赘连同膨出的纤维环，后纵韧带和由于创伤反应所引起的水肿或纤维瘢痕组织，在相当于椎间盘部位形成一个突向椎管内的混合物，对颈神经或脊髓产生压迫作用。钩椎关节的骨赘可从前向后突入椎间孔压迫神经根及椎动脉。脊髓及神经根受压后，开始时仅为功能上的改变，如不及时减轻压力，会逐渐产生不可逆的变化。

（二）护理评估

1. 健康史

（1）评估颈部活动是否灵活，上肢有无酸麻、针刺感，有无头晕、眼花等。

（2）了解生活习惯与家庭生活、职业状况，如生活是否规律，饮食如何，从事什么职业、多长时间。

2. 身心状况

（1）躯体表现：不同类型的颈椎病，表现也不尽相同。

1）神经根型：临床上主要表现为沿臂丛神经分布的疼痛、酸胀、麻木、烧灼和针刺感。体征为颈部活动部分受限，且具有明显的方向性，向健侧转头时症状加剧，向患侧转头时不受限制或疼痛减轻。有肌肉压痛点，神经根牵引试验及压顶试验可呈阳性。

2）脊髓型：轻者丧失部分劳动，重者四肢瘫痪、卧床不起。临床上主要表现为下肢无力、笨拙、迈步颤抖、易摔倒。晚期为痉挛性瘫痪、肢体麻木。严重者可出现括约肌功能障碍，引起排尿、排便困难。

3）椎动脉型：常出现反射性头痛和脑缺血表现。当头转到某一位置时即感头晕、黑蒙、恶心、呕吐。有时出现下肢无力与突然摔倒现象。

4）交感神经型：常见表现为眼睑无力、视力减退、瞳孔散大、心跳加速、心律失常、心前区疼痛等症状。

5）混合型：出现上述两种或两种以上症状。

（2）心理-社会状况：大多数患者在颈部疼痛不适、眩晕、活动障碍、睡眠形态混乱等一系列临床症状的折磨下，会产生紧张、焦虑、烦躁甚至恐惧等心理变化。

3. 实验室及其他检查

（1）X线平片：可以了解到颈椎的生理曲度、椎间隙改变、是否有骨质增生、关节错位等。

（2）CT、MRI：对于椎间盘突出的位置、移位方向、大小显示清晰，使医生清楚了解到脊髓是否受压及受压的情况。

（3）经颅多普勒（TCD）、椎动脉造影：了解颈椎部位的血管病变情况。

（4）肌电图：了解颈丛神经受损情况。

（三）救治与护理

1. 救治原则　颈椎病的治疗以非手术治疗为主，主要包括：①物理疗法，如按摩、推拿、针灸等；②药物疗法，如抗炎镇痛药及族维生素B；③牵引法。对于极少数脊髓型和神经根型颈椎病经非手术治疗无效时，也可考虑手术治疗。

2. 主要护理问题

（1）疼痛　与颈椎退行性变引起椎间盘发生病变压迫神经根有关。

（2）躯体移动障碍　与颈椎椎管狭窄，脊髓受压和缺血有关。

（3）舒适的改变　与术中对咽喉和气管的牵拉导致咽部不适有关。

（4）潜在并发症：直立性低血压　与长期卧床后体位突然改变有关。

（5）焦虑/恐惧　与担心预后有关。

（6）知识缺乏　缺乏颈椎病的防治知识。

3. 护理措施

（1）一般护理

1）饮食：宜进高蛋白、低脂、高热量、富含维生素和果胶成分且易消化的食物。多吃新鲜蔬菜和水果，多饮水，避免高脂、辛辣饮食。糖尿病患者控制饮食及水果。

2）体位与活动：颈椎病患者应适当行走，注意安全，防坠床跌倒。颈椎骨折或脱位则必须绝对卧床，颈部制动，颈托固定或枕颌带牵引，定时轻微轴线翻身，即确保头颈肩保证在一条直线上；搬运时应采取平板搬运或三人平托法，颈部固定制动，保持患者身体轴线平直不扭曲。

（2）呼吸道护理：劝服戒烟，有肺部疾病尽早治疗。指导做深呼吸及有效咳嗽，预防感冒。

（3）疼痛护理：有效控制疼痛，保证足够的睡眠。宣教疼痛的评分方法，疼痛引起的原因及减轻疼痛的方法，如药物控制、理疗。颈椎骨折患者可采用枕颌带牵引或颅骨牵引，减轻疼痛。

（4）安全护理：患者有感觉异常、肌力下降、行走不稳等，须注意安全，防坠床跌倒，避免热敷，防烫伤。

（5）排便护理：截瘫患者排尿障碍可留置导尿，注意预防尿路感染。如有便秘，可使用开塞露。大便失禁，需注意保护肛周皮肤。

（6）颈托护理：检查颈托是否合体，对软组织有无卡压，对皮肤有无摩擦，固定带是否牢固。检查位置是否正确，松紧是否合适。保持颈部皮肤清洁、干燥。颈托内垫棉垫（或棉布），每天更换。侧卧时，垫高头部，高度与肩膀同宽，使头、颈和躯干保持一直线。平卧时，垫高头部 2～3cm，使头、颈、躯干保持一直线。意识清醒配合的患者可打开颈托，颈部两侧用沙袋固定。

（7）牵引护理：可分为枕颌带牵引和颅骨牵引。床头抬高，观察牵引是否确实有效。颈椎骨折或脱位已复位时，在颈部和两肩之下垫薄枕头，头颈位置严格遵医嘱。牵引重量应根据医嘱及时调整。用安尔碘消毒颅骨牵引针眼 2 次/天，预防针眼感染。枕颌带牵引时，予以内衬小毛巾，注意下颌及两侧耳郭卡压处皮肤有无发红破损。如发现有过度牵引危象，出现如肌肉痉挛，不正常运动或不对称的眼球活动，或牵引松弛无效应及时通知医生，调整重量。

（8）心理护理：保持良好的心态，正确对待疾病。从心理上认清接受治疗的必要性，对治疗要达到的目的及可能发生的并发症与意外事项，需有一定的心理准备。可让患者和家属与相同治疗并成功的病友交谈，一起交流疾病相关的经验和感受。

（9）健康指导

1）让患者了解颈椎病的有关知识，提高防病意识，增强治疗信心，掌握康复的方法。观察患者治疗过程中经受心理情绪的变化，调节心理情绪，保持心理健康。

2）颈椎病的预防应从青少年开始，一旦发生颈椎损伤，要及时治疗。

3）改善长期低头的工作条件，桌椅高度要相称，工作 1～2 小时可做短暂的颈椎运动，如前屈、后伸、左右旋转和回环等活动，以改善颈肌疲劳。

4）睡姿的卫生，枕头的高度以头部压下后与自己的拳头高度相等或略低，以 10～15cm 为宜，卧姿与颈椎健康也有很大的关系，仰卧位最佳，侧卧位次之，俯卧位不可取，这种卧位破坏颈椎自然生理曲度。

5）重视颈椎外伤的治疗，即使是颈椎的一般性损伤、挫伤、落枕也不能忍痛任之，应及时治疗防止发展成颈椎病。

6）保持颈椎的自然状态，在家务劳动中勿长时间弯腰、屈背和低头操作，休息时尽量避免头颈过伸、过屈或倾斜；勿用颈部扛、抬重物，直接压力最易发生颈椎骨质增生；积极预防和治疗咽喉炎和上呼吸道感染。

7）出院后应定期复查。

目标检测

单选题

【A₁ 型题】

1. 老年人骨质疏松症出现较早的症状是（　　）
   A. 身长缩短　　B. 驼背　　C. 胸廓畸形
   D. 呼吸困难　　E. 骨痛和肌无力

2. 老年人骨质疏松症的发病机制错误的是（　　）
   A. 老年人成骨细胞活性减低
   B. 老年期肾功能减退，合成活性维生素 D 减少
   C. 诱发老年人退行性甲状旁腺功能亢进
   D. 女性更年期雌激素骤减，破骨细胞活跃
   E. 老年期关节软骨退行性变化

3. 老年人骨质疏松症的护理措施哪项正确（　　）
   A. 治疗以药物补充为主
   B. 钙剂最好饭前服用，以利于吸收
   C. 豆腐与菠菜同时烹调有利于钙的吸收
   D. 可早期应用激素类药物
   E. 注意环境安全，防止跌倒

4. 下列关于老年人退行性骨关节病的说法，哪项是错误的（　　）

   A. 好发于髋、膝、脊椎等负重关节
   B. 高龄女性髋关节受累多于男性
   C. 绝大部分为原发性
   D. 表现为关节疼痛、僵硬、肿胀、畸形
   E. 可出现各种功能受限

5. 对退行性骨关节病老年人的受累关节行 X 线平片检查，其典型表现不包括（　　）
   A. 关节间隙狭窄
   B. 关节面萎缩
   C. 软骨下骨质硬化及囊变性
   D. 关节边缘骨赘形成
   E. 关节内游离骨片

【A₂ 型题】

6. 老年人范某，女性，68 岁，慢性下腰痛 7 年，今晨洗漱时在卫生间不慎跌倒，跌倒后出现腰部剧烈疼痛。家人将其送往医院，X 线显示第 4 腰椎压缩性骨折。该患者目前存在的最主要的护理问题是（　　）
   A. 疼痛　　　　　　B. 活动无耐力
   C. 营养失调　　　　D. 知识缺乏

E. 潜在并发症

7. 李先生，67 岁，退休前为建筑工人，以膝关节
疼痛、僵硬 3 年，加重 1 天而就诊。查体膝关
节肿胀、畸形、局部皮肤发红，浮髌试验阳性。
X 线检查膝关节间隙狭窄，软骨下骨质硬化，
髌骨关节面退变。此患者的护理措施下列哪项
是错误的（　　）
A. 限制关节的活动
B. 可做不负重的活动
C. 卧床休息以缓解疼痛
D. 可做局部理疗和按摩
E. 可加用药物治疗

8. 王大爷，72 岁，患骨性关节炎 5 年，现下
肢出现间歇性跛行，且大小便失禁。X 线
示腰椎管狭窄，髋关节间隙狭窄，软骨下

骨质硬化。哪项不属于此病发生的易感因
素（　　）
A. 遗传因素
B. 生理性老化
C. 长期不良姿势导致的关节形态异常
D. 肥胖
E. 性激素

9. 张大妈，68 岁，全身性骨痛，尤以腰背部为甚。
X 片示椎体骨折，骨密度明显降低，血清钙磷
含量正常。采用综合性治疗+降钙素。降钙素
属于（　　）
A. 刺激骨形成的药物　B. 抑制骨吸收的药物
C. 性激素　　　　　　D. 钙剂
E. 维生素 D 制剂

第十五章　老年人的临终关怀与护理

生、老、病、死是人生的自然发展过程，为了尽量使患者在临终前处于舒适、宁静和安详的状态，护理人员必须学会在患者临终前从身、心两个方面照顾好患者。患者临终后的身体护理是对患者生前良好护理的继续。护士对死者仍应持尊重的态度，临终后护理的好坏，影响患者家属及周围患者的心情，故临终前后护理也是护士的重要职责。本章主要介绍临终患者护理涉及的几个方面。

案例15-1

患者，男性，69 岁。诊断：乙型肝炎后肝硬化，肝癌，已有骨、肾上腺、腹膜后淋巴结等多处转移。患者入院时右下肢疼痛剧烈，不愿交谈，烦躁焦虑。在给予止痛剂后，疼痛缓解。患者表情淡漠，对周围人或事均表现出不关心，不感兴趣。

问题： 1. 通常临终患者心理发展大致经历哪几个阶段？
　　　　2. 如何针对该患者的心理特点给予相应的护理？

第一节　老年人的临终关怀

一、临终关怀的概念

临终关怀（hospice care）又称善终服务、安宁照顾、安息所等。临终关怀是向临终患者及其家属提供一种全面的照料，包括生理、心理、社会等方面，使临终患者的生命得到尊重，症状得到控制，生命质量得到提高，家属的身心健康得到维护和增强，使患者在临终时能够无痛苦、安宁、舒适地走完人生的最后旅程。临终护理就是为临终患者及其家属提供全面的身心照护与支持，希望患者在临终前的短时期内减轻肉体的痛苦及心理恐惧。

二、临终关怀的发展

古代的临终关怀可以追溯到中世纪西欧的修道院和济贫院，当时那里作为为重病濒死的朝圣者、旅游者提供照料的场所，使其得到最后的安宁。现代的临终关怀创始于 20 世纪 60 年代，创始人为桑得斯博士（D. C. Saunders）。1967 年桑得斯博士在英国创办了"圣克里斯多弗临终关怀院"，被誉为"点燃了世界临终关怀运动的灯塔"。从此以后，美国、法国、日本、加拿大、荷兰、瑞典、挪威、以色列等 60 多个国家和地区相继出现临终关怀服务。1988 年 7 月，我国天津医学院在美籍华人黄天中博士的资助下，成立了中国第一个临终关怀研究中心，同年 10 月上海诞生了中国第一家临终关怀医院——上海市南汇区老年护理院。这些都标志着我国已跻身于世界临终关怀研究与实践的行列。此后，沈阳、北京、南京、西安等都相继开展临终关怀服务，建立临终关怀机构。临终关怀把医学对人类所承担的人道主义精神体现得更加完美，它是一项利国利民的社会工程。

三、临终关怀的意义

我国步入老龄化社会后，随着家庭规模的缩小，功能的弱化，老年人的照护尤其是临终关怀问题就凸显出来。老年人对临终关怀的需求更为普遍、更为迫切，发展老年人临终关怀事业，具有重要的意义。

（一）提高老年人临终者生存质量

维护生命尊严。较多的临终老年人在生命的最后一段日子里，不是在舒适、平静中度过，而是处于现代医疗技术的控制下，死亡之前均有接受侵入性治疗等痛苦经历，身上插着各种管子，充满了恐惧、痛苦和无奈。临终关怀则为临终老年人及其家属提供心理上的关怀与安慰，帮助临终者减少和解除躯体上的痛苦，缓解心理上的恐惧，维护尊严、提高生命质量，使逝者平静、安宁、舒适地抵达人生的终点。因此，临终关怀护理是满足老年人"老能善终"的最好举措。

（二）安抚家属

解决老年人家庭照料困难。临终关怀将家庭成员的工作转移到社会，社会化的老年人照顾，尤其是对临终老年人的照顾，不仅是老年人自身的需要，同时也是他们家属和子女的需要。对于一些家庭，特别是一些低收入的家庭来说，临终关怀可以让老年人走得安详，让患者家属摆脱沉重的医疗负担，同时也安慰了他们的亲属子女，让他们更好地投身到自己的事业中去。因此，临终关怀是解决临终老年人家庭照料困难的一个重要途径。

（三）节省费用

减少医疗资源的浪费。尽管临终关怀需要社会支付较多的服务费用，但对于那些身患不治之症的患者来说，接受临终关怀服务可以减少大量甚至是巨额的医疗费用。如果将这些高额无效的费用转移到其他有希望救助的患者身上，它将发挥更大的作用，医疗保险费用能够获得最大的效益。同时，建立附设的临终关怀机构，即综合医院内的专科病房或病区，既可以解决目前大多数医院利用力不足、资源闲置浪费的问题，又可以综合利用医院现有的医护人员和仪器设备，因此，为节约医疗资源、有效利用有限的资源提供了可能。

（四）转变观念

真正体现人道主义精神。推广临终关怀是一场观念上的革命。一方面教育人们要转变死亡的传统观念，无论是临终者、家属及医护人员都要坚持唯物主义，面对现实，承认死亡；另一方面，承认医治对某些濒死患者来说是无效的客观现实，而通过临终关怀来替代卫生资源的无谓消耗，合理分配、利用有限的卫生资源，可以保证卫生服务的公平性和可及性。它实质上体现了对患者及大多数人真正的人道主义精神。因此，临终关怀不仅是社会发展与人口老龄化的需要，也是人类文明发展的标志。

第二节　老年人的死亡教育

死亡教育是有关死亡知识的社会化、大众化的过程。死亡教育是实施临终关怀的先决条件。老年人与其亲属是死亡教育中比较特殊的对象，亦是最需要立见效果的对象。老年人应尽各种生命力量来抗衰老，延缓衰老，调节好自己，与死亡作斗争。著名的健康学教育专家黄敬亨教授认为，对老年人进行死亡教育的内容主要是：①克服怯懦思想：目前，在老年人中，自杀是一个值得重视的问题，自杀的本身就是怯懦的表现，从一定意义上讲，生比死更有意义。②正确地对待疾病：疾病是人类的敌人，它危及人的健康和生存。和疾病作斗争，某种意义上是和死亡作斗争。积极的心理活动有利于提高人的免疫功能，良好的情绪、乐观的态度和充足的信心是战胜疾病的良药。③树立正确的生命观：任何人都不是为了等待死亡而来到这个世界上的。因此，正确的人生观、价值观，是每个人心理活动的关键。生活、学习、工作、娱乐才构成了人生的意义。唯物主义的观点认为，提出生命有尽，可以使人们认识到个人的局限性，从而思考怎样去追求自己的理想，怎样去度过自己的岁月。从这个意义上说，对"死"的思考，实际上是对"整个人生观"的思考。④心理上对死亡做好充分准备：当人们步入老年期以后，面临的是走向人生的终极——死亡。人们追求优生、优活，也希望善终、优死，即使临近暮翁、濒死也不逊色。怎样尽量使自己剩余的时间过得有意义？认识和尊重临终的生命价值，这对于临终的老年人是非常重要的，也是死亡教育的真谛所在。

虽然人们都明白"人生自古谁无死"的道理，但是要做到很安定地对待死亡，从心理上接受死亡、战胜死亡，并不是容易的事。对老年人进行死亡教育并不是让他们去掌握生死学的艰深理论，亦不必将有关死亡的所有问题全部讲清，而重点在于了解他们的文化素养和宗教背景，其原先对死亡有什么看法，现在面对死亡或即将丧亲的情况下，最恐惧、担心、忧虑的究竟是什么？根据他们的有关情况，运用生死学的知识，帮助老年人解决对死亡的焦虑、恐惧和各种思想负担，使其能坦然面对可能的死亡，同时使老年人家属有准备地接受丧亲之痛。

总之，要根据老年人不同的年龄、性格、职业、家庭背景等因人而异地开展死亡教育，培养老年人成熟、健康的心理品质。

第三节　老年患者临终护理

一、老年人临终护理模式

中国已经进入老龄化社会，迫切要求护理人员在老年人的临终护理方面，更新护理观念，创新护理模式，实行人性化护理。

临终是生命的重要组成部分，是一种特殊类型的生活，也是任何人都逃避不了的现实。临终护理学是一门以临终患者的生理和心理特征及相关的社会、伦理等问题为研究对象，将医护的专业化及科学化知识互相结合的新兴交叉学科。同样，老年人的临终护理，不应仅停留在医学层面上，而应涉及心理学、社会学、护理学、伦理学等学科，它涵盖了所有的生理、心理、社会、精神的需要护理。这就要求我们在护理模式上由过去的生理模式转变为现代的生理-心理-社会模式，由过去单纯的诊断、治疗、护理观点转向从生理学角度去关心人，减轻患者精神和机体上的痛苦，使其在有限的日子里过得舒适和有意义；从心理学角度缓和和解除患者对死亡的恐惧和不安，使其从容地死去；从社会学角度指导患者理解自己生命弥留之际生存的意义；从生命伦理学角度使患者认识到生命的价值，体会到在濒死之际受到了社会和亲人的关注。

二、老年人临终的心理变化

1. 否认期　当患者间接或直接听到自己可能会死亡时，他第一个反应就是否认："不可能"、"他们一定是搞错了"，否认病情恶化的事实，希望出现奇迹。他们怀着侥幸的心情四处求医，希望是误诊。有的患者到临终前一刻仍乐观地谈论未来的计划及病愈后的设想。

2. 愤怒期　当患者经过短暂的否认而确定无望时，一种愤怒、妒忌、怨恨的情绪油然而起："为什么是我?这太不公平了"，于是把不满情绪发泄在接近他的医护人员及亲属身上。

3. 协议期　承认死亡的来临，为了延长生命，患者会提出种种"协议性"的要求，希望能缓解症状。有些患者认为许愿或做善事能扭转死亡的命运;有些患者则对所做过的错事表示悔恨。

4. 忧郁期　尽管采取多方努力，但病情日益恶化，患者已充分认识到自己接近死亡，心情极度伤感，抑郁寡欢。此时患者可能很关心死后家人的生活，同时急于交代后事。

5. 接受期　经历一段忧郁后，患者的心情得到了抒发，面临死亡已有准备，极度疲劳衰弱，常处于嗜睡状态，表情淡漠，却很平静。

临终患者心理活动的五个发展阶段，并非前后相随，而是时而重合、时而提前或推后。因此，在护理工作中应掌握患者千变万化的心理活动，从而进行有效的护理。

三、临终患者的生理变化

（一）肌肉张力丧失

表现为大小便失禁，吞咽困难，无法维持良好舒适的功能体位，肢体软弱无力，不能进行自主躯体活动，脸部外观改变呈希氏面容（面肌消瘦、面部呈铅灰色、眼眶凹陷、双眼半睁半闭、下颌下垂、嘴微张）。

（二）胃肠道蠕动逐渐减弱

表现为恶心、呕吐、食欲不振、腹胀、脱水、口干。

（三）循环功能减退

表现为皮肤苍白、湿冷、大量出汗，四肢发绀、出现斑点，脉搏快而弱、不规则甚至测不出，血压降低甚至测不出，心尖冲动常为最后消失。

（四）呼吸功能减退

表现为呼吸频率由快变慢，呼吸深度由深变浅，出现鼻翼呼吸、潮式呼吸、张口呼吸等，最终呼吸停止。由于分泌物在支气管内潴留，出现痰鸣音及鼾声呼吸。

（五）感知觉、意识改变

表现为视觉逐渐减退，由视觉模糊发展到只有光感，最后视力消失。眼睑干燥，分泌物增多。听觉常是人体最后消失的一个感觉。意识改变可表现为嗜睡、意识模糊、昏睡、昏迷等。

（六）疼痛

表现为烦躁不安，血压及心率改变，呼吸变快或减慢，瞳孔放大，不寻常的姿势，疼痛面容（五官扭曲、眉头紧锁、眼睛睁大或紧闭、双眼无神、咬牙）。

（七）临近死亡的体征

各种反射逐渐消失，肌张力减退、丧失，脉搏快而弱，血压降低，呼吸急促、困难，出现潮式呼吸，皮肤湿冷。通常呼吸先停止，随后心脏停搏。

四、临终老年人的主要护理措施

（一）生活护理

多数临终患者生活不能自理，有的老年人长期瘫痪，卧病在床，同时伴有多种并发症，有的老年人患有痴呆症，还有一些是植物人。这项工作做起来难度比较大。应为患者创造舒适安静的病房环境，以调节患者的心情，减少外界干扰和不良的感观刺激，定时通风，定期消毒，保持室内清洁卫生和空气清新，避免各种噪声，地面清洁、干燥，室内温暖，保持一定温度，有满足患者一定娱乐活动的设施，如棋牌类、电视、广播等，床铺清洁、平整，床软、无松动，患者卧位舒适。临终期迁延较长，体内脂肪消耗过多的临终者，应采用气垫床。

（二）饮食护理

对一般患者要强调定时定量，早饭吃好、午饭吃饱、晚饭吃少，对于一些患有心血管病或胆胰疾病的患者，饭量过多可引起急性发作，因此要特别注意，既要保证足够能量摄入，又要防止过多，对不能自己进餐的老年人要协助或喂食。在调理膳食结构上，要注意多喂水、蔬菜，各种营养素要齐全，搭配合理，蛋白质、脂肪和淀粉要符合患者本人所需，考虑老年人的饮食习惯、咀嚼能力、消化能力及各种疾病对营养和各种食物的需要，采取科学合理的饮食。晨起饮水可冲洗肠道，同时还可减少便秘的发生。

（三）心理护理

心理护理是临终关怀的一个重要内容，护理人员不仅是医生的助手、家属的帮手，同时应该成为患者的朋友。老年人在进入老年期后，心理变化较大，而到了临终期，各种心理障碍、疾患可能会更多，在临终前会出现从未有过的孤独、恐惧感，少言寡语、呆滞木讷是老年人常出现的症状。在许多没有家属陪伴的老年人，这种情况就更严重。护理人员除了在生活细节上给以照顾外，还要在心理上给予适当的治疗，让老年人树立健康、积极的生命观，让老年人安心走过人生最后一段路。

（四）疼痛护理

护理工作者不仅要具有高尚的道德品质，同时需要掌握一定的护理技术，对一些特殊的疾病还应有一定的特殊护理技术。据统计，在医院，50%的疼痛症状是在内科医生指导下用药物治疗，从而使75%的患者疼痛得到缓解。因此护士在治疗中承担着十分重要的责任，对于疼痛的控制，护理人员要注意对疼痛的程度、部位、性质、发作情况及并发症状等进行评估，准确、及时给药，并观察止痛药物的效果，同时给患者安慰、解释和鼓励，使其尽可能减少疼痛的折磨。

（五）对家属的护理

一个人的死亡可能导致家庭组合的改变，不论是患者还是家属，均应受到正确的死亡观教育，护理人员有责任对家属进行必要的死亡观教育，如果有一个正确、科学的死亡观，那么他们对患者的影响也是积极的，相应地对患者的心理治疗也是起着促进作用的。护理人员还应利用各种心理知识和心理治疗、护理方法对家属进行关护，使家属做好充分的精神准备。临终护理应是一个整体的概念，从患者到家属，从起始到终结，体现人文关怀。在护理过程中以患者的需求为中心，不因个人利益得失而对患者的态度有所改变，应一视同仁，同时尊重患者和家属的权利。

第四节　尸体护理

患者死亡后，尸体需要进行一系列的料理程序。尸体料理，不仅是一种必要的医学护理学操作手段，也是涉及死者、亲属、家庭、医院，以及心理学、社会学、宗教学、民俗学等多方面的问题。在医院里，医护人员相当重视尸体的料理工作，这不仅仅是对死者的尊重，也是对其生者的支持和安慰。而作为家属，大多数情况下特别在家中，需要亲自进行对死者尸体的料理，所以应该掌握一些尸体料理的知识。

一、尸体护理过程

（一）尸体料理的准备工作

在医院里患者如果死去，我们可以看到医生对患者作出死亡的诊断，填写死亡通知单，通知亲属及有关单位。护理人员则会首先做好尸体料理的准备工作，这包括环境的准备与用物的准备。环境准备的过程中，他们会说服死者家属不要在病房中大声啼哭，以免影响其他患者的情绪，家属也应主动配合，暂时抑制心中的哀痛，协助护理人员料理尸体。用物的准备，在病房中包括尸体鉴别卡、包尸单、药棉、擦洗用具等。在家庭中准备后者即可。

（二）擦洗清洁尸体

尸体的清洁擦洗方法据情况而定。一般是首先撤去治疗用物，如撤去输液管、氧气管等，然后擦净尸体，胶布的痕迹可以用汽油拭去。让死者平卧，两手放在身旁，双目应紧闭。对不闭目者可用棉拭子浸湿放在死者眼睑上，使其闭目。如有义齿应尽量戴好以维持死者面部容貌。如果嘴闭合不上，可在颌下放一小枕垫之类的物件使其闭合。应把死者的头发梳好，将面颈部的污渍清洗干净，尤其是血渍应清理干净。给死者梳理头发，有义齿者应予戴上，如有伤口应更换清洁敷料，尸体太脏时应用清水擦洗干净。对腔隙如鼻、耳、口腔、肛门、阴道等仍可能流血或仍有液体渗出者，可用棉球、凡士林纱布等堵塞，但应防止堵塞过多而引起容貌改变，更忌讳毁容。必要时请化妆师给死者美容，以尽量保持生前的容貌，给生者留下好的记忆。

我们家属在家中，应该参照医院中医护人员的做法，尽力而为。也可请医护人员或殡葬服务所的人员帮助，让亲人干干净净、舒舒服服地离去。

（三）给死者穿寿衣

假如在医院病房，我们可以看到医护人员撤去盖被，穿好衣服，再用被单包裹尸体。包裹尸体时，以被单两端盖好头、脚，两边整齐地包好包紧，用绷带束紧肩、腰、小腿部分，并将尸体鉴别卡用大头针别在包尸单上，然后用平车送至太平间。但现在多有穿上寿衣后再送往太平间的习俗。我们在家中，应该给死者尽快穿上寿衣，必要时请殡葬工作人员协助。

（四）作好死者的善后服务工作

死者的善后服务，包括尸体的火化、安排丧葬仪式等一系列工作，有时需要医护人员或殡葬人员协助家属完成。当死者送去火化场火化后，房间应做好清洁消毒工作。如果是传染病患者，更需要按照消毒隔离技术进行操作，以防止传染。

二、尸体料理中的注意事项

（一）严肃认真、一丝不苟

在尸体料理的时候，家属和医护人员应始终保持尊重死者的态度，不随便摆弄、不随意暴露尸体，严肃认真地按操作规程进行料理。既不能畏缩不前，也不能打逗乱语。动作应敏捷果断，抓紧时间，以防尸体僵硬造成料理困难。在具体环节上，医护人员会尊重家属的意见，并注意到死者的宗教信仰和民族习惯。

（二）注意减少对邻里的叨扰

假如患者是在医院病房中死去，为避免惊扰其他患者，条件许可的话，患者临终前应移至单间或抢救室，以便死后在此处进行尸体料理。如果床位紧张，也可以用屏风隔离遮挡。对此，我们家属应该配合医护人员，不要固执己见。如在家中死去，更要注意尽量减少对邻居的影响，避免对邻里的恶性刺激。

（三）对社会负责

对于死者的穿戴用物等，应予以彻底的消毒再抛弃处理。特别是患有传染病的死者，其尸体料理更应该按照严格的隔离消毒常规进行料理，防止传染病的传播，以免给我们家属自己、给社会带来危害。

（四）妥善料理遗嘱和遗物

患者死在医院里，医护人员会妥当地清点和保管好死者的遗嘱、遗物，及时移交给我们家属或所在单位领导。我们在家中料理死者，也要妥善料理遗嘱或遗物，以免以后亲属之间发生矛盾隔阂，同时也是对死者的纪念。

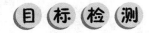

单选题

1. 濒死患者的临床表现是（　　）
   A. 呼吸停止
   B. 心脏停搏
   C. 反射性反应消失
   D. 体温逐渐下降，接近室温
   E. 呼吸衰竭

2. 生物学死亡期的特征是（　　）
   A. 呼吸停止　　　　B. 心脏停搏
   C. 尸斑出现　　　　D. 各种反射消失
   E. 神志不清

3. 对濒死期循环衰竭临床表现的描述，哪项是错误的（　　）
   A. 皮肤苍白　　　　B. 心音低而无力
   C. 四肢冰冷　　　　D. 脉搏呈洪脉
   E. 血压下降

4. 目前医学界逐渐开始以哪项作为死亡的判断标准（　　）

   A. 呼吸停止　　　　B. 心脏停搏
   C. 各种反射消失　　D. 脑死亡
   E. 瞳孔散大，对光反射消失

5. 临终患者最早出现的心理反应期是（　　）
   A. 否认期　　　　　B. 愤怒期
   C. 协议期　　　　　D. 忧郁期
   E. 接受期

6. 临床上进行尸体护理的依据是（　　）
   A. 呼吸停止　　　　B. 各种反射消失
   C. 心脏停搏　　　　D. 意识丧失
   E. 医生做出死亡诊断后

7. 尸体护理的操作方法中哪项是错误的（　　）
   A. 填好尸体识别卡
   B. 撤去治疗用物
   C. 脱衣擦净胶布与药液痕迹
   D. 放平尸体，去枕仰卧
   E. 用未脱脂棉花填塞身体孔道

附录 老年人常用评估量表

量表1 日常生活能力量表（ADL）
（圈上最适合的情况）

躯体生活自理量表		工具性日常生活能力量表	
项目	评分	项目	评分
吃饭	1 2 3 4	打电话	1 2 3 4
如厕	1 2 3 4	购物	1 2 3 4
穿衣	1 2 3 4	做饭	1 2 3 4
梳洗	1 2 3 4	做家务	1 2 3 4
行走	1 2 3 4	洗衣服	1 2 3 4
洗澡	1 2 3 4	使用交通工具	1 2 3 4
服药	1 2 3 4	处理自己钱财	1 2 3 4

评定标准：评定结果可按总分、分量表分和单项分进行分析。总分量低于16分，为完全正常，大于16分有不同程度的功能下降，最高64分。单项分1分为正常，2~4分为功能下降。凡有2项或2项以上≥3，或总分≥22，为功能有明显障碍。

量表2 Katz日常生活功能指数评价表

评定项目	功能状态	分值
洗澡（擦浴、盆浴、淋浴）	独立完成	2
	需要部分帮助（如背部）	1
	需要帮助（不能自行淋浴）	0
更衣（从衣橱或抽屉内取衣、扣扣子、系鞋带）	独立完成	2
	只需要帮助系鞋带	1
	取衣、穿衣要协助	0
如厕（进厕所排尿、排便，排泄后自洁及整理衣裤）	无需帮助，或能借助辅助器具进出厕所	2
	进出厕所需要帮助、便后清洁或整理	1
	不能自行进出厕所完成排泄过程	0
移动（起床，卧床；从椅子上站立或坐下）	自如（可以使用手杖等辅助工具）	2
	需要帮助	1
	不能起床	0
控制大小便	完全能自控	2
	偶尔有失禁	1
	排尿排便需别人帮助，需使用导尿管或失禁	0
进食	进食自理无须帮助	2
	需要帮助备餐，能自己吃食物	1
	需帮助进食，部分或全部经胃管或静脉输入	0

评分标准：总分值为0~12分，分值越高，被评估者的日常生活能力越强。

量表3 功能性日常生活能力量表

评定项目	功能状态	分值
你能自己做饭吗	无需帮助	2
	需要一些帮助	1
	完全不能自己做饭	0
你能自己做家务吗	无需帮助	2
	需要一些帮助	1
	完全不能自己做家务	0
你能自己服药吗	无需帮助（准时服药、剂量准确）	2
	需要一些帮助（需要备药或提醒服药）	1
	完全不能自己服药	0
你能去超过步行距离的地方吗	无需帮助	2
	需要一些帮助	1
	除非做特别安排，否则完全不能旅行	0
你能去购物吗	无需帮助	2
	需要一些帮助	1
	完全不能出去购物	0
你能自己理财吗	无需帮助	2
	需要一些帮助	1
	完全不能自己理财	0
你能打电话吗	无需帮助	2
	需要一些帮助	1
	完全不能自己打电话	0

评分标准：总分值为0～14分，分值越高，被评估者的功能性日常生活能力越强。

量表4 简易精神状态量表

项目		记录	评分	
			错误	正确
Ⅰ定向力（10分）	星期几		0	1
	几号		0	1
	几月		0	1
	什么季节		0	1
	哪一年		0	1
	省市		0	1
	区县		0	1
	街道或乡		0	1
	什么地方		0	1
	第几层楼		0	1
Ⅱ记忆力（3分）	皮球		0	1
	国旗		0	1
	树木		0	1

续表

项目		记录	评分	
			错误	正确
Ⅲ注意力和计算力（5分）	100-7		0	1
	−7		0	1
	−7		0	1
	−7		0	1
	−7		0	1
Ⅳ回忆能力（3分）	皮球		0	1
	国旗		0	1
	树木		0	1
Ⅴ语言能力（9分）	命名能力	手表	0	1
		铅笔	0	1
	复述能力	四十四只石狮子	0	1
	三步命令	右手拿纸	0	1
		两手对折	0	1
		放在大腿上	0	1
	阅读能力	请闭上您的眼睛	0	1
	书写能力		0	1
	结构能力		0	1
总分				

回答或操作正确记"1分"，错误记"0分"，全部答对总分为30分，正常与不正常的分界值与受教育程度有关：文盲组（未受教育）17分，小学组（受教育年限≤6年）20分，中学及以上学历组（受教育年限＞6年）24分。分界值以下为有认知功能缺陷。

量表5　汉密尔顿焦虑量表（HAMA）

项目	主要表现
焦虑心境	担心、担忧，感到有最坏的事情将要发生，容易激惹
紧张	紧张感、易疲劳、不能放松，情绪反应，易哭、颤抖、感到不安
害怕	害怕黑暗、陌生人、一人独处、动物、乘车或旅行及人多的场合
失眠	难以入睡、易醒、睡的不深、多梦、梦魇、夜惊、醒后感疲倦
认知功能	记忆、注意障碍、注意力不能集中，记忆力差
抑郁心境	丧失兴趣、对以往爱好缺乏快感、抑郁、早醒、昼重夜轻
肌肉系统症状	肌肉酸痛、活动不灵活、肌肉或肢体抽动、牙齿打颤、声音发抖
感觉系统症状	视物模糊、发冷发热、软弱无力感、浑身刺痛
心血管系统症状	心动过速、心悸、胸痛、血管跳动感、昏倒感、心搏脱漏
呼吸系统症状	胸闷、窒息感、叹息、呼吸困难
胃肠道症状	吞咽困难、暖气、消化不良（进食后腹痛、胃部烧灼感。腹胀、恶心、胃部饱感）、肠动感、肠鸣、腹泻、体重减轻、便秘
生殖泌尿系统症状	尿意频数、尿急、停经、性冷淡、过早射精、勃起不能、阳痿
自主神经系统症状	口干、潮红、苍白、易出汗、易起"鸡皮疙瘩"、紧张性头痛、毛发竖起
会谈时行为表现	A. 一般表现：紧张、不能松弛、忐忑不安、咬手指、紧紧握拳、摸弄手帕、面肌抽动、不停顿足、手发抖、皱眉、表情僵硬、肌张力高、叹息样呼吸、面色苍白；B.生理表现：吞咽、打嗝、安静时心率快、呼吸快（20次/分以上）、腱反射亢进、震颤、瞳孔放大、眼睑跳动、易出汗、眼球突出

　　总分即所有项目评分的算术和，为0~56分。HAMA有两个因子，每个因子所包含的所有项目得分总和即因子分。躯体性焦虑因子：由肌肉系统症状、感觉系统症状、心血管系统症状、呼吸系统症状、胃肠道症状、生殖泌尿系统症状和自主神经系统症状7项组成。精神性焦虑：由焦虑心境、紧张、害怕、失眠、认知功能、抑郁心境及会谈时行为表现7项组成。HAMA所有项目采用0~4分的5级评分法，各级的标准为：0 = 无症状；1 = 轻度；2 = 中度，有症状，但不影响生活和劳动；3 = 重度，已影响生活和劳动；4 = 极重，严重影响生活（附录中量表6）。

量表6　汉密尔顿焦虑量表评分表

项目	评分	项目	评分
焦虑心境	0 1 2 3 4	感觉系统症状	0 1 2 3 4
紧张	0 1 2 3 4	心血管系统症状	0 1 2 3 4
害怕	0 1 2 3 4	呼吸系统症状	0 1 2 3 4
失眠	0 1 2 3 4	胃肠道症状	0 1 2 3 4
认知功能	0 1 2 3 4	生殖泌尿系统症状	0 1 2 3 4
抑郁心境	0 1 2 3 4	自主神经系统症状	0 1 2 3 4
肌肉系统症状	0 1 2 3 4	会谈时行为表现	0 1 2 3 4

量表7　状态-特质焦虑问卷

　　指导语：下面列出的是一些人们常常用来描述他们自己的陈述，请阅读每一个陈述，然后在右边适当的圈上打钩来表示你现在最恰当的感觉，也就是你此时此刻最恰当的感觉。没有对或错的回答，不要对任何一个陈述花太多的时间去考虑，但所给的回答应该是你现在最恰当的感觉

项目	完全没有	有些	中等程度	非常明显
1. 我感到心情平静	①	②	③	④
2. 我感到安全	①	②	③	④
3. 我是紧张的	①	②	③	④
4. 我感到紧张束缚	①	②	③	④
5. 我感到安逸	①	②	③	④
6. 我感到烦乱	①	②	③	④
7. 我现在正烦恼，感到这种烦恼超过了可能的不幸	①	②	③	④
8. 我感到满意	①	②	③	④
9. 我感到害怕	①	②	③	④
10. 我感到舒适	①	②	③	④
11. 我有自信心	①	②	③	④
12. 我觉得神经过敏	①	②	③	④
13. 我极度紧张不安	①	②	③	④
14. 我优柔寡断	①	②	③	④
15. 我是轻松的	①	②	③	④
16. 我感到心满意足	①	②	③	④
17. 我是烦恼的	①	②	③	④
18. 我感到慌乱	①	②	③	④
19. 我感觉镇定	①	②	③	④
20. 我感到愉快	①	②	③	④

项目	几乎没有	有些	经常	总是如此
21. 我感到愉快	①	②	③	④
22. 我感到神经过敏和不安	①	②	③	④
23. 我感到自我满足	①	②	③	④
24. 我希望能像别人那样高兴	①	②	③	④
25. 我感到我像衰竭一样	①	②	③	④
26. 我感到很宁静	①	②	③	④
27. 我是平静的、冷静的和泰然自若的	①	②	③	④
28. 我感到困难——堆集起来，因此无法克服	①	②	③	④
29. 我过分忧虑一些事，实际这些事无关紧要	①	②	③	④
30. 我是高兴的	①	②	③	④
31. 我的思想处于混乱状态	①	②	③	④
32. 我缺乏自信心	①	②	③	④
33. 我感到安全	①	②	③	④
34. 我容易做出决断	①	②	③	④
35. 我感到不合适	①	②	③	④
36. 我是满足的	①	②	③	④
37. 一些不重要的思想总缠绕着我，并打扰我	①	②	③	④
38. 我产生的沮丧是如此强烈，以致我不能从思想中排除它们	①	②	③	④
39. 我是一个镇定的人	①	②	③	④
40. 当我考虑我目前的事情和利益时，我就陷入紧张状态	①	②	③	④

量表8 汉密尔顿抑郁量表（HAMD）
（圈出最适合被评估者情况的分数）

项目	分数
1. 抑郁情绪	0 没有
	1 只在问到时才诉述
	2 在访谈中自发地表达
	3 不用言语也可以从表情、姿势、声音或欲哭中流露出这种情绪
	4 患者的自发言语和非语言表情动作几乎完全表现为这种情绪
2. 有罪感	0 没有
	1 责备自己，感到自己已连累他人
	2 认为自己犯了罪，或反复思考以往的过失和错误
	3 认为目前的疾病，是对自己错误的惩罚，或有罪恶妄想
	4 罪恶妄想伴有指责或威胁性幻觉
3. 自杀	0 没有
	1 觉得活着没有意义
	2 希望自己已经死去，或常想到与死有关的事
	3 消极观念自杀念头
	4 有严重自杀行为
4. 入睡困难	0 没有
	1 主诉有入睡困难，上床半小时后仍不能入睡。要注意平时患者入睡的时间

项目	分数
	2 主诉每晚均有入睡困难
5. 睡眠不深	0 没有
	1 睡眠浅，多噩梦
	2 半夜晚 12 点钟以前曾醒来不包括上厕所
6. 早醒	0 没有
	1 有早醒，比平时早醒 1 小时，但能重新入睡应排除平时的习惯
	2 早醒后无法重新入睡
7. 工作和兴趣	旁人的评价：
	0 没有
	1 提问时才诉述
	2 自发地直接或间接表达对活动、工作或学习失去兴趣，如感到没精打采，犹豫不决，不能坚持或需强迫自己去工作或活动
	3 活动时间减少或成效下降，住院患者每天参加病房劳动或娱乐不满 3 小时
	4 因目前的疾病而停止工作，住院者不参加任何活动或者没有他人帮助便不能完成病室日常事务
8. 阻滞	指思维和言语缓慢，注意力难以集中，主动性减退
	最好是专业人士观察：
	0 没有
	1 精神检查中发现轻度阻滞
	2 精神检查中发现明显阻滞
	3 精神检查进行困难
	4 完全不能回答问题（木僵）
9. 激越	最好是专业人士观察：
	0 没有
	1 检查时有些心神不定
	2 明显心神不定或小动作多
	3 不能静坐，检查中曾起立
	4 搓手、咬手指、扯头发、咬嘴唇
10. 精神性焦虑	0 没有
	1 问及时诉述
	2 自发地表达
	3 表情和言谈流露出明显忧虑
	4 明显惊恐
11. 躯体性焦虑	专业人士观察焦虑的生理症状，包括口干、腹胀、腹泻、打嗝、腹绞痛、心悸、头痛、过度换气和叹气，以及尿频和出汗
	0 没有
	1 轻度
	2 中度，有肯定的上述症状
	3 重度，上述症状严重，影响生活或需要处理
	4 严重影响生活和活动
12. 胃肠道症状	0 没有
	1 食欲减退，但不需他人鼓励便自行进食
	2 进食需他人催促或请求和需要应用泻药或助消化药

项目	分数
13. 全身症状	四肢、背部或颈部沉重感，背痛、头痛、肌肉疼痛，全身乏力或疲倦
	0 没有
	1 轻度
	2 中度
	3 重度
	4 极重度
14. 性症状	指性欲减退，月经紊乱等
	0 没有
	1 轻度
	2 重度
	3 其他：不能肯定或对被评者不适合
15. 疑病	0 没有
	1 对身体过分关注
	2 反复考虑健康问题
	3 有疑病妄想
	4 伴幻觉的疑病妄想
16. 体重减轻	按病史评定：
	0 没有
	1 患者诉说可能有体重减轻
	2 肯定体重减轻。按体重记录评定：①一周内体重减轻超过 0.5kg；②一周内体重减轻超过 1kg
17. 自知力	0 知道自己有病，表现为抑郁
	1 知道自己有病，但归咎于伙食太差、环境问题、工作过忙、病毒感染或需要休息
	2 完全否认有病
18. 日夜变化	如果症状在早晨或傍晚加重，先指出是哪一种，然后按其变化程度评分 早上变化评早上，晚上变化评晚上：
	0 早晨傍晚无区别
	1 早晨轻度加重
	2 傍晚轻度加重
	3 早晨严重加重
	4 傍晚严重加重
19. 人格解体或现实解体	指非真实感或虚无妄想：
	0 没有
	1 问及才诉述
	2 自然诉述
	3 有虚无妄想
	4 伴幻觉的虚无妄想
20. 偏执症状	0 没有
	1 有猜疑
	2 有牵连观念
	3 有关系妄想或被害妄想
	4 伴幻觉的关系妄想或被害妄想

续表

项目	分数
21. 强迫症状	指强迫思维和强迫行为：
	0 没有
	1 问及时才诉述
	2 自发诉述
22. 能力减退感	旁人的评价：
	0 没有
	1 仅于提问时方引出主观体验
	2 患者主动表示有能力减退感
	3 需鼓励、指导和安慰才能完成病室日常事务或个人卫生
	4 穿衣、梳洗、进食、铺床或个人卫生均需他人协助
23. 绝望感	0 没有
	1 有时怀疑"情况是否会好转"，但解释后能接受
	2 持续感到"没有希望"，但解释后能接受
	3 对未来感到灰心、悲观和失望，解释后不能解除
	4 自动地反复诉述"我的病好不了啦"诸如此类的情况
24. 自卑感	0 没有
	1 仅在询问时诉述有自卑感我不如他人
	2 自动地诉述有自卑感
	3 患者主动诉述："我一无是处"或"低人一等"，与评 2 分者只是程度上的差别
	4 自卑感达妄想的程度，如"我是废物"或类似情况

HAMD 大部分项目采用 0～4 分的 5 级评分法，少数项目评分为 0～2 分的 3 级评分法。按照 Davis JM 的界限划分标准，总分＞35 分可能为严重抑郁；总分＞20 分，可能是轻或中度抑郁；总分＜8 分，没有抑郁。

量表9　老年抑郁量表（GDS）

指导语：请您回顾最近一周的感受，然后再选择最切合感受的答案

项目	选项	
	是	否
1 你对生活基本上满意吗？	0	1
2 你是否已经放弃了许多活动和兴趣？	1	0
3 你是否觉得生活空虚？	1	0
4 你是否常感到厌倦？	1	0
5 你觉得未来有希望吗？	0	1
6 你是否因为脑子里有一些想法摆脱不掉而烦恼？	1	0
7 你是否大部分时间精力充沛？	0	1
8 你是否害怕会有不幸的事落到你头上？	1	0
9 你是否大部分时间感到幸福？	0	1
10 你是否常感到孤立无援？	1	0
11 你是否经常坐立不安，心烦意乱？	1	0
12 你是否希望待在家里而不愿意去做些新鲜事？	1	0
13 你是否常常担心将来？	1	0

续表

项目		选项	
		是	否
14	你是否觉得记忆力比以前差?	1	0
15	你觉得现在生活很惬意吗?	0	1
16	你是否常感到心情沉重、郁闷?	1	0
17	你是否觉得像现在这样生活毫无意义?	1	0
18	你是否常为过去的事忧愁?	1	0
19	你觉得生活很令人兴奋吗?	0	1
20	你开始一件新的工作困难吗?	1	0
21	你觉得生活充满活力吗?	0	1
22	你是否觉得你的处境毫无希望?	1	0
23	你是否觉得大多数人比你强得多?	1	0
24	你是否常为一些小事伤心?	1	0
25	你是否常觉得想哭?	1	0
26	你集中精力困难吗?	1	0
27	你早晨起的很快活吗?	0	1
28	你希望避开聚会吗?	1	0
29	你做决定很容易吗?	0	1
30	你的头脑像往常一样清晰吗?	0	1

评定方法：表现为抑郁的评分为：回答为"否"的被认为是抑郁反映的问题：1, 5, 7, 9, 15, 19, 21, 27, 29, 30；回答为"是"的被认为是抑郁反映的问题：2, 3, 4, 6, 8, 10, 11, 12, 13, 14, 16, 17, 18, 20, 22, 23, 24, 25, 26, 28。每项表示抑郁的回答得 1 分。

评定标准：在最高分 30 分中，得 0~10 分可视为正常范围，即无郁症；11~20 分显示轻度抑郁；21~30 分为中重度抑郁。

量表10　生活满意度评定表（LSR）

项目	分数
热情与冷漠	5 充满热情地谈到若干项活动及交往。感觉"当前"是一生中最美好的时光。喜爱做事情，甚至待在家里也感到愉快。乐于结交新朋友，追求自我完善。对生活的多个领域表现出热情
	4 有热情，但仅限于一、二项特殊的兴趣，或仅限于某个阶段。当事情出现差错并可能妨碍其积极享受生活时可表现出失望或生气。即使是很短的时间也要预先做出计划
	3 对生活淡泊。似乎从所从事的活动中得不到什么乐趣。追求轻松和有限度的参与。可能与许多活动、事物或人完全隔离
	2 认为生活的绝大部分是单调的，可能会抱怨感到疲乏。对许多事感到厌烦。即使参与某项活动也几乎体会不到意义或乐趣
	1 生活就像例行公事，认为没有任何事情值得去做
决心与不屈服	5 奋斗不息的态度：宁可流血也不低头。有抗争精神：抵抗到底、决不放弃。积极的人格：坏事和好事都能承受，尽力而为之。不愿改变过去
	4 能够面对现实。"我对自己的遭遇没有怨言"、"我随时准备承担责任"、"只要去寻找就一定能发现生活中美好的一面"。不介意谈论生活中的困难，但也不过分渲染之。"人不得不有所放弃"
	3 自述："我曾经攀上顶峰也曾跌入低谷，我有时在峰顶、有时却在谷底"。对生活中遇到的困难流露出遭受外在惩罚及内在惩罚的感觉
	2 感到由于得不到休息而未能将事情办得更好，感觉现在的生活与 45 岁时截然不同，越来越糟了。"我努力工作，却什么也没有得到"
	1 谈论自己未能承受的打击（外在惩罚），反复责怪自己（内在惩罚）。被生活所压倒

续表

项目		分数
愿望与已实现目标的统一	5	感到已完成了自己想做的一切。已经实现或即将实现自己的人生目标
	4	对生活中失去的机遇感到有些懊悔。"也许我应该更好地把握住那些机会"。尽管如此，仍感到生活中自己想做的事情均已完成得相当成功
	3	失去的机遇和把握住的机遇各占一半。如果能重新开始人生，宁愿意干一些不同的事情，或许该接受更多的教育
	2	为失去重要的机遇而懊悔，但对自己在某一领域（也许是其专业）中所取得的成绩感到满足
	1	感到失去了生活中的大多数机遇
自我评价	5	感觉正处在自己的最佳时期。"我现在做事比以往任何时候做得都好"，"没有比现在更美好的时光了"。认为自己聪明、完美、有吸引力；认为自己对别人很重要。认为有资格随心所欲
	4	感觉自己比一般人幸运。有把握适应生活的各种艰辛。"退休只是换个事情做而已"。对健康方面出现的任何问题均能正确对待。感到有资格随心所欲。"我想做的事情均能去做，但不会过度劳累自己"。感到能处理好自己与周围环境的关系
	3	认为自己至少能够胜任某一领域，如工作。但对能否胜任其他领域持怀疑态度。意识到自己已经失去了年轻时的活力，但能够面对现实。感到自己不那么重要了，但并不十分介意。感到自己有所得，也有所付出。随着年纪变老感到身体各方面的状况普遍下降，但并非严重下降。认为自己的健康情况好于平均水平
	2	感到别人看不起自己，谈到人变老时往往感到绝望。试图抵御岁月的侵袭
	1	感到老了、没有用了，或者快没有用了。贬低自己。"我已经成了别人的累赘"。
心境	5	"现在是我一生中最美好的时光"。几乎总是愉快的、乐观的。在旁人眼里其快乐似乎有些脱离现实，但又不像是装模作样
	4	在生活中寻找快乐，知道快乐之所在并把快乐表现出来。有许多似乎属于青年人的特点。通常是正性的、乐观的情感
	3	宛若一艘性情平和的船在缓缓地移动，一些不愉快均被正性心境所中和。总体上为中性到正性的情感，偶尔可表现出急躁
	2	希望事情宁静、平和。总体上为中性到负性情感。有轻度的忧郁
	1	悲观、痛苦，感到孤独，许多时间里感到忧郁，有时在与人接触时会发脾气

量表总得分在 5～25 分，5 分为生活满意度最低，25 分为生活满意度最高。得分越高，生活满意度越高，生活质量越佳。得分越低，生活满意度越低，生活质量越差。

量表11　生活满意指数A（LSIA）

项目	同意	不同意	?
1. 当我老了以后发现事情似乎要比原先想象得好	2	0	1
2. 与我所认识的多数人相比，我更好地把握了生活中的机遇	2	0	1
3. 现在是我一生中最沉闷的时期	0	2	1
4. 我现在和年轻时一样幸福	2	0	1
5. 我的生活原本应该更好些	0	2	1
6. 现在是我一生中最美好的时光	2	0	1
7. 我所做的事多半是令人厌烦和单调乏味的	0	2	1
8. 我估计最近能遇到一些有趣的和令人愉快的事	2	0	1
9. 我现在做的事和以前做的事一样有趣	2	0	1
10. 我感到老了、有些累了	0	2	1
11. 我感到自己确实上了年纪，但我并不为此而烦恼	2	0	1
12. 回首往事，我相当满足	2	0	1
13. 即使能改变自己的过去，我也不愿有所改变	2	0	1
14. 与其他同龄人相比，我曾做出过较多愚蠢的决定	0	2	1
15. 与其他同龄人相比，我的外表较年轻	2	0	1

项目	同意	不同意	?
16. 我已经为一个月甚至一年后该做的事制订了计划	2	0	1
17. 回首往事，我有许多想得到的东西均未得到	0	2	1
18. 与其他人相比，我惨遭失败的次数太多了	0	2	1
19. 我在生活中得到了相当多我所期望的东西	2	0	1
20. 不管人们怎样说，许多普通人是越过越糟，而不是越过越好了	0	2	1

总分越高，对生活的满意程度越高。具体分级如下：总分在 31～35 分：对生活特别满意；26～30 分：非常满意；21～25 分：大体满意；20 分：无所谓满意不满意；15～19 分：不大满意；10～14 分：不满意；5～9 分：特别不满意。

量表12　生活满意指数B（LSIB）

项目	结果
1. 你这个年纪最大的好处是什么？	1……积极地答案
	0……没有任何好处
2. 今后五年你打算做什么？你估计今后的生活会有什么变化?	2……变好，或无变化
	1……无法预料，"各种可能性都有"
	0……变坏
3. 你现在生活中最重要的事情是什么？	2……任何自身之外的事情，或令人愉快的对未来的解释
	1……"维持现状"，保持健康或工作
	0……摆脱现在的困境，或"目前什么重要的事情也没有"，或提起以往的经历
4. 与早期的生活相比，你现在是否幸福？	2……现在是最幸福的时期，过去和现在同样幸福；或无法比较出何时更幸福
	1……最近几年有些不如以前了
	0……以前比现在好，目前是最糟糕的时期
5. 你是否曾担心人们期望你做的事你却不能胜任——你无法满足人们对你的要求？	2……不曾担心
	1……略有些担心
	0……担心
6. 如果你想怎样就能怎样，那么你最喜欢生活在哪里（国家名）？	2……目前所在地
	1……任何地方都行
	0……任何其他地方
7. 你感到孤独的时间有多少？	2……从未有过
	1……有时
	0……经常，十分频繁
8. 你感到生活无目的的时间有多少？	2……从未有过
	1……有时
	0……经常，十分频繁
9. 你希望将来与好朋友在一起的时间更多一些还是自己独处的时间更多一些？	2……现在这样很好
	1……与朋友在一起的时间更多一些
	0……自己独处的时间更多一些
10. 你在目前的生活中发现多少不幸的事情？	2……几乎没有
	1……有一些
	0……许多

续表

项目	结果
11. 当你年迈之后，事情比原先想象得好还是不好？	2······好 1······和预期的差不多 0······不好
12. 你对自己生活的满意程度如何？	2······非常满意 1······相当满意 0······不太满意

总分 0~22 分，计分越高，对生活的满意程度越高。

量表13　社会支持评定量表

指导语：下面的问题用于反映您在社会中所获得的支持，请按各个问题的具体要求，根据您的实际情况写。谢谢您的合作。

1. 您有多少关系密切，可以得到支持和帮助的朋友？（只选一项）

　　A. 一个也没有　　B. 1~2 个　　C. 3~5 个　　D. 6 个或 6 个以上

2. 近一年来您：（只选一项）

（1）远离家人，且独居一室

（2）住处经常变动，多数时间和陌生人住在一起

（3）和同学、同事或朋友住在一起

（4）和家人住在一起

3. 您与邻居：（只选一项）

（1）相互之间从不关心，只是点头之交

（2）遇到困难可能稍微关心

（3）有些邻居都很关心您

（4）大多数邻居都很关心您

4. 您与同事：（只选一项）

（1）相互之间从不关心，只是点头之交

（2）遇到困难可能稍微关心

（3）有些同事很关心您

（4）大多数同事都很关心您

5. 从家庭成员得到的支持和照顾（在无、极少、一般、全力支持四个选项中，选择合适选项）

　　Ⅰ. 夫妻（恋人）

　　　　A. 无　B. 极少　C. 一般　D. 全力支持

　　Ⅱ. 父母

　　　　A. 无　B. 极少　C. 一般　D. 全力支持

　　Ⅲ. 儿女

　　　　A. 无　B. 极少　C. 一般　D. 全力支持

　　Ⅳ. 兄弟姐妹

　　　　A. 无　B. 极少　C. 一般　D. 全力支持

　　Ⅴ. 其他成员（如嫂子）

　　　　A. 无　B. 极少　C. 一般　D. 全力支持

6. 过去，在您遇到急难情况时，曾经得到的经济支持和解决实际问题的帮助的来源有：

（1）无任何来源

（2）下列来源：（可选多项）

A. 配偶 B. 其他家人 C. 朋友　D. 亲戚 E. 同事 F. 工作单位　G. 党团工会等官方或半官方组织　H. 宗教、社会团体等非官方组织　I. 其他（请列出）

7. 过去，在您遇到急难情况时，曾经得到的安慰和关心的来源有：

(1) 无任何来源

(2) 下列来源（可选多项）

      A. 配偶　B. 其他家人　C. 朋友　D. 亲戚

      E. 同事　F. 工作单位　G. 党团工会等官方或半官方组织

      H. 宗教、社会团体等非官方组织　I. 其他（请列出）

8. 您遇到烦恼时的倾诉方式：（只选一项）

(1) 从不向任何人诉述

(2) 只向关系极为密切的 1～2 个人诉述

(3) 如果朋友主动询问您会说出来

(4) 主动诉说自己的烦恼，以获得支持和理解

9. 您遇到烦恼时的求助方式：（只选一项）

(1) 只靠自己，不接受别人帮助

(2) 很少请求别人帮助

(3) 有时请求别人帮助

(4) 有困难时经常向家人、亲友、组织求援

10. 对于团体（如党团组织、宗教组织、工会、学生会等）组织活动，您：（只选一项）

(1) 从不参加

(2) 偶尔参加

(3) 经常参加

(4) 主动参加并积极活动

　　计分方法：第 1～4，8～10 条，每条只选一项，选择 1、2、3、4 项分别计 1、2、3、4 分；第 5 条分 A、B、C、D 四项计总分，每项从无到全力支持分别计 1～4 分；第 6、7 条如回答"无任何来源"则计 0 分，回答"下列来源"者，有几个来源就计几分。

　　分析方法：总得分和各分量表得分越高，说明社会支持程度越好。

　　1）总分：即十个条目计分之和。

　　2）客观支持分：2、6、7 条评分之和。

　　3）主观支持分：1、3、4、5 条评分之和。

　　4）对支持的利用度第 8、9、10 条。

量表14　家庭环境量表

　　指导语：该问卷用于了解您对您的家庭的看法。请您确定以下问题是否符合你家里的实际情况，如果您认为某一问题符合您家庭的实际情况请答"是"，如不符合或基本上不符合，请答"否"。如果难以判断是否符合，您应该按多数家庭成员的表现或者经常出现的情况作答。如果仍无法确定，就按自己的估计回答。请务必回答每一个问题。有些问句带有"★"，表示此句有否定的含义，请注意正确理解句子内容。记住，该问卷所说的""家庭"是指与您共同食宿的小家庭。在回答问卷时不要推测别人对您的家庭的看法，请一定按实际情况回答。请将答案写在（）内。

　　您的姓名（　　　）性别（　　　）职业（　　　）出生日期（　　　）文化程度（　　　）

　　注：本问卷中，1 表示"是"，2 表示"否"请用 1 或者 2 作答。

1（　　）我们家庭成员都总是互相给予最大的帮助和支持

2（　　）家庭成员总是把自己的感情藏在心里，不向其他家庭成员透露

3（　　）家中经常吵架

4（　　）★在家中我们很少自己单独活动

5（　　）家庭成员无论做什么事情都是尽力而为的

6（　　）我们家经常谈论政治和社会问题

7（　　）大多数周末和晚上家庭成员都是在家中度过，而不外出参加社交和娱乐活动

8（　　）我们都认为不管有多大困难，子女应该首先满足老年人的各种需求

9（　　）家中较大的活动都是经过仔细安排的

10（　　）★家里人很少强求其他家庭成员遵守家规

11（　　）在家里我们感到很无聊

12（　　）在家里我们想说什么就可以说什么

13（　　）★家庭成员彼此之间很少公开发怒

14（　　）我们都非常鼓励家里人具有独立精神

15（　　）为了有好的前途，家庭成员都花了几乎所有的精力

16（　　）★我们很少外出听讲座、看电影或去博物馆及看展览

17（　　）家庭成员常外出到朋友家去玩并在一起吃饭

18（　　）家庭成员都认为做事应顺应社会风气

19（　　）一般来说，我们大家都注意把家收拾得井井有条

20（　　）★家中很少有固定的生活规律和家规

21（　　）家庭成员愿意花很大的精力做家里的事

22（　　）在家中诉苦很容易使家人厌烦

23（　　）有时家庭成员发怒时摔东西

24（　　）家庭成员都独立思考问题

25（　　）家庭成员都认为使生活水平提高比其他任何事情都重要

26（　　）我们都认为学会新的知识比其他任何事都重要

27（　　）★家中没人参加各种体育活动

28（　　）家庭成员在生活上经常帮助周围的老年人和残疾人

29（　　）在我们家里，当需要用某些东西时却常常找不到

30（　　）在我们家吃饭和睡觉的时间都是一成不变的

31（　　）在我们家里有一种和谐一致的气氛

32（　　）家中每一个人都可以诉说自己的困难和烦恼

33（　　）★家庭成员之间极少发脾气

34（　　）我们家的每个人的出入是完全自由的

35（　　）我们都相信在任何情况下竞争是好事

36（　　）★我们对文化活动不那么感兴趣

37（　　）我们常看电影或体育比赛、外出郊游等

38（　　）我们认为行贿受贿是一种可以接受的现象

39（　　）在我们家很重视做事要准时

40（　　）我们家做任何事都有固定的方式

41（　　）★家里有事时很少有人自愿去做

42（　　）家庭成员经常公开地表达相互之间的感情

43（　　）家庭成员之间常互相责备和批评

44（　　）★家庭成员做事时很少考虑家里其他人的意见

45（　　）我们总是不断反省自己，强迫自己尽力把事情做得一次比一次好

46（　　）★我们很少讨论有关科技知识方面的问题

47（　　）我们家每个人都对1～2项娱乐活动特别感兴趣

48（　　）我们认为无论怎么样，晚辈都应该接受长辈的劝导

49（　　）我们家的人常常改变他们的计划

50（　　）我们家非常强调要遵守固定的生活规律和家规

51（　　）家庭成员都总是衷心地互相支持

52（　　）如果在家里说出对家事的不满，会有人觉得不舒服

53（　　）家庭成员有时互相打架

54（　　）家庭成员都依赖家人的帮助去解决他们遇到的困难

55（　　）★家庭成员不太关心职务升级、学习成绩等问题

56（　　）家中有人玩乐器

57（　　）★家庭成员除工作学习外，不常进行娱乐活动

58（　　）家庭成员都自愿维护公共环境卫生

59（　　）家庭成员认真地保持自己房间的整洁

60（　　）家庭成员夜间可以随意外出，不必事先与家人商量

61（　　）★我们家的集体精神很少

62（　　）我们家里可以公开地谈论家里的经济问题

63（　　）家庭成员的意见产生分歧时，我们都一直回避它，以保持和气

64（　　）家庭成员希望家里人独立解决问题

65（　　）★我们家里人对获得成就并不那么积极

66（　　）家庭成员常去图书馆

67（　　）家庭成员有时按个人爱好或兴趣参加娱乐性学习

68（　　）家庭成员都认为要死守道德教条去办事

69（　　）在我们家每个人的分工是明确的

70（　　）★在我们家没有严格的规则来约束我们

71（　　）家庭成员彼此之间都一直合得来

72（　　）家庭成员之间讲话时都很注意避免伤害对方的感情

73（　　）家庭成员常彼此想胜过对方

74（　　）如果家庭成员经常独自活动，会伤家里其他人的感情

75（　　）先工作后享受是我们家的老习惯

76（　　）在我们家看电视比读书更重要

77（　　）家庭成员常在业余时间参加家庭以外的社交活动

78（　　）我们认为无论怎么样，离婚是不道德的

79（　　）★我们家花钱没有计划

80（　　）我们家的生活规律或家规是不能改变的

81（　　）家庭的每个成员都一直得到充分的关心

82（　　）我们家经常自发地谈论家人很敏感的问题

83（　　）家人有矛盾时，有时会大声争吵

84（　　）在我们家确实鼓励成员都自由活动

85（　　）家庭成员常常与别人比较，看谁的学习工作好

86（　　）家庭成员很喜欢音乐、艺术和文学

87（　　）我们娱乐活动的方式是看电视、听广播而不是外出活动

88（　　）我们认为提高家里的生活水平比严守道德标准还要重要

89（　　）我们家饭后必须立即有人去洗碗

90（　　）在家里违反家规者会受到严厉的批评

量表使用要求受试者具有初中以上教育程度，主试应监控受试者完成量表的全过程，在受试者不能理解多个项目时应中止测试并确认答卷无效。90 个项目按选择的答案来评分，若回答："是"评"1"分，回答"否"评"2"分。然后按照（附录量表 15）的方式计算分量得分（"I～X"表示第"X"条目的得分），最后对照（附录量表 16）来评价被评估者家庭各维度的功能状态。

量表15 家庭环境量表各维度计分方式

项目	计分方式	得分
亲密度	(I～11–1) + (I～41–1) + (I～61–1) –［(I～1–2) + (I～21–2) + (I～31–2) + (I～51–2) + (I～71–2) + (I～81–2)］	
情感表达	(I～2–1) + (I～22–1) + (I～52–1) + (I～71–1) –［(I～12–2) + (I～32–2) + (I～42–2) + (I～62–2) + (I～82–2)］	
矛盾性	(I～13–1) + (I～33–1) + (I～63–1) –［(I～3–2) + (I～23–2) + (I～43–2) + (I～53–2) + (I～73–2) + (I～83–2)］	
独立性	(I～4–1) + (I～54–1) –［(I～14–2) + (I～24–2) + (I～34–2) + (I～44–2) + (I～64–2) + (I～74–2) + (I～84–2)］	
成功性	(I～55–1) + (I～65–1) –［(I～5–2) + (I～15–2) + (I～25–2) + (I～35–2) + (I～45–2) + (I～75–2) + (I～85–2)］	
文化性	(I～16–1) + (I～36–1) + (I～46–1) + (I～76–1) –［(I～6–2) + (I～26–2) + (I～56–2) + (I～66–2) + (I～86–2)］	
娱乐性	(I～7–1) + (I～27–1) + (I～57–1) + (I～87–1) –［(I～17–2) + (I～37–2) + (I～47–2) + (I～67–2) + (I～77–2)］	
道德宗教观	(I～18–1) + (I～38–1) + (I～88–1) –［(I～8–2) + (I～28–2) + (I～48–2) + (I～58–2) + (I～68–2) + (I～78–2)］	
组织性	(I～29–1) + (I～49–1) + (I～79–1) –［(I～9–2) + (I～19–2) + (I～39–2) + (I～59–2) + (I～69–2) + (I～89–2)］	
控制性	(I～10–1) + (I～20–1) + (I～60–1) + (I～70–1) –［(I～30–2) + (I～40–2) + (I～50–2) + (I～80–2) + (I～90–2)］	

量表 16 家庭环境量表划界标准

项目	低分	中等	高分	项目	低分	中等	高分
亲密度	0～5	6～8	9	文化性	0～3	4～7	8～9
情感表达	0～4	5～7	8～9	娱乐性	0～3	4～6	7～9
矛盾性	0～1	2～5	6～9	道德宗教观	0～4	5～7	8～9
独立性	0～3	4～7	8～9	组织性	0～5	6～8	9
成功性	0～5	6～8	9	控制性	0～2	3～5	6～9

量表17 APGAR家庭功能评估量表

项目	经常	有时	很少
当我遇到困难时，可以从家人处得到满意的帮助			
补充说明：			
我很满意家人与我讨论各种事情及分担问题的方式			
补充说明：			
当我希望从事新的活动或发展时，家人能接受并给予支持			
补充说明：			
我很满意家人对我表达情感的方式和对我的愤怒、悲伤等情绪的反应			
补充说明：			
我很满意家人与我共度美好时光的方式			
补充说明：			

量表根据相关评估项目出现的频度计分，"经常"计2分，"有时"计1分，"很少"计0分。总分7～10分为家庭功能无障碍，总分4～6分为家庭功能轻度障碍，总分0～3分为家庭功能严重障碍。

量表18　老年人家居安全查验单

运用本查验单查看老年人家中可能存在的安全隐患。每个问题用"是"或"否"来回答。完成以后核对单子，对需要注意的项目采取行动，消除隐患。

1. 房间的光线是否充足?	是	否
2. 房间的温湿度是否合适?	是	否
3. 灯具、外接物品及电话线是否放置在无人走动的地方?	是	否
4. 电源插座是否状态良好，没有磨损或有爆裂声?	是	否
5. 地板和所有大小地毯是否防滑?	是	否
6. 紧急呼叫号码是否张贴在电话上或贴在电话附近?	是	否
7. 煤气炉火煤油炉是否恰当地放置在空气流通的地方?	是	否
8. 电热器是否放置在不会被撞翻的地方?	是	否
9. 各房间之间的所有门厅、过道和其他人来人往的地方是否有充足的照明?	是	否
10. 房屋的出口和通道是否畅通?	是	否
11. 浴缸和淋浴的地方是否安放了防滑垫?	是	否
12. 浴室门是否内外均可打开?	是	否
13. 卫生间的便器是否为坐便器?	是	否
14. 便器旁边是否有扶手?	是	否
15. 药物是否放在原来装它的容器中并有清楚的标识?	是	否
16. 楼梯是否安装了扶手?	是	否
17. 楼梯间的照明是否充足以防跌滑?	是	否

老年护理学教学大纲

一、课 程 性 质

《老年护理学》是一门集护理、服务、管理于一体实践性强的课程。本课程运用护理程序，基于护理工作过程，对健康老年人的健康问题进行指导、疾病状态老年人进行护理、临终老年人及家人进行护理与指导。课程任务是通过学习本课程掌握老年护理的基本知识和基本技能，为学习相关课程获得继续学习能力，为从事老年护理工作打下坚实基础。

二、课 程 教 学 目 标

（一）知识目标

1. 了解老龄化的基础知识。
2. 熟悉健康老年人保健与自我保健方式以及日常生活的指导内容。
3. 掌握疾病老年人的护理评估、护理诊断、护理计划、护理措施与护理评价。

（二）能力目标

1. 能掌握老年人健康标准；会收集老年人的健康资料并对其作出护理评估。
2. 能够指导与帮助健康老年人制定日常生活保健护理计划。
3. 能够指导和帮助疾病状态老年人实施针对性护理措施。
4. 能够指导与帮助临终老年人舒适、有尊严度过人生最后时期。

（三）素质目标

通过教学与实践，培养护生尊老敬老，爱老助老；以人为本，服务第一，爱岗敬业，乐于奉献；尊重生命，珍惜生命的职业素养。

三、教 学 内 容 和 要 求

教学内容	了解	掌握	熟悉	教学内容	了解	掌握	熟悉
第一章 机体老化及老化相关理论				二、学习老年护理的意义	√		
第一节 老年和老化				第二章 老年人的健康评估			
一、老化概念及特征		√		第一节 概述			
二、人口老龄化			√	一、老年人健康评估的内容	√		
三、我国老年护理的现状	√			二、老年人健康评估的原则			√
第二节 老化的相关理论				三、评估时的注意事项	√		
一、老化的生物学理论	√			第二节 老年人躯体健康的评估			
二、老化的心理学理论	√			一、健康史		√	
三、老化的社会学理论	√			二、身体评估		√	
第三节 老年护理的目标及学习意义				三、辅助检查			√
一、老年护理的目标	√			四、功能状态的评估	√		

续表

教学内容	了解	掌握	熟悉	教学内容	了解	掌握	熟悉
第三节　老年人心理健康的评估				一、老年焦虑症		√	
一、老年人人格的评估	√			二、老年抑郁症		√	
二、认知状态评估	√			三、离退休综合征		√	
三、情绪与情感评估	√			四、空巢综合征		√	
第四节　老年人的社会健康评估				五、高楼综合征		√	
一、角色功能的评估	√			六、丧偶		√	
二、家庭评估	√			第五章　老年人的安全用药与护理			
三、环境评估	√			第一节　概述			
第三章　老年人的健康保健				一、老年人药物代谢特点	√		
第一节　健康老龄化	√			二、老年人药效学特点	√		
第二节　老年保健概述				三、老年人常见的药物不良反应		√	
一、老年保健的概念		√		第二节　老年人的安全用药的护理			
二、老年保健的基本原则			√	一、老年人的用药原则		√	
三、老年保健的任务			√	二、老年人用药的评估			√
四、老年保健的策略			√	三、老年人的给药途径			√
第三节　社区老年保健				四、老年人安全用药的指导	√		
一、社区老年保健的概念		√		第三节　老年人家庭用药的指导			
二、社区老年保健的服务模式	√			一、非处方药的用药指导	√		
第四节　老年人的家庭护理				二、非处方药的家庭保管	√		
一、家庭护理的定义	√			第六章　老年人的日常生活及常见健康问题的护理			
二、家庭护理的护理过程	√			第一节　老年人的居室环境			
三、家庭护士的角色功能	√			一、老年人居室环境设置原则	√		
第五节　老年人的自我保健				二、老年人居室环境设施要求	√		
一、自我保健的概念		√		第二节　老年人的皮肤护理与衣着卫生			
二、自我保健的内容			√	一、老年人的皮肤清洁			√
三、自我保健的措施			√	二、老年人的衣着卫生	√		
第四章　老年人的心理健康				第三节　老年人的营养与饮食护理			
第一节　老年人的心理特点及心理变化的影响因素				一、老年人的营养需求	√		
一、老年人的心理特点	√			二、影响老年人营养摄入的饮食	√		
二、老年人心理变化的影响因素	√			三、老年人的饮食原则			√
第二节　老年人的心理健康				四、老年人的饮食护理			√
一、老年人心理健康的定义		√		第四节　老年人的排泄护理			
二、老年人心理健康的标准			√	一、老年人如厕的护理	√		
三、老年人心理健康的促进与维护			√	二、老年人便秘的护理		√	
第三节　老年人常见的心理问题及护理				三、老年人大便失禁的护理		√	

教学内容	教学要求			教学内容	教学要求		
	了解	掌握	熟悉		了解	掌握	熟悉
四、老年人尿失禁的护理		√		第二节　老年慢性肾盂肾炎		√	
第五节　老年人休息、睡眠与活动的护理				第三节　前列腺增生症		√	
一、老年人的休息	√			第十二章　老年人代谢、内分泌系统疾病的护理			
二、老年人的睡眠	√			第一节　老年人内分泌系统的生理变化	√		
三、老年人睡眠障碍的护理		√		第二节　痛风		√	
四、老年人的活动	√			第三节　糖尿病		√	
五、老年人跌倒的护理		√		第十三章　老年人精神、神经系统疾病的护理			
第七章　老年人感官系统疾病的护理				第一节　老年人神经系统的生理变化	√		
第一节　老年人感官系统的生理变化	√			第二节　老年期痴呆		√	
第二节　皮肤瘙痒症		√		第三节　帕金森病		√	
第三节　老年性耳聋		√		第四节　脑血管意外		√	
第四节　老年性白内障		√		第十四章　老年人运动系统疾病的护理			
第八章　老年人呼吸系统疾病的护理				第一节　老年人运动系统的生理变化	√		
第一节　老年人呼吸系统的生理变化		√		第二节　骨质疏松症		√	
第二节　老年慢性支气管炎		√		第三节　骨性关节炎		√	
第三节　老年肺气肿		√		第四节　颈椎病		√	
第九章　老年人循环系统疾病的护理				第十五章　老年人的临终关怀与护理			
第一节　老年人循环系统的生理变化	√			第一节　老年人的临终关怀	√		
第二节　老年高血压		√		第二节　老年人的死亡教育	√		
第三节　老年冠心病		√		第三节　老年患者临终护理			
第十章　老年人消化系统疾病的护理				一、老年人临终护理模式	√		
第一节　老年人消化系统的生理变化	√			二、老年人临终的心理变化	√		
第二节　老年口腔黏膜干燥症		√		三、临终患者的生理变化	√		
第三节　老年性便秘		√		四、临终老年人的主要护理措施	√		
第四节　食管裂孔疝与反流性食管炎		√		第四节　尸体护理			
第十一章　老年人泌尿生殖系统疾病的护理				一、尸体护理过程	√		
				二、尸体料理中的注意事项	√		
第一节　老年人泌尿系统的生理变化	√			附录　老年人常用评估量表	√		

四、教学大纲说明

（一）适用对象与参考学时

本教学大纲供护理专业使用，总学时是38学时，理论教学30学时，实践教学8学时。

（二）教学建议

1. 在教学过程中突出重点，对教材中的重点内容，如老年和老化的概述、老年人健康保健、老年人用药护理、老年人日常生活护理等必须按照教学大纲要求教授课程。在老年人相关疾病护理中，有些疾病在成人护理中已讲，可根据情况简略讲解或加以取舍。

2. 实践要充分利用教学资源，采用模拟仿真技术　护理实训中心建有模拟抢救室和模拟 ICU 实训室，配置了生理驱动的高仿真综合模拟人（ECS），模仿职业岗位真实情景，开展技能项目教学，增强了学生动手操作能力和解决实际问题的能力。

3. 教学评价，为切实加强学生职业能力的培养，改革以往以理论知识考核为主的学生评价方式，注重学生综合素质的提高、岗位技能的掌握、专业知识的综合运用。在考核评价中依据范围的全面性、评价指标的系统性、评价主体的多样性、评价方法的综合性的原则，采用过程考核与结果考核相结合的考核方式。

学时安排

章	内容	学时	理论	实践
第一章	机体老化与老化相关理论	2	2	
第二章	老年人的健康评估	4	2	2
第三章	老年人的健康保健	4	2	2
第四章	老年人的心理健康	2	2	
第五章	老年人的安全用药与护理	2	2	
第六章	老年人的日常生活及常见健康问题的护理	8	6	2
第七章	老年人感官系统疾病的护理	2	2	
第八章	老年人呼吸系统疾病的护理	1	1	
第九章	老年人循环系统疾病的护理	1	1	
第十章	老年人消化系统疾病的护理	2	2	
第十一章	老年人泌尿生殖系统疾病的护理	1	1	
第十二章	老年人代谢、内分泌系统疾病的护理	1	1	
第十三章	老年人精神、神经系统疾病的护理	4	2	2
第十四章	老年人运动系统疾病的护理	2	2	
第十五章	老年人的临终关怀与护理	2	2	
合计		38	30	8